NOUVEAUX CAHIERS DE L'INFIRMIÈRE

16

Soins infirmiers aux personnes atteintes d'affections néphrologiques et urologiques

CHEZ LE MÊME ÉDITEUR

NÉPHROLOGIE ET TROUBLES HYDROÉLECTROLYTIQUES, par A. KANFER, O. KOURILSKY, M.-N. PÉRALDI. *Collection Abrégés de Médecine*. 2001, 2e édition, 408 pages.

GUIDE PRATIQUE DE L'ÉPURATION EXTRARÉNALE, par C. D'AUZAC, D. BEACCO, É. EDON. *Collection Soins en réanimation : le point*. 1999, 2e édition, 192 pages.

S'ENTRAÎNER AU CALCUL DE VOIES ET DE DÉBITS MÉDICAMENTEUX, par D. RISPAIL, A. VIAUX. *Collection Accès DEI*. 1999, 136 pages.

LA DIALYSE PÉRITONÉALE AUTOMATISÉE, par P.-Y. DURAND, M. KESSLER. 1998, 160 pages.

DIALYSE RÉNALE, par P. SIMON. *Collection Abrégés de Médecine*. 1999, 2e édition, 192 pages.

L'INFIRMIÈRE EN NÉPHROLOGIE. Clinique pratique et évaluation de la qualité des soins, par l'AFIDTN. *Collection Savoir et Pratique infirmière*. 1997, 288 pages.

L'INFIRMIÈRE STOMATHÉRAPEUTE, par C. MEYER, D. JACQMIN, A. RODRIGUEZ, A. KRAEMER. *Collection Abrégés de l'Infirmière*, n° 5. 1997, 144 pages.

UROLOGIE, par B. DEBRÉ, P. TEYSSIER P. ÉVRARD, B. DUFOUR, M. ZERBIB, T. FLAM, N. THIOUNN. *Collection Abrégés de Médecine*. 1992, 552 pages.

DICTIONNAIRE MÉDICAL DE L'INFIRMIÈRE, par J. QUEVAUVILLIERS, L. PERLEMUTER. 2001, 6e édition, 1 120 pages.

DICTIONNAIRE MÉDICAL, par L. MANUILA, A. MANUILA, M. NICOULIN. *Collection Abrégés de Médecine*. 2001, 9e édition, 712 pages.

DICTIONNAIRE MÉDICAL MASSON, par J. QUEVAUVILLIERS, A. FINGERHUT. 2001, 3e édition, 1 632 pages.

DIPLÔME D'ÉTAT D'INFIRMIER 2002-2003. SUJETS ET CORRIGÉS. Cas concrets, par le CEFIEC. *Collection Accès DEI*. 2002, 272 pages.

NOUVEAUX CAHIERS DE L'INFIRMIÈRE

sous la direction de

L. PERLEMUTER
Professeur des universités

J. QUEVAUVILLIERS
Professeur émérite

G. PERLEMUTER
Chef de clinique-assistant

B. AMAR
Cadre infirmier-formateur

L. AUBERT
Consultant international-formateur

16

avec à l'intérieur un « cahier d'entraînement »

Soins infirmiers aux personnes atteintes d'affections néphrologiques et urologiques

Maurice LAVILLE
Néphrologue, professeur des universités

Xavier MARTIN
Urologue, professeur des universités

Avec la collaboration de :

Yolande GAGNEUX
Infirmière de néphrologie

Roseline MORANDET
Infirmière de néphrologie

Michèle PEYRACHE
Surveillante d'urologie

... et de : Rachid ABOUTAÏEB ** (chirurgien), Catherine ASTIC ** (infirmière), Michèle AUBAGUE * (cadre supérieur de santé), Christine BOISRIVEAUD * (psychologue), Marie-Claude BONACCI ** (infirmière), Agnès CAILLETTE-BEAUDOIN * (médecin), Marie-Claude CHANFRAY * (infirmière), François COMBARNOUS * (médecin), Sylvette COURTINAT * (infirmière), Ghislaine DAMIEN * (assistante sociale), Marwan DAWAHRA ** (chirurgien), Chantal DEMURGER * (diététicienne), Jean-Michel DUBERNARD ** (chirurgien), Martine DUBOISY * (diététicienne), Jean-Pierre FAUVEL * (médecin), Luis-Carlos FEITOSA ** (chirurgien), Denis FOUQUE * (médecin), Odile GRIGIS * (diététicienne), Aoumeur HADJ-AÏSSA *** (médecin), Michèle IFRI ** (infirmière), Kamel LAGHA ** (chirurgien), Denis LYONNET • (médecin), Brigitte MACGREGOR * (médecin), Jacqueline MAIRET * (infirmière), Anne-Claire MARRAST * (médecin), Alain MERCATELLO •• (médecin), Roseline MORANDET * (infirmière), Christine OLTRA-GAY * (cadre de santé), Pierre MOURIQUAND ▲ (chirurgien), Pierre-Yves MURE ▲ (chirurgien), Michèle PEYRACHE (cadre de santé), Nicole POZET *** (médecin), Suzanne RAGOT ** (infirmière), Jean-Marie RAMACKERS ••• (médecin), Annick RODRIGUEZ ** (infirmière), Marie-France SANIAL ** (cadre supérieur de santé), Muriel THÉVENET * (diététicienne), Andrée TOURTOULON ** (infirmière), Marie-Claire TOUTIKIAN ** (infirmière), Pierre VOCANSON ** (infirmier), Paul ZECH * (médecin).

Hôpital Édouard-Herriot, Lyon, services : * néphrologie, ** urologie, *** physiologie, • radiologie, •• réanimation, ••• biophysique.
Hôpital Debrousse, Lyon, service : ▲ chirugie pédiatrique.

Illustration (partiellement) : service d'infographie de l'université Lyon-I et hôpital Debrousse.

3e édition

MASSON

ISBN : 2-294-01126-0

MASSON S.A.S. 21, rue Camille Desmoulins, 92789 Issy-les-Moulineaux Cedex 9

Avant-propos de la collection

Le programme de formation en soins infirmiers articule les activités de soins avec la pathologie médicale et chirurgicale. L'ensemble de l'enseignement des Instituts de formation en soins infirmiers (IFSI) est donc harmonisé avec celui des autres pays de la Communauté européenne.

L'objectif de la collection des *Nouveaux Cahiers de l'Infirmière* est de répondre aux critères de formation et d'exercice de la profession d'infirmier. Nous avons donc respecté le découpage et le contenu des enseignements en modules, respectant ainsi la grande liberté pédagogique des IFSI.

Comment cette collection des Nouveaux Cahiers de l'Infirmière a-t-elle été réalisée ?

Elle a été confiée à des équipes d'enseignants, médecins, cadres infirmiers, connus pour leur compétence pédagogique et pour la qualité de leur travail en commun. Le but est de répondre aux besoins réels des IFSI. Les directeurs de cette collection se sont montrés particulièrement vigilants à cet égard.

Que contiennent ces Nouveaux Cahiers de l'Infirmière ?

On trouvera dans chaque fascicule l'exposé concernant *les connaissances* — le savoir — mais aussi, dans les modules de soins, des fiches concernant le savoir-faire (*protocoles de soins, protocoles d'examen*) et le savoir-être (*démarches infirmières*). Les cas concrets permettent au lecteur de se situer par rapport à des situations réelles.

L'utilisation quotidienne des médicaments par les infirmières et leur responsabilité de plus en plus grande dans la surveillance des traitements nous ont incités à inclure, pour chaque pathologie, des rubriques de *pharmacologie pratique* où sont indiqués non seulement les noms commerciaux des médicaments mais aussi leurs principales propriétés, contre-indications, effets indésirables et la surveillance.

La démarche infirmière fait l'objet d'un développement entièrement nouveau au début des cahiers de pathologies. Sont ainsi développés : l'accueil du patient, les soins infirmiers spécifiques, le plan de soins infirmiers, les diagnostics prévalents, les transmissions, la sécurité sanitaire, les modalités de sortie du patient. La démarche de soins est illustrée par des cas cliniques.

La forme des Nouveaux Cahiers de l'Infirmière est entièrement nouvelle

Nous avons voulu que la lecture en soit agréable, et surtout que la mémorisation soit largement facilitée. L'impression en couleurs et en deux colonnes, la clarté de la mise en page et la disposition des schémas et des illustrations ont fait l'objet de tous les efforts du comité de rédaction et des éditeurs.

Nous désirons que cette collection soit *votre* collection. Nous serons donc attentifs aux remarques et aux suggestions que vous voudrez bien nous faire. Auteurs, directeurs et éditeurs de la collection des *Nouveaux Cahiers de l'Infirmière* ont travaillé avec enthousiasme pour que les lecteurs et lectrices disposent d'ouvrages qui leur permettent de réussir dans les meilleures conditions leur diplôme d'État. Il en vaut la peine !

Léon PERLEMUTER, Jacques QUEVAUVILLIERS,
Gabriel PERLEMUTER, Béatrice AMAR, Lucien AUBERT

Avant-propos

Ce Nouveau Cahier de l'Infirmière traite des affections du rein et des voies urinaires, sous leurs aspects médicaux et chirurgicaux, et expose les **rôles technique, d'information et de conseil de l'infirmier(e)**. En effet, de nombreuses maladies rénales ont un caractère chronique et peuvent conduire le patient vers l'insuffisance rénale chronique avec ses conséquences médicales, psychologiques, professionnelles et sociales. C'est dans ces affections rénales chroniques, qui influent durablement sur la qualité de vie des patients qu'elles touchent, que le rôle de l'infirmier(e) trouve à s'exercer dans sa plénitude.

- Les patients légitimement inquiets demandent à être informés et conseillés. L'infirmier(e) a un rôle important dans l'information des patients, les conseils, qui permettent souvent d'intervenir à temps dans l'évolution du processus pathologique et d'assurer la prise régulière de traitements parfois non dénués d'effets secondaires.

- Les soins infirmiers en néphrologie et urologie sont caractérisés par une technicité élevée. Les soins aux voies d'abord pour dialyse, les méthodes de dialyse, les gestes chirurgicaux et endoscopiques, demandent une connaissance des risques propres et une maîtrise des actes techniques qui est indispensable à la sécurité et à la sérénité du patient.

- La prise en charge de patients chroniques, dont le quotidien est rythmé par des contacts réguliers et prolongés avec les structures de soins, et qui sont légitimement exigeants sur la qualité des soins qui leur sont prodigués, exige une approche spécifique dont les composantes psychologiques et sociales sont essentielles.

Cette troisième édition tient compte de l'évolution des méthodes diagnostiques notamment dans le domaine de l'imagerie, et surtout des progrès réalisés dans les méthodes de traitement : chirurgie endoscopique, méthodes de dialyse et nouveaux protocoles de prévention des rejets en transplantation. Les procédures de soins infirmiers ont été révisées, le dispositif médico-social mis à jour.

Enfin, une autoévaluation a été incluse sous forme d'un cahier d'entraînement en fin d'ouvrage, afin d'aider l'étudiant(e) à vérifier ses connaissances et à construire concrètement son approche des situations cliniques.

Table des matières

Sommaire des fiches

DÉMARCHE INFIRMIÈRE

PROTOCOLE D'EXAMEN

PROTOCOLE DE SOINS

FICHES DIÉTÉTIQUES

PHARMACOLOGIE

Démarche infirmière en service d'urologie et de néphrologie

1

Accueil du patient

Admission

Différentes circonstances conduisent le patient à être admis en service de néphrologie ou d'urologie. Il peut être :

- **hospitalisé pour un bilan programmé** de sa maladie rénale chronique ou une chirurgie programmée ;
- **hospitalisé en urgence** pour le traitement d'une pathologie aiguë (syndrome néphrotique, insuffisance rénale aiguë, colique néphrétique, hématurie macroscopique, pyélonéphrite) ou pour la prise en charge d'une aggravation de sa pathologie chronique.

Il sera hospitalisé suivant sa pathologie ou son traitement en hôpital de jour, de semaine ou en unité d'hospitalisation traditionnelle.

Différents modes de prise en charge et règlements

La charte du patient hospitalisé est affichée dans le service de soins et incluse dans le livret d'accueil. Un lieu adapté est identifié pour accueillir les proches des personnes soignées.

Chaque soignant est identifié sur sa tenue professionnelle par son nom et sa fonction. Les tenues professionnelles sont adaptées au lieu d'exercice.

L'organisation du service répond aux conditions nécessaires à l'accueil de personnes soignées.

Accueil[1]

Dès l'arrivée, la personne soignée et ses proches bénéficient d'un accueil personnalisé favorisant leur adaptation au service de néphrologie ou d'urologie.

L'infirmière[2] dispose :

- **d'un livret d'accueil** de l'établissement qu'elle remet au patient ;
- **d'une procédure d'accueil** actualisée et validée, présentant le service dans lequel le patient est hospitalisé, l'équipe médicale et paramédicale ainsi que les horaires de visite.

L'infirmière conduit l'entretien d'accueil dans un lieu respectant la confidentialité et l'intimité des échanges.

L'infirmière organise un entretien d'accueil avec la personne soignée et/ou ses proches pour :

- **recueillir les informations** la concernant et sur son environnement, dans le respect de ses droits et des règles professionnelles ;
- **l'informer** des démarches à réaliser, des possibilités et/ou contraintes liées à l'hospitalisation.

L'infirmière s'assure de la compréhension de la personne soignée après toute explication.

Elle favorise son expression par une écoute attentive ainsi que par les contacts avec l'équipe soignante et/ou ses proches.

Elle transmet par écrit et oralement toutes informations et observations utiles à l'identification des symptômes, des risques et des pathologies.

Ainsi, le patient est capable de s'orienter dans le service de soins et d'identifier les membres de l'équipe soignante, il connaît ses droits et ses devoirs.

Soins immédiats

Dès son arrivée, le malade reçoit les soins urgents ou programmés nécessités par son état de santé.

L'infirmière dispose :

- **de protocoles d'information** du patient liés à des actes spécifiques comme la biopsie rénale, la création d'une fistule artério-veineuse, le traitement par hémodialyse et dialyse péritonéale ;
- **de protocoles de soins d'urgence ou de soins programmés** établis par le médecin responsable du service ;
- **de protocoles de prise en charge de la douleur** (par exemple, prise en charge de la douleur du patient présentant une colique néphrétique).

1. Soins infirmiers : normes de qualité
2. Lire partout : infirmier-infirmière.

L'infirmière organise les soins urgents ou programmés en fonction de l'état du patient. Elle l'informe des différents examens et détaille leur déroulement, les précautions nécessaires, les surveillances particulières, les suites et les complications possibles en collaboration avec le médecin.

Elle réalise immédiatement les soins et les actions relevant de sa compétence en particulier le contrôle de la bandelette urinaire, de la pression artérielle et du poids. En accord avec les médecins, elle préserve le bras destiné à porter la fistule artério-veineuse. Elle assure les transmissions nécessaires.

L'infirmière veille à la sécurité et au confort du malade, dès son arrivée. Elle prend en compte la douleur exprimée.

Dossier de soins infirmiers

Dès l'arrivée du patient, l'infirmière ouvre un dossier de soins infirmiers qu'elle complétera tout au long du séjour. L'infirmière dispose :

– pour chaque personne soignée, d'un dossier de soins infirmiers, partie intégrante du dossier du patient;

– d'un guide d'utilisation du dossier de soins infirmiers.

Le service de soins est organisé de façon à garantir la protection de l'accès aux informations contenues dans le dossier infirmier.

L'infirmière, à l'arrivée du malade, ouvre le dossier de soins infirmiers.

L'infirmière, dès sa prise de fonction et avant chaque intervention, prend connaissance des éléments contenus dans le dossier du patient.

L'infirmière, après chaque intervention note, date et signe :

– les résultats des soins infirmiers prodigués au patient;

– ses observations sur l'évolution de son état;

– toutes les informations recueillies pouvant être utiles pour sa prise en charge globale.

L'infirmière, tout au long du séjour :

- **complète le dossier de soins infirmiers**; elle veille à l'exactitude et au respect de la confidentialité des informations notées par elle-même, par les aides soignants, les auxiliaires de puériculture, les aides médico-psychologiques et les stagiaires du service infirmier;
- **exige que toutes les prescriptions médicales soient notées**, datés et signées par les médecins prescripteurs dans le dossier de soins infirmiers. Elle s'assure également que toutes les informations et observations écrites soient datées et signées;
- **assume ses responsabilités** liées aux règles de gestion et de confidentialité du dossier du patient;
- **participe à l'évaluation du dossier** du patient et concourt à son amélioration.

L'infirmière, lors de la sortie du patient, établit par écrit une synthèse de la prise en charge infirmière du patient et complète la fiche de liaison infirmière. Les notes infirmières sont concises, précises et objectives. La traçabilité des actions infirmières est fiable. Le contenu du dossier de soins infirmiers est conforme au guide d'utilisation.

Soins infirmiers spécifiques

Soins techniques

Les soins techniques peuvent être en lien avec :

Une pathologie rénale aiguë

- Prise en charge d'un patient hospitalisé pour pyélonéphrite.
- Surveillance d'un patient en insuffisance rénale aiguë après chirurgie percutanée pour lithiase.

Le diagnostic et le suivi d'une insuffisance rénale chronique

- **Soins de base** : mesure de la pression artérielle (voir page 37), recueil des urines sur 24 heures, examen des urines (voir page 37), examen cytobactériologique des urines (voir page 63);
- **Examens invasifs ou non invasifs** : urographie intraveineuse (voir page 41), exploration fonctionnelle rénale (voir page 55), scintigraphie rénale (voir page 60), artériographie avec ou sans dilatation (voir pages 43 et 44), néphrostomie percutanée (voir page 45), endoscopie urologique (voir page 48), biopsie rénale (voir page 65), biopsie prostatique (voir page 66).

LES SOINS SPÉCIFIQUES AUX TRAITEMENTS DE SUPPLÉANCE

- **Dialyse péritonéale** (voir page 157) : information sur la méthode de dialyse et préparation du malade à la pose d'un cathéter de Tenckhoff pour la dialyse péritonéale (voir page 159), soins de cathéter et surveillance quotidienne de la dialyse (voir pages 160-161).
- **Hémodialyse** : information sur la méthode de dialyse et préparation au traitement de suppléance par hémodialyse (voir page 149), préparation à une séance d'hémodialyse (voir pages 150-151), branchement sur fistule artério-veineuse (voir page 153), branchement sur voie centrale (cathéter de Sheldon ou de Canaud, voir page 153), surveillance d'une séance d'hémodialyse (voir page 154), débranchement d'une FAV (fistule artério-veineuse), débranchement d'une voie centrale cathéter de Sheldon ou de Canaud (voir page 155).
- **Bilan de prétransplantation** : bilan sanguin et radiologique du receveur dans le cadre d'une transplantation à partir d'un donneur décédé; accueil pour bilan d'un donneur vivant.
- **Transplantation rénale** : transplantation, surveillance clinique (voir page 167), traitement immunosuppresseur et traitement diététique (voir page 179).

LES SOINS TECHNIQUES EN LIEN AVEC LA CHIRURGIE UROLOGIQUE : préparation à certaines interventions et surveillance spécifique : néphrectomie (voir page 187), stomathérapie après cystectomie (voir page 191), pose d'une SAD (sonde à demeure), surveillance d'un patient après résection endo-urétrale (voir page 200), surveillance non spécifique des opérés du rein (voir page 208), surveillance d'un patient opéré du scrotum ou de la verge (voir page 211).

Soins relationnels

Les maladies rénales, et notamment l'insuffisance rénale, sont souvent des pathologies chroniques, dont les complications peuvent entraîner des consultations ou des hospitalisations fréquentes. Le patient revient alors régulièrement dans les mêmes lieux de soins, qui peuvent parfois devenir lieux de vie, contribuant à la chronicisation du patient.

Comment dans ce contexte, adapter un mode de traitement à la vie du patient ?

Comment la personne considère-t-elle sa maladie ?

À quel moment le patient passe-t-il à l'état de malade avec une identité différente ? Comment éviter que la pratique hospitalière soit un moment de rupture par rapport à la culture et à l'identité de la personne ?

Comment favoriser la continuité entre l'hôpital et la vie normale ?

Le suivi thérapeutique pour le patient est éprouvant et long. Il doit être régulier. En outre, la vie familiale, sociale et professionnelle se trouve modifiée du fait de la maladie. Une fois le diagnostic posé, les médecins décideront des thérapeutiques et/ou des traitements de suppléance appropriés.

L'acte d'éducation thérapeutique peut être une des réponses d'une équipe pluridisciplinaire à ce questionnement. En effet, il intéresse l'ensemble des acteurs qui prennent en charge des patients en insuffisance rénale chronique (IRC) dans les services de néphrologie (équipes de médecins, d'infirmiers, de psychologues, d'assistantes sociales et d'aides soignantes) (voir page 138).

À titre d'exemple, en chirurgie urologique, les soins relationnels aux patients hospitalisés pour prostatectomie radicale ou cystectomie peuvent s'envisager de la façon suivante :

POUR LES PATIENTS PRÉSENTANT UNE PROSTATECTOMIE RADICALE : lors de l'entretien d'accueil, le patient exprime trois points d'inquiétude :

- la douleur post-opératoire et sa gestion (voir page 5);
- le résultat d'anatomopathologie;
- les fuites urinaires après l'ablation de la sonde.

L'infirmière reformule les explications données par le chirurgien au décours des différentes consultations. Un point est cependant très rarement abordé lors de l'hospitalisation : il s'agit de la dysfonction érectile. Ce sujet est plus volontiers évoqué après le résultat d'anatomopathologie, lorsque le patient s'est remis des suites opératoires.

POUR LES PATIENTS AYANT SUBI (OU DEVANT SUBIR) UNE CYSTECTOMIE : la collaboration étroite entre les différents intervenants est primordiale : stomathérapeute, équipe médicale et équipe soignante. Le patient exprime :

- des inquiétudes face à la modification de son image et de ses fonctions corporelles (cystectomie totale = impuissance pour les hommes);

- une peur de la dépendance pour le changement de ses poches.

L'infirmière rassure le patient et son entourage. L'équipe soignante essaie de lui faire comprendre qu'il a peut-être déjà rencontré des personnes porteuses de stomie sans le savoir. La démarche éducative est un apprentissage dans lequel le patient et son entourage sont impliqués pour se familiariser avec le matériel. Le patient progressera très vite dans la prise en charge, une fois les sondes de drainage enlevées.

Il est laissé le choix au patient et à sa famille pour un retour au domicile ou en maison de repos. Il est à noter que médicalement le patient peut rentrer chez lui, l'indication de convalescence étant plus préconisée pour des raisons sociales.

L'ACTE CHIRURGICAL ET SES CONSÉQUENCES : l'infirmière remet au patient une documentation simple et imagée expliquant schématiquement la chirurgie et les différents types d'appareillage. En post-opératoire, avant l'ablation des sondes urétérales, l'infirmière du service reprend avec le patient les différents éléments.

Soins éducatifs

L'infirmière diplômée d'État aura un rôle d'accompagnement psychologique du fait des hospitalisations itératives. Elle conseillera le patient quant à son hygiène de vie. Des diététiciennes interviendront quant aux conseils en matière de diététique.

Soins éducatifs

Les soins éducatifs aux patients insuffisants rénaux chroniques dépendent essentiellement du stade de l'IRC. Dans la maladie chronique, les malades éprouvent un choc à l'idée de « se savoir malades à vie », limités dans leurs possibilités, à la merci d'une aggravation ou de complications, liées à des traitements sans fin. La complexité des traitements, leurs cibles multiples, hypertension artérielle, anomalies lipidiques, phosphocalciques ainsi que le caractère quotidien des précautions diététiques, sont difficiles à comprendre par le patient, ce qui peut nuire à l'efficacité des traitements.

L'éducation du patient portera sur une information adaptée :

- **Déterminer le contenu de l'information** concernant le cas spécifique du patient : pathologie IRC, co-morbidités associées (HTA, diabète), transplantation ;
- **exposer le savoir théorique** adapté aux besoins du patient : IRC, symptômes, complications, les traitements non médicamenteux (diététique, activité sportive, sevrage tabagique), les traitements médicamenteux et leurs effets ;
- **expliquer le savoir pratique** à mettre en œuvre : autosurveillance, éducation à la dialyse péritonéale.

Une information suffisamment précoce permettra au patient de comprendre les modalités et l'intérêt des actes effectués dans un but diagnostique ou thérapeutique et de choisir un mode de traitement adapté à son mode de vie. En néphrologie, de nombreuses fiches d'informations existent concernant les traitements par dialyse de suppléance, la mise en place de cathéter pour dialyse.

À titre d'exemple, en chirurgie urologique, les soins éducatifs aux patients porteurs de stomie (type Bricker) peuvent se dérouler de la façon suivante :

– en préopératoire, le patient a toujours une consultation avec l'infirmière stomathérapeute qui évalue avec lui et souvent un membre de l'entourage proche, la compréhension de l'acte chirurgical et ses conséquences. Elle lui remet une documentation simple et imagée expliquant schématiquement la chirurgie et les différents types d'appareillage ;

– en post-opératoire, avant l'ablation des sondes urétérales, l'infirmière reprend avec le patient les différents éléments.

Il est important d'insister sur la qualité du matériel qui est discret, fiable, confortable et d'une utilisation aisée.

L'approche est plus ou moins longue selon l'âge, l'entourage, l'acceptation de la maladie, le contexte social, l'intégration de la modification de l'image corporelle.

Il est important de proposer au patient différents types de matériel afin qu'il puisse opter pour celui avec lequel il se sent le plus à l'aise. La prescription médicale sera donc dictée par le patient.

Il faut aussi donner des conseils d'hygiène de vie : boissons abondantes, surveillance de la couleur des urines, de l'aspect de la stomie et, en cas de doute, ne pas hésiter à prendre contact avec le service ou la stomathérapeute.

Respecter le lavage des mains après chaque manipulation, mais il ne faut pas dramatiser et bien rappeler que c'est « comme avant ». Si un voyage en avion doit se faire, conseiller de garder du matériel dans les bagages à main.

Le retour à la vie normale se fait progressivement : le patient va se remettre physiquement de son intervention et s'approprier peu à peu les nouveaux gestes liés à sa stomie. L'essentiel est de développer l'autonomie.

Quant à sa vie professionnelle, il pourra la reprendre après avis du chirurgien et en parlera avec lui lors de la consultation post-opératoire qui est programmée 6 semaines après la sortie.

Dans la vie du couple, c'est un nouveau dialogue qui doit s'instaurer et si besoin il ne faut pas hésiter à en parler avec son urologue ou son médecin de famille.

Informer le patient de l'existence d'associations de malades stomisés.

Il est indispensable de faire comprendre que la vie peut reprendre normalement.

Conseils diététiques

Les maladies rénales chroniques nécessitent une prise en charge nutritionnelle précoce et spécifique afin d'éviter l'aggravation de la néphropathie et de prévenir la dénutrition.

Au cours de l'insuffisance rénale chronique, des réductions de l'apport protéique sont recommandées (0,8 g/kg/j contre une consommation moyenne en France d'environ 1,35 g/kg/j). Cette réduction d'environ 40 à 50 % de la ration protéique est nutritionnellement acceptable si les apports énergétiques sont maintenus supérieurs à 30 Kcal/kg/j. Or cet apport énergétique n'est pas toujours obtenu, car les patients ont tendance à réduire spontanément leurs apports caloriques. L'état nutritionnel prédialytique est un facteur pronostique de la survie sous dialyse. Lorsque le traitement par dialyse devient nécessaire, de nouveaux facteurs de dénutrition peuvent apparaître : une fuite de calories (jusqu'à 30 g de glucose par séance) et de protéines (jusqu'à 10 g d'acides aminés) peut contribuer à l'établissement d'une dénutrition. C'est en raison de ces pertes que l'on conseille des apports protéiques d'au moins 1,4 g/kg/j pour les patients dialysés. Une dialyse insuffisante peut être associée à un catabolisme accru et à une anorexie entraînant une dénutrition accélérée. Des enquêtes alimentaires régulières doivent être réalisées. Lorsque les apports sont insuffisants, il ne faut pas attendre les premiers signes de dénutrition pour proposer des suppléments nutritionnels oraux. Ceux-ci doivent être préférés aux traitements intraveineux, séquentiels ou continus.

Les régimes recommandés aux insuffisants rénaux, qu'ils soient dialysés ou non, ne sont compris et correctement suivis que s'ils s'accompagnent d'une prise en charge par des diététiciens(nes), 2 à 3 fois par an. La prise en charge, par le remboursement, du suivi diététique et des suppléments oraux, doit impérativement être étendue au suivi ambulatoire des patients. Un régime bien suivi évite les risques de dénutrition et retarde le début de la dialyse. Le poids, la composition corporelle, l'albumine plasmatique et les enquêtes alimentaires permettent d'identifier les patients insuffisants rénaux à risque de dénutrition et d'intervenir précocement.

Les soins diététiques se distinguent selon le stade de l'insuffisance rénale chronique et les traitements de suppléance (dialyse péritonéale, hémodialyse et patient greffé).

Prise en charge de la douleur

DÉFINITION : l'IASP (*International Association for Study of Pain*) propose de définir la douleur comme « une expérience sensorielle et émotionnelle désagréable, liée à une lésion tissulaire existante ou potentielle ou décrite en terme évoquant une telle lésion, évoluant depuis 3 à 6 mois ou susceptible d'affecter de façon péjorative le comportement ou le bien-être du patient ».

Analyse de la douleur

EN UROLOGIE

- **Les syndromes douloureux aigus** sont fréquents en uro-néphrologie et concernent principalement les crises de coliques néphrétiques, les torsions de testicule, les traumatismes de l'appareil urinaire. Ces affections bénéficient, comme la douleur aiguë post-opératoire, de protocoles adaptés de prise en charge ;
- **la douleur chronique cancéreuse** évolue sur plusieurs mois ou années et est liée à l'évolution de certains cancers (prostate ou vessie).

Concernant ces deux types de douleur, elles sont décrites par le malade comme une sensation de lourdeur, de battement mal systématisé (douleur nociceptive) et peuvent parfois s'associer à une brûlure permanente et à des décharges électriques intermittentes (douleur neuropathique); dans tous les cas le retentissement psychologique doit être pris en considération.

En néphrologie : l'insuffisant rénal chronique dialysé ou non peut ressentir tous les types de douleur mais aussi et de manière incontestable les douleurs spécifiques suivantes :

- **douleurs thoraciques aiguës** (15 % des hémodialysés);
- **douleurs gastro-intestinales aiguës** (12 %);
- **douleurs articulaires chroniques** (contexte d'amylose);
- **douleurs osseuses chroniques** par hyperparathyroïdie, syndromes canalaires;
- **douleurs liées à l'hémodialyse** (crampes, ponction de la fistule);
- **douleurs spécifiques liées au cathéter ou au liquide abdominal** pour les patient en dialyse péritonéale;
- **douleurs liées à la ponction de la fistule artério-veineuse** pour les patients en hémodialyse.

Évaluation de la douleur

Elle peut se faire sur plusieurs modes qui sont à adapter aux circonstances et au patient.

- **L'observation attentive et l'écoute du patient** sont la première attitude de l'IDE; elles apportent des éléments d'appréciation sur la présence d'anxiété, la position antalgique, la formulation de la plainte, le masque de la douleur et permettent de détecter toutes les composantes.
- **L'emploi d'une échelle visuelle analogique (EVA)** est utile pour évaluer l'efficacité des traitements de la douleur nociceptive et doit être réalisée plusieurs fois par jour pour adapter le traitement.
- **L'emploi d'un questionnaire spécialisé** qui prend en compte l'anxiété et la dépression est plus adapté à la douleur neuropathique.

Actions

Le principe de base est que toute douleur doit être prise en compte, qu'une douleur aiguë doit être soulagée le plus vite possible afin d'éviter la chronicisation par la mise en jeu de la mémoire et qu'un malade inconscient peut souffrir.

Médications : il est préconisé par l'OMS de respecter la stratégie des trois paliers :

- **Niveau 1** : douleurs faibles = paracétamol.
- **Niveau 2** : douleurs modérées à sévères ou échec des antalgiques utilisés niveau 1 = codéine ou tramadol.
- **Niveau 3** : douleurs intenses ou échec niveau 2 = morphine.

Traitements adaptés à des situations ou pathologies spécifiques :

- **Coliques néphrétiques** : protocole spécifique avec association de corticoïdes ou d'anti-inflammatoires.
- **Douleur post-opératoire** : infusion en continu des antalgiques par pompe PCA gérée par le patient avec association de paracétamol injectable toutes les 6 heures, puis relais à J 2 par antalgique à la demande en respectant les paliers de l'OMS.
- **Douleur après chirurgie de type Bricker** : injection par pousse-seringue électrique en péridurale d'une association *Dolosal-Neuropène*.
- **Douleur de l'insuffisant rénal chronique** : les éléments suivants peuvent être retenus, bien que les données de la littérature soient très fragmentaires; l'administration de la morphine devra être espacée car métabolisée par le foie, elle s'élimine sous forme active par le rein (cinétique inconnue chez l'insuffisant rénal chronique). La forme transcutanée est la mieux adaptée. Il faut savoir que les anti-inflammatoires non stéroïdiens sont potentiellement néphrotoxiques et déconseillés chez le patient en IRC non dialysé. L'effet sédatif des coantalgiques est majoré chez l'insuffisant rénal, ce qui nécessite de réduire les doses.

Action de l'IDE : il est nécessaire pour l'infirmière de bien respecter les horaires d'administration des antalgiques (car pour certaines affections, il ne faut pas attendre la réapparition de la douleur) et bien insister auprès du patient pour qu'il signale dès que la douleur reprend.

Une écoute attentive doit être donnée au patient et il faut l'éduquer pour la prise en charge de sa douleur.

Démarche de soins infirmiers

Il s'agit de la suite ordonnée des opérations. Elle vise à dispenser des soins individuels continus et adaptés aux besoins d'une personne soignée. Elle est le résultat d'un raisonnement clinique.

Elle comporte plusieurs étapes :

- **le recueil des données**;
- **la mise en œuvre d'actions** relevant de prescriptions médicales ou du rôle propre infirmier;
- **l'évaluation**;
- **le réajustement.**

Ceci suppose une identification des problèmes de santé et des ressources de la personne soignée et de ses proches par l'infirmière.

Le projet de soins est relatif à la prise en charge globale du patient en intra- ou extrahospitalier. Il s'inscrit dans la durée. Il prend en compte l'aspect préventif, curatif, éducatif et relationnel du soin. Il comporte les deux aspects suivants.

SOINS RELATIFS AU RÔLE PROPRE DE L'INFIRMIER. Ils sont listés à partir des cibles spécifiques à la néphrologie et à l'urologie.

SOINS RELATIFS À L'APPLICATION DES PRESCRIPTIONS MÉDICALES. Ce sont à la fois :

- **les soins directs** avec l'application des prescriptions de traitements médicamenteux *per os*, intraveineux, des soins spécifiques (pansement, voie veineuse centrale, pansement canaud, Sheldon, suivi de fistule artério-veineuse);
- **la surveillance de l'efficacité du traitement** en regard de la pathologie et de son évolution, des effets indésirables des thérapeutiques ou des soins prescrits.

Transmissions

DÉFINITION. Les transmissions écrites ou orales s'effectuent selon la méthodologie des transmissions ciblées.

Les transmissions doivent permettre de repérer en peu de temps les événements significatifs survenus pendant l'hospitalisation, les réactions de la personne soignée, les actes effectués et leurs effets.

FINALITÉ. Une écriture centrée sur le patient, des informations précises et concises, un meilleur suivi de l'évolution.

OBJECTIFS

- **Comprendre pourquoi la personne a reçu les soins**, quels sont les résultats et les réajustements nécessaires.
- **Surveiller et évaluer leurs résultats.**
- **En permettre une réelle continuité des soins.**
- **Communiquer rapidement avec les autres professionnels.**
- **Retrouver les éléments constitutifs du dossier** en cas de problème légal.

Transmissions ciblées

Il s'agit d'une méthode d'organisation de l'écriture journalière qui permet de structurer l'écriture, centrée sur les réactions du patient et les événements significatifs pour ce même patient pendant son séjour, les actes posés et leurs effets. Les transmissions ciblées comprennent plusieurs outils.

UN DIAGRAMME D'ACTIVITÉ DE SOINS DE BASE reprenant les soins répétitifs quotidiens, les soins habituels relevant du rôle propre.

UN DIAGRAMME D'ACTIVITÉ DE SOINS TECHNIQUES reprenant les activités sur prescription médicale (la feuille de prescription médicale peut être considérée comme un diagramme de soins techniques).

UNE FICHE PRÉSENTANT QUATRE ITEMS :

- **La cible** : changement de l'état du patient, symptôme, signe qui relève de l'observation professionnelle soignante et de l'écoute du malade. Elle porte sur un problème du jour, une évolution, une réaction, une difficulté, un événement, une préoccupation de la personne, un incident.
- **Les données** : elles sont souvent descriptives, concises et précisent le lieu, l'emplacement, l'heure, le type, l'attitude du patient, la parole du

patient ou de son entourage. Ce sont des signes objectifs recueillis par les soignants et subjectifs émis par le malade et/ou son entourage.

- **Les actions** : ce sont des actions relevant du rôle propre et/ou de la collaboration avec l'équipe et les médecins, soins qui ont été mis en place pour répondre au problème du malade. Elles répondent à plusieurs questions : qui, où, quand, quoi (qu'a-t-on dit, qu'a-t-on fait ?). Les actions permettent d'assurer la continuité des soins.
- **Les résultats** : ils portent sur l'évaluation des actions mises en place, doivent être inscrits, datés et signés.

Les transmissions ciblées permettent de trier les informations et de les organiser, d'éviter les répétitions, de faciliter le suivi d'une cible spécifique. Elles devraient permettre un repérage rapide et un suivi cohérent. Elles sont une aide pour l'analyse, le raisonnement et le diagnostic.

Cibles prévalentes

Les cibles prévalentes retrouvées en urologie et néphrologie sont les suivantes : l'anurie, l'oligurie, l'hématurie, la rétention urinaire, les brûlures mictionnelles, l'œdème, l'hypotension, l'hypertension, le capital veineux précaire et l'altération de l'image corporelle.

Ces cibles sont reprises sous la forme de « Cible-Données-Actions-Résultats », selon la méthode des transmissions ciblées.

Tableau 1.1 Anurie.

Données	*Actions*	*Évaluation/résultats*
Ce que dit le patient « *Je n'arrive pas à uriner* », pas d'urine depuis *x* heures, douleur bas-ventre, sensation de besoin d'uriner, langue sèche. **Ce qu'observe ou recherche l'infirmière** Apports liquidiens, œdème, essoufflement, globe vésical (oui ou non).	**Rôle propre** Palpation pour voir si globe, noter les apports liquidiens, noter les signes cliniques, prévenir le médecin. **Sur prescription médicale** Pose sonde à demeure : noter l'heure de pose pour éliminer une rétention vésicale.	Reprise de la diurèse ou non. Évaluation des signes cliniques.

Tableau 1.2 Oligurie.

Données	*Actions*	*Évaluation/résultats*
Ce que dit le patient « *Je n'urine pas beaucoup* ». **Ce qu'observe ou recherche l'infirmière** Déshydratation : peau desséchée, langue sèche, diurèse sur une pathologie rénale : œdème, essoufflement.	**Rôle propre** : surveillance de la diurèse. **Sur prescription médicale** Pose sonde à demeure : noter l'heure de pose pour éliminer une rétention vésicale. Suivre prescription médicale de surveillance biologique.	Chiffre de diurèse : fréquence, quantité. Aspect : urines foncées,… Résultat de la créatinine, de l'urée, de la protéinurie.

Tableau 1.3 Hématurie.

Données	*Actions*	*Évaluation/résultats*
Ce que dit le patient Urines rouges, rosées, douleur, présence de caillots dans les urines. **Ce qu'observe ou recherche l'infirmière** Bandelette urinaire positive, rétention, prise d'anticoagulants, chirurgie récente, traumatisme lombaire ou pelvien récent.	**Rôle propre** Surveillance de l'évolution, surveillance des constantes, signalement au médecin. **Sur prescription médicale** Pose SAD double voie avec lavages continus, surveillance de l'hémoglobine, arrêt des anticoagulants. Bilan sanguin incluant bilan de la fonction rénale, bilan radiologique ou échographique.	Augmentation ou diminution de l'hématurie. Constantes normales. Courbe de la pression artérielle. Résultat du dosage de l'hémoglobine et du bilan prescrit.

Tableau 1.4 Rétention urinaire.

Données	*Actions*	*Évaluation/résultats*
Ce que dit le patient Douleur au niveau du bas-ventre qui augmente, absence d'émission d'urines, dysurie. **Ce qu'observe ou recherche l'infirmière** Ventre dur, globe (douleur à la palpation).	**Rôle propre** Palpation pour voir si globe. **Sur prescription médicale** Pose d'une sonde à demeure ou sondage évacuateur, pose d'un drain de cystocath. Traitement médicamenteux.	Plus de douleur. Sonde à demeure en place : contrôle de la diurèse.

Tableau 1.5 Brûlures mictionnelles.

Données	*Actions*	*Évaluation/résultats*
Ce que dit le patient Douleur dans le bas-ventre, douleur lors des mictions, mictions répétées. **Ce qu'observe ou recherche l'infirmière** Frissons, hyperthermie, odeur et couleur des urines, quantités mictionnelles.	**Rôle propre** Bandelette urinaire de type *Cyturtest*, prise de la température, diurèse, prévenir le médecin. **Sur prescription médicale** Hémocultures, examen cytobactériologique des urines (ECBU). Antibiotiques ou autre traitement médicamenteux.	Évaluation de la douleur. Évaluation de la diurèse et de l'aspect des urines. Température. Résultat de la bandelette urinaire et de l'ECBU de contrôle.

Tableau 1.6 Œdème.

Données	*Actions*	*Évaluation/résultats*
Ce que dit le patient « *J'ai les jambes, les mains enflées* », sensation de lourdeur, de pesanteur, de douleur. **Ce qu'observe ou recherche l'infirmière** Localisation la plus précise possible (paupières, chevilles...), œdème unilatéral ou bilatéral, type d'œdème, gardant ou non le godet. Mesure, inflammation, hyperthermie, bandelettes urinaires.	**Rôle propre** Surveillance poids, surélévation des jambes, surveillance locale, prévenir le médecin. **Sur prescription médicale** Bilan d'entrées/sorties. Application du traitement médicamenteux. Application de la restriction hydrique si nécessaire.	Évaluation de la quantification des boisson. Diurèse, poids. Extension ou diminution : disparition des signes.

Tableau 1.7 Capital veineux précaire.

Données	*Actions*	*Évaluation/résultats*
Ce que dit le patient « *J'en ai assez des prises de sang* ». Impiquable, pas de veines, veines qui claquent, douleur, un seul bras « disponible ». **Ce qu'observe ou recherche l'infirmière** Diffusion, rougeur, œdèmes, préservation du bras qui porte ou qui est destiné à porter la fistule artério-veineuse.	**Rôle propre** Soins locaux sur hématome. Médecin prévenu ou à prévenir. **Sur prescription médicale** Passage du traitement intraveineux en intramusculaire ou par voie orale. Pose de VVC (voie veineuse centrale) à envisager.	Observation de l'évolution de l'état cutané.

Tableau 1.8 Hypotension.

Données	*Actions*	*Évaluation/résultats*
Ce que dit le patient Vertiges, sueurs, sensation de chaleur, jambes qui se dérobent, malaises, oppression, tachycardie, éblouissement, étourdissement, bourdonnement d'oreilles, gorge sèche. **Ce qu'observe ou recherche l'infirmière** L'heure d'apparition. Les circonstances d'apparition : lever brusque, changement de position, patient à jeun, troubles digestifs associés. Coloration des téguments. Données mesurables : chiffre de la tension, des pulsations, fréquence respiratoire. Hypotension orthostatique : différentiel de tension (couché-debout $\geq$ 30 mmHg).	**Rôle propre** Allonger le patient jambes surélevées, prévenir le médecin. **Sur prescription médicale** Prise tension et pouls, FR régulièrement. Vérifier le traitement habituel.	Données chiffrées. Disparition des symptômes.

Tableau 1.9 Hypertension.

Données	*Actions*	*Évaluation/résultats*
Ce que dit le patient Vertiges, sueurs, céphalées, sensation de chaleur, malaises, palpitations, oppression, éblouissement, étourdissement, bourdonnement d'oreilles, acouphènes, troubles visuels, épistaxis, dyspnée. **Ce qu'observe ou recherche l'infirmière** Tachycardie. Circonstances d'apparition : heure d'apparition de l'hypertension, contrariété, mauvaise prise de traitement, effort physique, obésité. Coloration des téguments. Données mesurables (chiffre de la tension, des pulsations, fréquence respiratoire).	**Rôle propre** Prise de température, prise de tension artérielle et du pouls, fréquence respiratoire. Vérification de la prise du traitement habituel. Prévenir le médecin. **Sur prescription médicale** Application du traitement médicamenteux.	Données chiffrées. Disparition des symptômes.

Sécurité sanitaire

La sécurité sanitaire est un concept qui est apparu avec le développement de la technicité des soins. Une grande vague de création d'agences sanitaires a vu le jour en 1998, destinées à gérer « la sécurité face aux risques liés à l'activité des systèmes de santé ».

C'est ainsi que matériovigilance, hémovigilance, pharmacovigilance, prévention des infections nosocomiales font partie de la pratique professionnelle quotidienne.

Prévention des infections nosocomiales

Les équipes collaborent avec les Centres de lutte contre les infections nosocomiales à plusieurs niveaux : au quotidien, avec l'application adaptée aux spécialités des unités des procédures de décontamination, des protocoles de soins. Elles participent à des groupes de rédaction de protocoles d'hygiène et une infirmière peut parfois avoir un rôle de référence d'hygiène dans les unités de soins, assurant le relais entre le service d'hygiène et l'unité de soins où elle exerce, sous la responsabilité du cadre de santé de l'unité.

À titre d'exemple, en unité d'hémodialyse, les procédures de désinfection de l'eau utilisée pour la fabrication du dialysat et des générateurs sont particulièrement rigoureuses.

Pharmacovigilance

Cette information est sous la responsabilité de tous les professionnels de santé et a pour objet la surveillance du risque d'effets indésirables résultant de l'utilisation des médicaments et des produits à usage humain. Elle comprend le signalement des effets indésirables, leur enregistrement, l'exploitation des informations dans un but de prévention et enfin la réalisation d'études sur la sécurité d'emploi des médicaments.

À titre d'exemple, les procédures de dotation de l'érythropoiétine sont suivies à toutes les étapes de la prescription à l'injection au patient.

Hémovigilance

La transfusion sanguine est encadrée de textes réglementaires pour assurer la sécurité, l'information et le suivi du patient transfusé. L'hémovigilance veille à l'application des bonnes pratiques transfusionnelles des produits sanguins labiles que sont : les concentrés de globules rouges, les concentrés de plaquettes, le plasma frais congelé. Elle en assure la traçabilité.

La transfusion de produits sanguins labiles doit s'accompagner d'une information aux patients.

Matériovigilance

Il s'agit du signalement et du suivi des incidents concernant les dispositifs médicaux. Le principe est le signalement de tout dispositif médical à usage unique, dispositif médical réutilisable, équipement, stérile ou non.

Il s'agit de conserver et d'isoler le dispositif en cause dans un premier temps puis d'effectuer dans un deuxième temps le signalement en remplissant soigneusement une fiche où seront identifiés : l'émetteur du signalement, le dispositif médical en cause, les circonstances de l'incident et les conséquences constatées. Ce signalement s'articule avec une organisation de matériovigilance propre à chaque établissement. Le relais peut être pris par les référents des établissements : le pharmacien responsable, l'ingénieur biomédical et/ou le directeur des services économiques.

La matériovigilance concerne, par exemple, l'ensemble des générateurs de dialyse. Dans la pratique quotidienne, des précautions universelles sont destinées notamment à prévenir la transmission de l'hépatite C dans les centres de dialyse :

- **pour les professionnels**, lors des branchements, des débranchements ou tout autre soin technique en lien avec la dialyse, des mesures de protection sont indispensables (port du masque à visière, port de sarraux, de gants et utilisation systématique des boite à aiguilles) ;
- **pour les patients en hémodialyse**, les lignes de pression, tant artérielle que veineuse, doivent comporter un double capteur de pression. De plus, les générateurs de dialyse sont soumis à un lavage extérieur et à une stérilisation interne systématique après chaque séance de dialyse suivant des protocoles spécifiques aux machines.

Sortie du patient

Quel que soit le mode de sortie des personnes soignées, il est fondamental que la continuité des soins soit assurée et organisée avec les différents partenaires.

Ce relais est à envisager le plus tôt possible lors du séjour à l'hôpital.

Les modes de sortie sont :

- **la sortie simple à domicile, sans soin particulier** ;
- **la sortie avec un relais de soins organisé** au sein d'un réseau ou une infirmière à domicile ;
- **le transfert dans une autre structure du même établissement** ;

- **le transfert dans un autre établissement** ;
- **le décès**.

Continuité des soins en vue de la sortie

L'infirmière participe à l'organisation de la continuité des soins en vue de la sortie. Elle dispose de deux supports :

- **Une fiche de liaison** adaptée aux besoins des partenaires est définie.
- **Une fiche de résumé de soins infirmiers** qui doit être renseignée systématiquement à la fin du séjour des patients.

Les différentes associations, structures et réseaux de soins ainsi que leurs missions, sont répertoriées et actualisées au niveau de l'établissement et/ou du service. Elles sont facilement accessibles à l'infirmière, le patient et/ou la famille.

L'infirmière :

- **organise la sortie** en collaboration avec le cadre de santé de l'unité, l'équipe pluri-professionnelle et la famille, le plus tôt possible durant le séjour. Auront été préalablement évalués :
  – les capacités et les possibilités matérielles de la personne soignée et des proches pour poursuivre les soins après la sortie,
  – les besoins et les connaissances du problème de santé par la personne soignée afin d'envisager la structure la plus adaptée ;
- **note le(s) cible(s) prévalente(s)** et les actions à poursuivre sur la fiche de liaison ;
- **met à jour le dossier de soins** lors de la sortie et rédige une synthèse de la prise en charge infirmière et le résumé de soins infirmiers ;
- **vérifie** que la personne soignée et ses proches disposent de toutes les informations et documents nécessaires pour poursuivre les soins après la sortie.

La fiche de liaison est lisiblement renseignée et adressée aux professionnels concernés.

Les démarches, informations/transmissions, rendez-vous nécessaires à la continuité des soins du patient sont effectués avant la sortie.

La personne soignée connaît les soins à poursuivre et les structures ou professionnels à contacter après la sortie.

À titre d'exemple, des protocoles de pansements d'émergence du cathéter de dialyse péritonéale, d'héparinisation du cathéter et des protocoles de suivi des patients en dialyse ou transplantés sont régulièrement utilisés.

Soins d'accompagnement lors du décès

Lors du décès, l'infirmière dispose :

- des volontés de la personne en fin de vie qui sont consignées dans le dossier de soins ;
- d'un descriptif sur les différents rites religieux liés à la mort ;
- des coordonnées des ministres des différents cultes religieux à contacter en cas de besoin ;
- des coordonnées des proches qui sont écrites dans le dossier de soins ;
- des protocoles concernant les modalités à accomplir en cas de décès.

L'infirmière veille à :

- **respecter** la volonté du défunt ;
- **respecter** les règles et protocoles en vigueur ;
- **s'assurer** de la préparation du corps du défunt afin de pouvoir la présenter aux proches ;
- **préserver** une atmosphère confidentielle pour permettre aux proches de manifester leur émotion ;
- **apporter un soutien** aux proches dans leur souffrance morale et les démarches administratives à effectuer ;
- **expliquer** aux proches les différentes modalités de sortie du corps en respectant le libre choix de la famille.

Les volontés du défunt sont respectées ; les proches obtiennent des informations sur les circonstances du décès et les démarches à effectuer.

L'accueil et l'information fournis aux proches sont satisfaisantes.

Anatomie

2

L'appareil urinaire est constitué des organes qui excrètent l'urine (les deux reins), le canal qui conduit l'urine (l'uretère) jusqu'au réservoir (la vessie) et son canal évacuateur (l'urètre). Il est classique de diviser l'appareil urinaire en 2 unités fonctionnelles :
– le haut appareil urinaire qui comprend le rein et l'uretère ;
– le bas appareil urinaire qui correspond à la vessie et à l'urètre.

Haut appareil urinaire

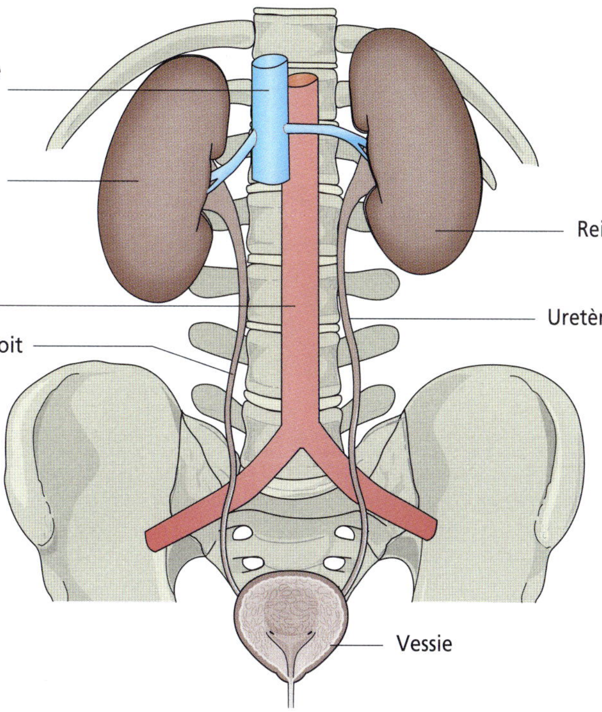

Fig. 2.1 Reins (abdomen).

Reins

Anatomie descriptive

Situation. Les 2 reins sont situés de part et d'autre de la colonne vertébrale thoraco-lombaire (figures 2.1 et 2.2).

Forme. Chaque rein a la forme d'un grain de haricot avec 2 faces (antérieure et postérieure), 2 pôles (supérieur et inférieur), et 2 bords (externe et interne). Le bord interne présente en son milieu un orifice appelé hile. C'est le point de pénétration ou de sortie des vaisseaux et des canaux excréteurs intrarénaux.

Dimensions. Chaque rein a une hauteur de 12 cm, une largeur de 6 centimètres et une épaisseur de 3 cm. Le poids chez l'adulte est de 110 à 160 g.

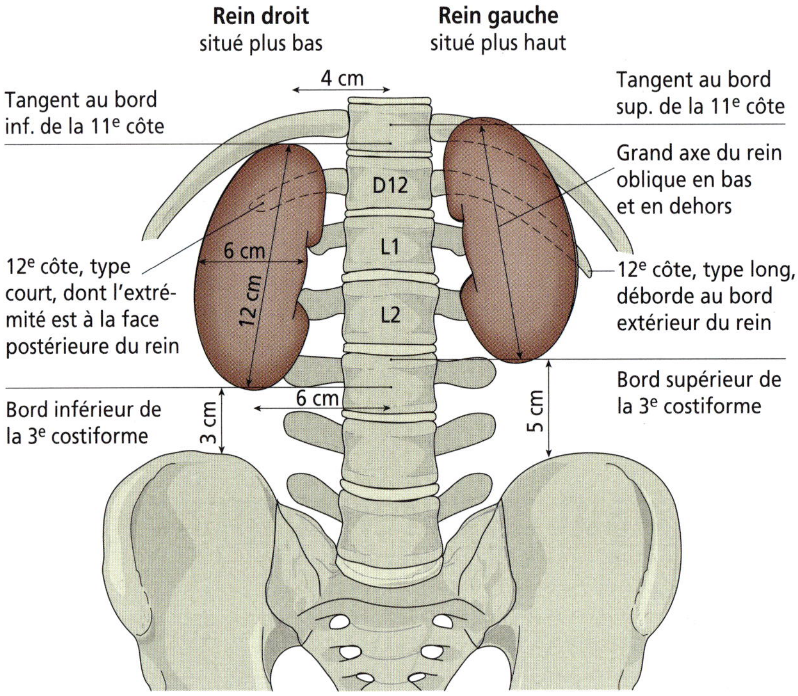

Fig. 2.2 Reins (vue antérieure).

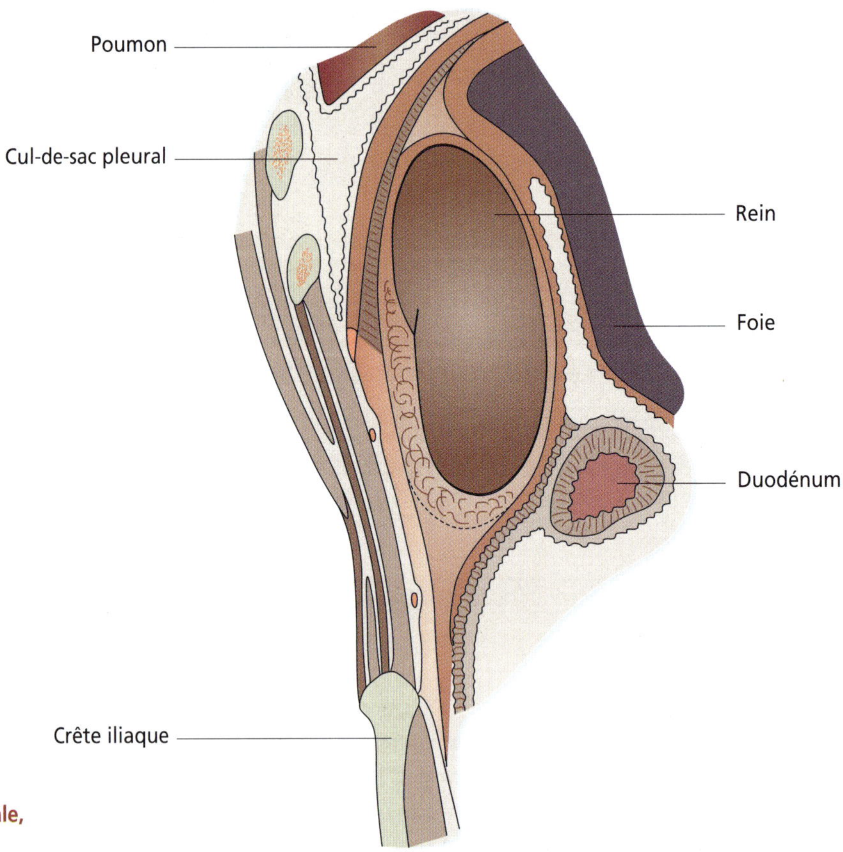

Fig. 2.3 Rein (coupe sagittale, côté droit).

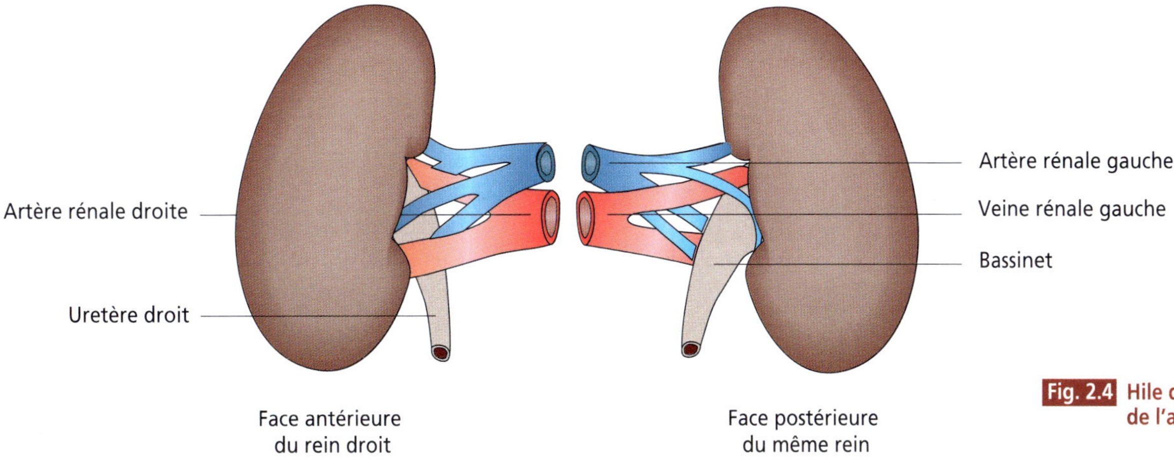

Fig. 2.4 Hile du rein et division de l'artère rénale.

RAPPORTS. Les reins occupent la loge rénale, située dans la région lombaire. Ils sont plaqués contre la paroi abdominale postérieure à l'étage thoraco-abdominal, en avant des dernières côtes. Ils sont séparés des viscères digestifs par le péritoine pariétal postérieur, ce sont donc des organes rétropéritonéaux (figure 2.3).

Ils répondent :

- **Au cadre osseux.** Ainsi, le pôle supérieur du rein est proche en dedans du corps de la 11e vertèbre dorsale, le pôle inférieur répond à la 3e vertèbre lombaire. Ce dernier est à 2 à 3 cm en bas de la crête iliaque. Les 2 dernières côtes recouvrent la moitié supérieure du rein. À noter que le rein droit est plus bas situé que le rein gauche.
- **À la paroi musculo-aponévrotique postérieure et à la masse sacro-lombaire.**
- **À la surrénale** qui recouvre le pôle supéro-interne du rein droit et la face antérieure du pôle supéro-interne du rein gauche.
- **Au contenu péritonéal :** face postérieure du foie, côlon, duodénum à droite et rate, pancréas, côlon et anses grêles à gauche.

VAISSEAUX. Le tronc de l'artère rénale naît directement de l'aorte, le plus souvent au niveau de la première vertèbre lombaire. Au niveau du hile, le tronc rénal se divise en ses branches terminales (figure 2.4).

Le retour veineux est assuré par la veine rénale qui ramène le sang à la veine cave.

Les collecteurs lymphatiques se jettent dans les ganglions latéro-aortiques droits et gauches ainsi que la chaîne latéro-cave pour le rein droit.

Les nerfs du rein appartiennent aux systèmes sympathique et parasympathique, provenant du plexus cœliaque et des ganglions sympathiques lombaires.

Anatomie microscopique et fonctionnelle

Chaque rein contient environ 1 million d'unités fonctionnelles ou néphrons où se forme l'urine primitive et s'élabore l'urine définitive.

C'est dire l'importance des structures vasculaires et urinaires que l'on associe dans des unités fonctionnelles appelées néphrons. Ces néphrons se répartissent dans le tissu interstitiel rénal depuis le cortex jusqu'à la médullaire profonde (figure 2.5).

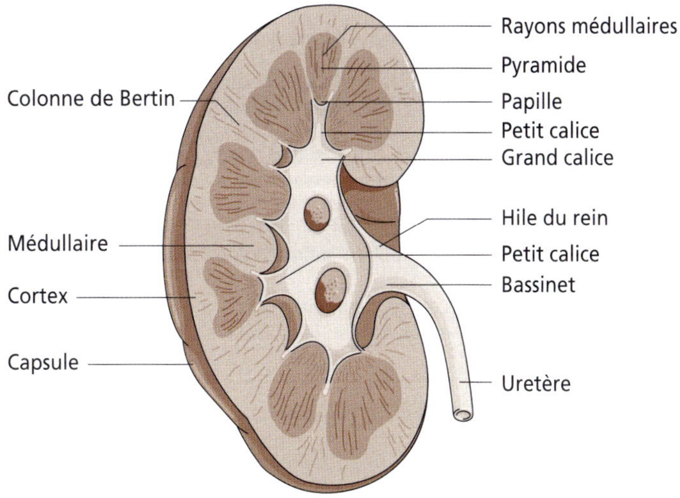

Fig. 2.5 Rein (coupe).

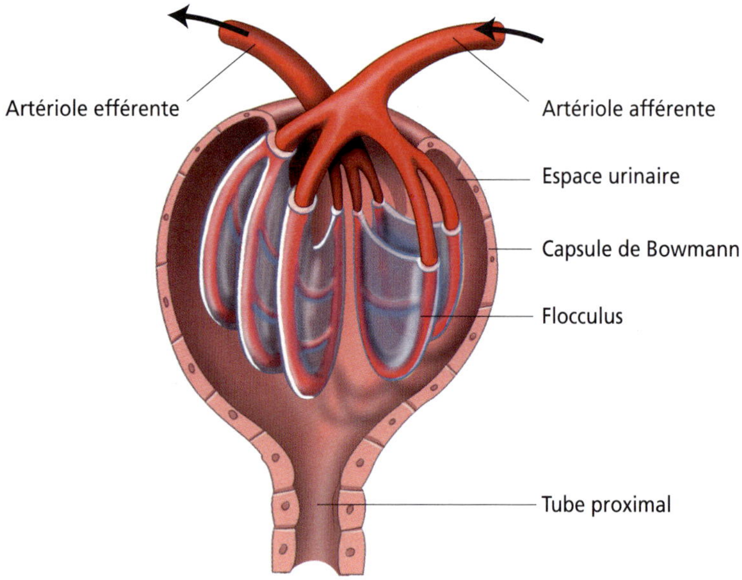

Fig. 2.6 Glomérule (vue en 3 dimensions).

LE SYSTÈME VASCULAIRE est représenté par le **glomérule** issu de l'artériole afférente. C'est un peloton de capillaires organisé autour d'un axe mésangial qui se résout dans l'artériole efférente (figure 2.6). Ce bouquet de capillaires appelé flocculus baigne dans l'espace urinaire délimité par la capsule de Bowmann. La formation de l'urine primitive se fait par filtration à travers la paroi des capillaires glomérulaires qui comporte trois couches : les cellules endothéliales du capillaire, la membrane basale, les cellules épithéliales ou podocytes (figure 2.7).

LUI FONT SUITE LES CAPILLAIRES PÉRITUBULAIRES qui forment un réseau très dense autour des structures tubulaires et parmi lesquels se distinguent les **vaisseaux droits** qui s'enfoncent jusqu'au plus profond du rein (figure 2.8). Un système veineux assure ensuite le retour du sang jusqu'à la veine rénale.

LE SYSTÈME URINAIRE comporte la capsule de Bowmann qui délimite la chambre glomérulaire dans laquelle va s'écouler l'urine primitive. L'urine va ensuite parcourir l'ensemble du tube urinaire auquel on décrit différents segments (figure 2.9).

- **Le tube proximal** avec une partie contournée corticale **(1)** qui possède un épithélium dont les cellules à bordures en brosse ont des structures histologiques très actives, et une partie droite **(2)** qui descend dans la médullaire externe pour former ensuite l'anse de Henle, formation « en épingle à cheveu » avec une partie descendante **(3)**, et une partie ascendante **(4)** grêles.
- **Le tube distal** commence dans la traversée de la médullaire externe par une partie droite puis le segment large de la branche ascendante (SLBA) **(5)** qui remonte dans la corticale jusqu'au contact du glomérule formant alors la macula densa **(6)**.

① Intérieur du capillaire sanguin glomérulaire
② Espace de formation de l'urine primitive
③ Membrane basale glomérulaire
④ Cellules podocytaires qui recouvrent la membrane et les capillaires glomérulaires
⑤ « Pieds » des cellules podocytaires qui sont accrochés à la membrane glomérulaire
⑥ Cellule endothéliale tapissant l'intérieur du capillaire sanguin glomérulaire
⑦ Cellule mésangiale qui forme le tissu de soutien du glomérule
→ Filtration glomérulaire et formation de l'urine primitive

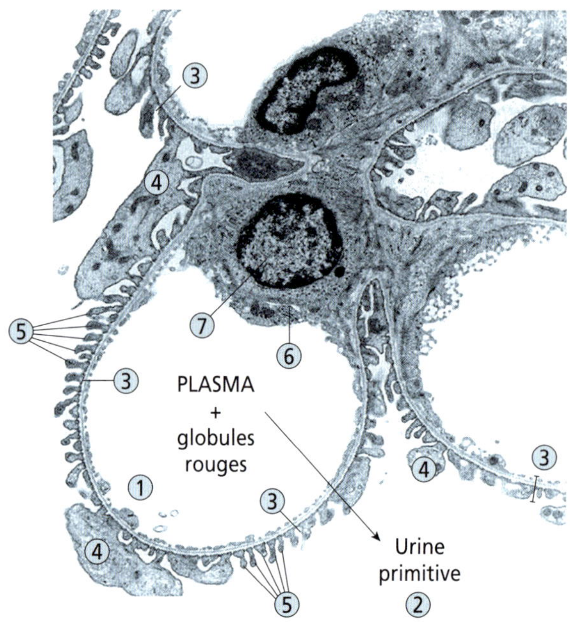

Fig. 2.7 Filtration glomérulaire et formation de l'urine primitive.

◗ **Vient ensuite le tube contourné distal relié (7)** au **tube collecteur (9)** par un segment connecteur (8). Les tubes collecteurs descendent de la corticale jusqu'à la médullaire profonde et se réunissent en tubes de Bellini qui se déversent dans la papille.

Il faut noter que les glomérules sont toujours dans la corticale, plus nombreux et plus petits dans la corticale externe que dans la zone juxta-médullaire et que les anses de Henle s'enfoncent de façon plus ou moins profonde dans la médullaire.

L'APPAREIL JUXTA-GLOMÉRULAIRE situé au pôle vasculaire du glomérule symbolise la relation étroite existant entre le système vasculaire et le système urinaire puisqu'il est constitué d'une partie du tube distal : la macula densa, du mésangium extraglomérulaire, des artérioles afférentes et efférentes et de la capsule de Bowmann. Dans les parois de l'artériole afférente, on trouve essentiellement des cellules épithélioïdes sécrétant et contenant de la rénine et de nombreuses fibres nerveuses sympathiques arrivant au niveau de cet appareil.

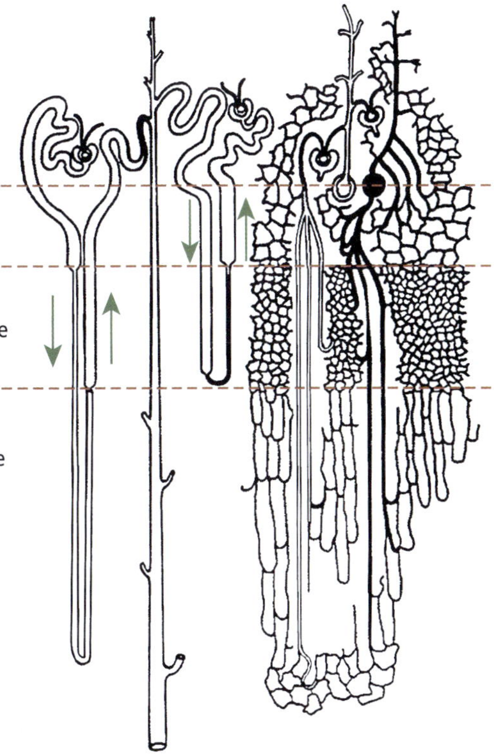

Fig. 2.8 Néphron et vaisseaux.

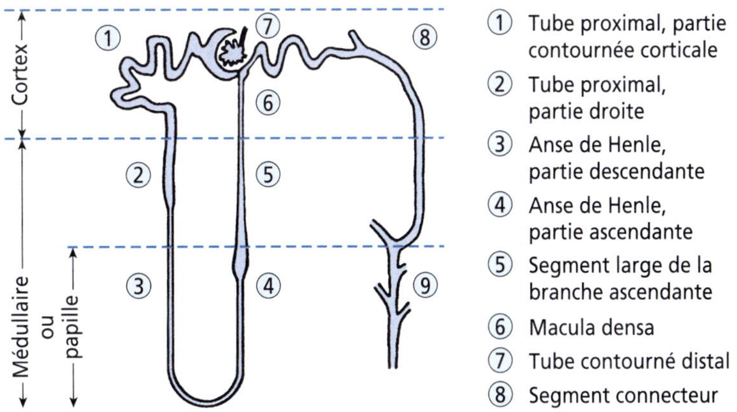

Fig. 2.9 Néphron.

Voie excrétrice supérieure

Elle est constituée par les voies excrétrices intrarénales situées dans le sinus du rein (calices et bassinet) et la voie excrétrice extrarénale qui lui fait suite (l'uretère).

Voie excrétrice intrarénale

Elle comprend :

◗ **Les petits calices** qui sont des tubes courts de 1 à 2 cm de longueur, dont une extrémité s'insère au niveau de la papille, l'autre extrémité s'abouche dans un grand calice. Leur nombre est de huit en moyenne.

◗ **Les tiges calicielles** qui sont formés par la réunion des petits calices. Leur nombre est de trois en général.

◗ **Le bassinet** qui est formé par la confluence des trois grands calices.

Uretère

C'est un canal musculo-membraneux, cylindrique, étendu du bassinet à la vessie (figure 2.10). Il mesure 25 à 30 cm de long. On le divise en 2 portions : lombaire et pelvienne. Ses rapports sont les suivants.

AU NIVEAU LOMBAIRE, il est appliqué contre le muscle psoas. Il répond à droite à la 2e portion du duodénum, à gauche à la quatrième portion de celui-ci.

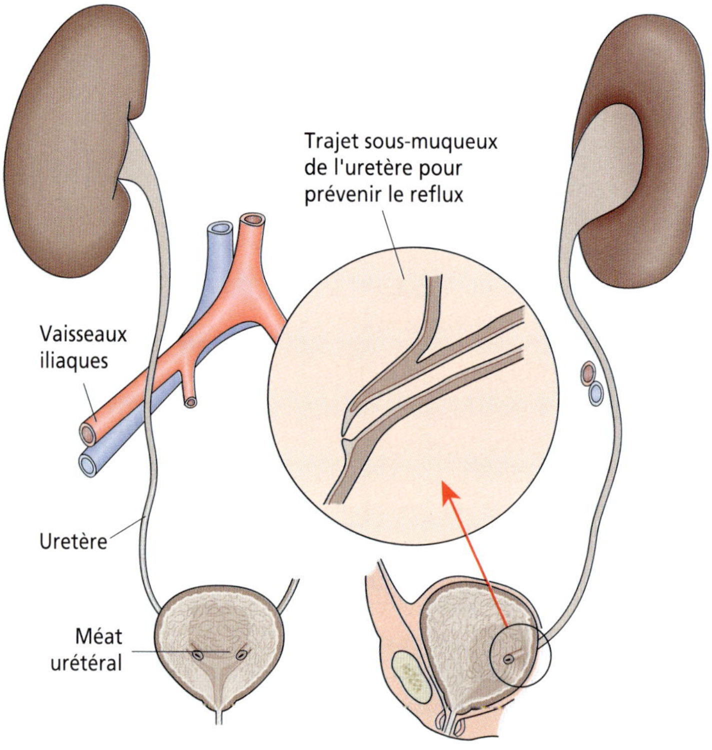

Fig. 2.10 Uretère.

Au niveau pelvien, il croise l'artère iliaque interne et ses branches antérieures. Par ailleurs, il croise la vésicule séminale chez l'homme avant de pénétrer dans la vessie ; chez la femme, il croise les organes génitaux (ovaire, utérus). À la fin, l'uretère traverse la paroi vésicale avec un trajet sous-muqueux oblique qui prévient le reflux des urines de la vessie vers l'uretère.

Anatomie fonctionnelle

L'étude histologique des coupes effectuées au niveau de la voie excrétrice supérieure retrouve une structure uniforme faite de 3 couches : adventice, musculeuse et muqueuse.

- **La muqueuse** est la couche la plus interne, elle est formée d'un épithélium appelé épithélium transitionnel ou urothélium et d'un tissu conjonctif sous-jacent.
- **Le deuxième plan est musculaire,** comportant des fibres musculaires lisses orientées longitudinalement, obliquement et circulairement.
- **Le troisième plan est celui de l'adventice,** constituée par une atmosphère conjonctive faite d'un tissu fibro-élastique contenant des cellules adipeuses, des vaisseaux et des fibres nerveuses.

Bas appareil urinaire

Vessie

C'est un réservoir musculo-fibreux, tapissé d'une muqueuse urothéliale. La vessie assure le stockage de l'urine et son expulsion. On la subdivise en deux sous-unités aux fonctions différentes : le corps et la base.

Le corps ou calotte ou vessie mobile. Il correspond à la partie située au-dessus des orifices urétéraux. Elle est extensible, sa compliance assure à la vessie sa capacité (environ 350 mL). Les fibres musculaires lisses forment le détrusor et sont disposées en trois couches (interne, moyenne et externe). Le détrusor mesure environ 5 millimètres d'épaisseur à vessie vide et seulement quelques millimètres à vessie pleine.

LA BASE. La base vésicale correspond à la partie plate de la vessie, elle est fixe contrairement à la calotte. On l'appelle aussi trigone. C'est la partie située au-dessous des méats urétéraux. Elle constitue l'élément majeur de la continence.

LES ORIFICES URÉTÉRAUX. L'uretère traverse le muscle vésical, glisse sous la muqueuse et s'ouvre dans la vessie par un orifice ovalaire : le méat urétéral. Les deux méats urétéraux sont paramédians et distants de 2,5 à 3 cm. Ce trajet sous-muqueux joue le rôle d'un antireflux pour empêcher les urines de remonter dans l'uretère.

VASCULARISATION ET INNERVATION

- **Les artères** viennent de l'hypogastrique qui donne des branches vésicales et prostatiques : artère ombilicale, artère vésiculo-déférentielle chez l'homme et utérine chez la femme, artère vésico-prostatique chez l'homme et vésico-vaginale chez la femme, artère vésicale inférieure. Ce réseau est richement anastomosé.
- **Le réseau veineux.** À partir d'un réseau sous-muqueux riche se constituent des veines de plus gros calibre, se disposant en périvésical, puis se jetant dans le plexus veineux de Santorini en avant et dans la veine hypogastrique en arrière.
- **Le drainage lymphatique** comprend des ganglions groupés autour des artères des veines et artères iliaques, ils vont rejoindre le collecteur central qui se draine dans le canal thoracique.
- **Les nerfs** sont issus du plexus pelvien qui est formé par l'union du nerf hypogastrique et des nerfs pelviens. C'est un plexus autonome. Les centres nerveux sont constitués de noyaux médullaires et de centres supramédullaires sous contrôle du cortex.

LES RAPPORTS. Ils diffèrent selon que la vessie est vide ou pleine.

- **À vessie vide :** on distingue trois faces (supérieure, antéro-inférieure et postéro-inférieure) ; trois bords (latéral droit et gauche, postérieur), et trois angles.

La face supérieure est tapissée de péritoine, par l'intermédiaire duquel elle entre en contact avec les viscères intra-abdominaux. La face antéro-inférieure est unie au pubis par les ligaments pubo-vésicaux. Entre les deux, on trouve l'espace prévésical de Retzius. La face postéro-inférieure ou base de vessie entre en rapport chez la femme avec la face antérieure du vagin et l'utérus (figure 2.11) ; chez l'homme avec les vésicules séminales, la prostate et le rectum (figure 2.12) ;

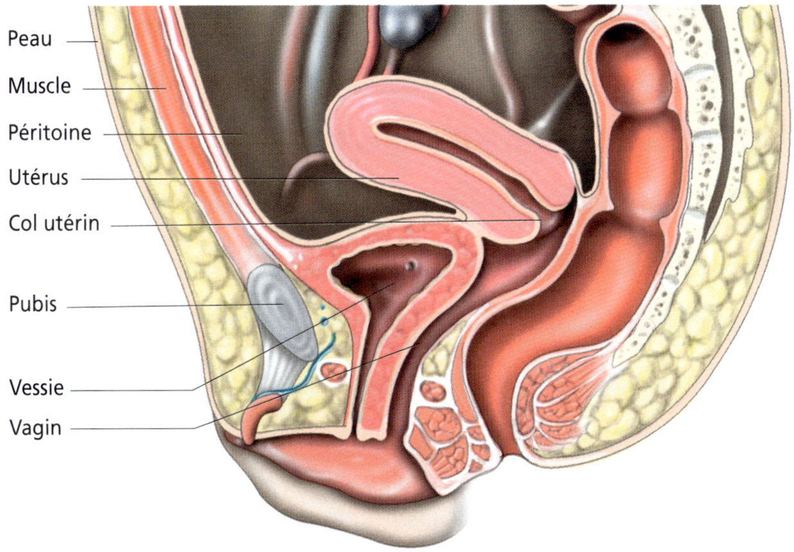

Fig. 2.11 Bas appareil féminin.

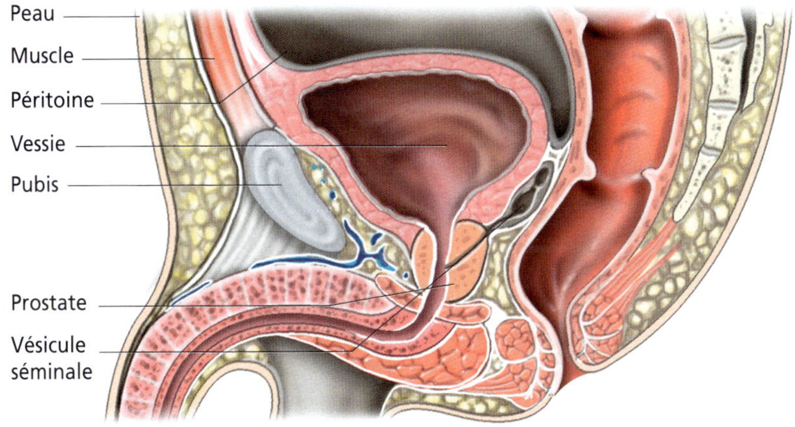

Fig. 2.12 Bas appareil masculin.

- **À vessie pleine,** le dôme vésical remonte jusqu'à 3 cm au-dessus de la symphyse pubienne, la vessie prend alors un contact direct avec la paroi abdominale, ce qui explique qu'on puisse facilement la ponctionner quand elle est pleine.

Anatomie fonctionnelle

C'est un organe creux, tapissé de muqueuse urothéliale. Les fibres musculaires lisses sont disposées en 3 couches : longitudinale, circulaire et plexiforme. En dehors, elle est recouverte par un fascia périvésical et en partie par la séreuse péritonéale.

Les faisceaux musculaires sont entrecroisés de telle manière que l'on distingue deux portions fonctionnelles :

La calotte, recouverte de péritoine, libre de rapports immédiats, souple, mobile, très extensible, s'élevant dans la cavité abdominale au fur et à mesure du remplissage vésical. C'est d'elle que dépend la capacité vésicale.

La base, enserrée dans un fascia plus ou moins dense, en connexion intime avec le plan génital chez l'homme comme chez la femme, relativement fixe, participant peu à la distension. Elle constitue l'élément majeur de la continence.

Urètre

Son anatomie est différente chez l'homme et chez la femme.

Urètre féminin

C'est un bref conduit de 3 cm, qui fait suite au col vésical (figure 2.11). Il contourne le bord inférieur du pubis puis rejoint la paroi antérieure du vagin sur laquelle il s'applique intimement. Il s'ouvre à l'extérieur par le méat urétral au niveau de la vulve, à 2 cm en dessous et en arrière du clitoris, immédiatement en avant de l'hymen et de l'orifice vaginal. L'ensemble est recouvert latéralement par les petites et les grandes lèvres.

Il est constitué d'une muqueuse de type urothélial qui possède en plus un réseau glandulaire sur toute sa longueur, dont la sécrétion représente un élément de défense contre l'infection ascendante. La musculeuse comporte des fibres musculaires lisses qui se prolongent sur toute la longueur de l'urètre, et des fibres musculaires striées qui viennent du plancher périnéal et montent jusqu'au col en arrière.

Les moyens de fixité de l'urètre sont le col vésical en haut, la paroi antérieure du vagin en arrière et les ligaments pubo-urétraux en avant.

Il entre en rapport par son segment proximal au pubis dont il est séparé par un riche réseau veineux, puis par la suite, dans son segment vaginal, il est entouré par les corps érectiles et les muscles bulbo-caverneux qui se réunissent au-dessus de lui pour former les racines du clitoris.

Urètre masculin

Il sert à excréter l'urine et le sperme. Il est plus long, de 14 cm en moyenne. Il traverse successivement : la prostate (urètre prostatique), l'aponévrose moyenne du périnée (urètre membraneux) et le corps spongieux (urètre spongieux) (figure 2.12).

L'urètre prostatique fait suite au col vésical et traverse la prostate à laquelle il est intimement lié, formant une seule entité. Sa longueur est de 3 cm. Sa configuration interne montre qu'il comporte à sa partie moyenne une surélévation en mamelon, nettement visible en endoscopie : c'est le veru montanum. De part et d'autre du veru, s'ouvrent deux orifices : les canaux éjaculateurs qui déversent les sécrétions testiculaires et séminales. Les glandes prostatiques s'ouvrent également au niveau de l'urètre prostatique où elles déversent leur contenu.

L'urètre membraneux est une courte portion de 1 cm environ qui traverse l'aponévrose moyenne du périnée. Dans cette traversée, l'urètre n'est entouré d'aucune structure. C'est à ce niveau qu'ont lieu le plus fréquemment les ruptures traumatiques de l'urètre lors des fractures du bassin.

L'urètre spongieux est la portion la plus longue. Elle chemine dans le tissu spongieux qui participe à sa paroi. Il présente deux dilatations : le cul-de-sac bulbaire et la fossette naviculaire. Une première partie traverse le périnée, facilement palpable à ce niveau, une deuxième partie chemine au niveau du pénis et dont la longueur change selon l'état de flaccidité ou d'érection. Il s'ouvre à l'extérieur par le méat urétral.

Anatomie fonctionnelle

Sa structure diffère chez l'homme et chez la femme.

Chez l'homme, il est constitué d'un épithélium transitionnel. La musculature est formée de deux parties différentes : la musculature lisse et la musculature striée.

La musculature lisse est disposée autour de l'urètre prostatique réalisant un anneau musculaire (sphincter préprostatique) qui s'oppose à l'éjaculation rétrograde. Sa commande est involontaire.

La musculature striée réalise le sphincter urétral externe, de commande volontaire.

Chez la femme, la partie proximale de l'urètre est bordée par un épithélium transitionnel. Distalement, l'épithélium change et devient un épithélium squameux non kératinisé. La musculature lisse est identique à celle de l'homme. La musculature striée entoure la portion moyenne de l'urètre sur une hauteur de 2 cm, au-dessous, elle forme un arceau à concavité postérieure.

Appareil génital masculin

Il est constitué (figure 2.13) :

– d'une partie sécrétrice : les testicules ;

– d'une partie excrétrice : les voies spermatiques comprenant : l'épididyme, le canal déférent, les vésicules séminales et l'urètre ;

– des glandes annexes : la prostate et les glandes para-urétrales ;

– d'un organe de copulation : le pénis.

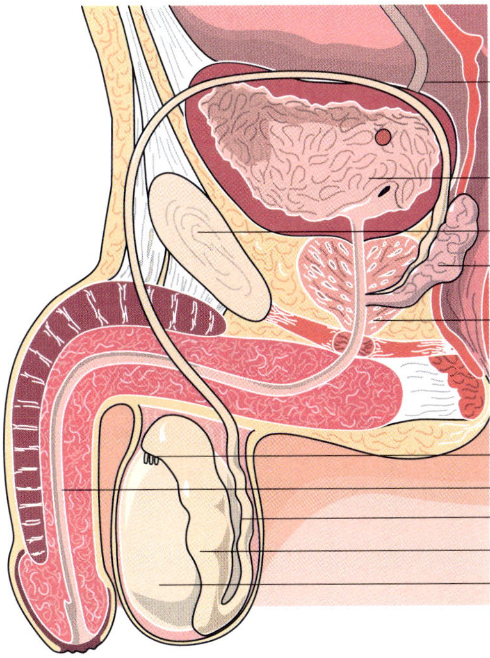

Fig. 2.13 Appareil génital masculin.

Anatomie macroscopique

Testicules

Ils sont au nombre de deux. Ils sont situés dans les bourses, à la partie antérieure du périnée sous la verge. Leur forme est ovalaire, la longueur est de 4,5 à 5 cm. Leur surface est lisse, blanc bleuâtre, couleur due à l'enveloppe appelée albuginée qui protège la pulpe testiculaire. On distingue une face antérieure et une face postérieure, deux pôles inférieur et supérieur. Ils sont mobiles à l'intérieur du scrotum, appendus par le cordon spermatique. Un ligament scrotal permet une attache au niveau du pôle inférieur du testicule aux parois des bourses. Au niveau du pôle supérieur on retrouve l'épididyme, étalé en cimier de casque. Le testicule est entouré d'une enveloppe séreuse, la tunique vaginale, qui assure les mouvements de glissement.

Structure du testicule. Le parenchyme est entouré par une capsule fibreuse : l'albuginée. À l'intérieur de celle-ci, le parenchyme est divisé en compartiments par des septa. À l'intérieur de chaque septum, on retrouve le tissu interstitiel et le tissu germinal.

Le tissu interstitiel est composé de cellules de Leydig, de macrophages, de nerfs, de vaisseaux sanguins et lymphatiques.

Le tissu germinal est formé de tubes séminifères. Ceux-ci ont une forme allongée en V. Les 2 extrémités se terminent au niveau du rete testis. Il y a environ 1 200 tubules. Le rete testis est une coalescence de tubes séminifères. Au niveau des tubes séminifères on distingue des cellules de soutien : ce sont les cellules de Sertoli qui sont grandes et irrégulières et les cellules germinales qui sont arrangées entre ces dernières.

Épididyme

C'est une formation de 5 cm de longueur. Il s'agit en fait d'un canal ayant une longueur de 3 à 4 m. Toute cette longueur est enroulée et encapsulée à l'intérieur de la capsule vaginale. On le divise en trois régions : tête, corps et queue. Il se continue par le canal déférent.

Canal déférent

Il commence à partir de la queue de l'épididyme et se termine aux canaux éjaculateurs au niveau de la prostate. Sa longueur est de 30 à 35 cm et son diamètre de 0,5 mm. On le divise en quatre portions : la portion intravaginale, scrotale, inguinale, pelvienne et enfin un renflement terminal appelé ampoule déférentielle.

Vésicules séminales

Ils s'agit de deux réservoirs musculo-membraneux dans lesquels le sperme s'accumule entre les éjaculations. Elles sont situées à la face postérieure de la vessie, en avant du rectum. Elles sont arciformes, à grosse extrémité ovalaire externe. La longueur moyenne est de 5 à 10 cm.

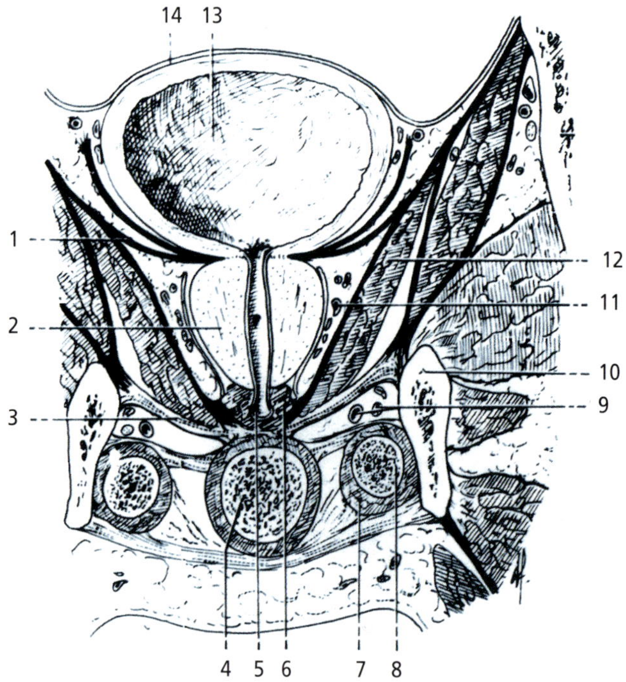

(1) Aponévrose pelvienne
(2) Prostate (lobe latéral)
(3) Aponévrose périnéale moyenne
(4) Corps spongieux
(5) Urètre
(6) Sphincter strié de l'urètre
(7) Muscle ischio-caverneux
(8) Corps caverneux
(9) Pédicule vasculo-nerveux honteux interne
(10) Os iliaque (branche ischio-pubienne)
(11) Plexus vasculo-nerveux prostatique
(12) Muscle releveur de l'anus
(13) Vessie
(14) Péritoine

Fig. 2.14 Rapports de la prostate.

Prostate

C'est une masse glandulaire entourant la partie initiale de l'urètre chez l'homme. Sa forme est comparable à une châtaigne dont la pointe serait orientée vers le bas. Ses rapports sont très intimes en haut avec la base vésicale et les orifices urétéraux et en arrière avec le rectum. Ses rapports sont détaillés sur la figure 2.14.

Bourses ou scrotum

Elles sont formées d'un revêtement cutané externe, dont la particularité est d'être extensible et souple. Cette peau est striée transversalement par de nombreux sillons et présente sur la ligne médiane un raphé longitudinal. Au-dessous de la peau, plusieurs couches se succédant l'une à l'autre servent à la couverture du testicule. La couche la plus profonde est formée de la vaginale qui est une séreuse à 2 feuillets pariétal et viscéral limitant un espace : la cavité vaginale. Cette cavité normalement virtuelle peut être le siège d'un épanchement liquidien séreux (hydrocèle) ou sanguin (hématocèle).

Pénis

C'est l'organe de copulation et de miction chez l'homme. Il est situé au-dessus des bourses, à la partie antérieure du périnée, en avant de la symphyse pubienne.

Constitution : le pénis est formé par les corps érectiles (deux corps caverneux et un corps spongieux), l'urètre complètement entouré par le corps spongieux, le tout entouré par les enveloppes.

Il peut être divisé en 3 parties : le corps, la partie moyenne et le gland. La racine étant la portion fixe de l'organe. Attachée aux branches ischio-pubiennes par les corps caverneux, et au pubis par les ligaments suspenseurs du pénis. Le corps forme la partie principale de la portion mobile. Il présente une face antéro-supérieure traversée par la veine dorsale de la verge, et une face inférieure présentant la saillie du corps spongieux ventral. Le gland est l'extrémité terminale du pénis.

Les enveloppes du pénis comprennent la peau qui est fine et mobile mais adhérente au niveau du gland. Cette peau se replie sur elle-même à son extrémité antérieure pour former le prépuce qui recouvre le gland dans sa presque totalité. Le feuillet interne du prépuce se réunit avec l'épithélium du gland au niveau du sillon balano-préputial.

L'innervation sensitive est issue du nerf honteux interne. L'innervation motrice est de type sympathique, parasympathique et somatique. La vascularisation artérielle est assurée par l'artère honteuse interne, branche de l'artère hypogastrique. Le drainage veineux est assuré par les veines dorsales superficielles, la veine dorsale profonde, les veines caverneuses et les veines urétrales.

Physiologie

3

Physiologie du rein

Les reins ont un rôle primordial dans le maintien de l'intégrité des constituants de l'organisme. Ils assurent, par leurs fonctions :

– l'équilibre des différents secteurs corporels en relation permanente avec l'environnement comportemental et physique ;

– l'excrétion calculée des substances inutilisables provenant du métabolisme endogène ;

– la fourniture d'hormones indispensables à la régulation de différentes fonctions adaptatives.

Structures physiologiques du rein

(Voir chapitre 2, *Anatomie microscopique et fonctionnelle*, page 15.)

Fonction des différentes structures du néphron

Système vasculaire

Recevant normalement le quart du débit cardiaque à chaque minute, le rein est irrigué chaque jour par plus de 1 700 litres de sang, soit environ 900 litres de plasma. Sur ces 900 litres de plasma, 20 % seront filtrés au niveau des glomérules pour former 180 litres d'urine primitive qui seront ensuite modifiés dans le passage tubulaire pour aboutir à 1 à 2 litres d'urines définitives.

Le système artériel du néphron permet le passage en une minute de 1 200 mL de sang soit 600 à 650 mL de plasma au contact des structures urinaires.

DANS CE SYSTÈME ARTÉRIEL, les **capillaires glomérulaires** revêtent une importance primordiale puisqu'ils permettent la filtration dans la chambre glomérulaire d'un cinquième du plasma, soit 120 à 130 mL à chaque minute. Cette filtration concerne tous les éléments plasmatiques : eau et substances dissoutes sauf les molécules de poids moléculaire supérieur à 68 000 D, et les éléments figurés du sang.

La filtration du plasma à travers la membrane basale du glomérule est générée par des phénomènes physiques qui font intervenir la pression du sang dans le capillaire (P_H) la pression oncotique des protéines plasmatiques (P_o) et la pression hydrostatique régnant dans la chambre urinaire (P_u). La résultante P_F ou pression efficace de filtration est :

$$P_F = P_H - (P_o + P_u)$$

soit environ 45 mmHg.

Le débit de filtration glomérulaire (DFG) dépend aussi de la surface d'échange des capillaires glomérulaires et de la perméabilité de la paroi de ces capillaires, très supérieure à celle des capillaires périphériques.

Chacun des paramètres influençant le DFG — pressions hydrostatique et oncotique dans les capillaires glomérulaires, surface d'échange au niveau du glomérule, perméabilité de la paroi du capillaire —, peut entraîner, s'il est altéré, une modification du DFG.

DANS LES CAPILLAIRES PÉRITUBULAIRES, les mêmes jeux de pressions hydrostatique et oncotique du sang circulant interviendront dans le processus de transfert.

LE DÉBIT DE SANG dans ces structures vasculaires fait l'objet d'une **autorégulation** locale et hormonale, qui permet de conserver un débit de sang inchangé malgré des variations de pression artérielle systémique, allant de 80 à 200 mmHg. Au-delà de ces valeurs, le flux sanguin rénal et le DFG ne sont plus préservés.

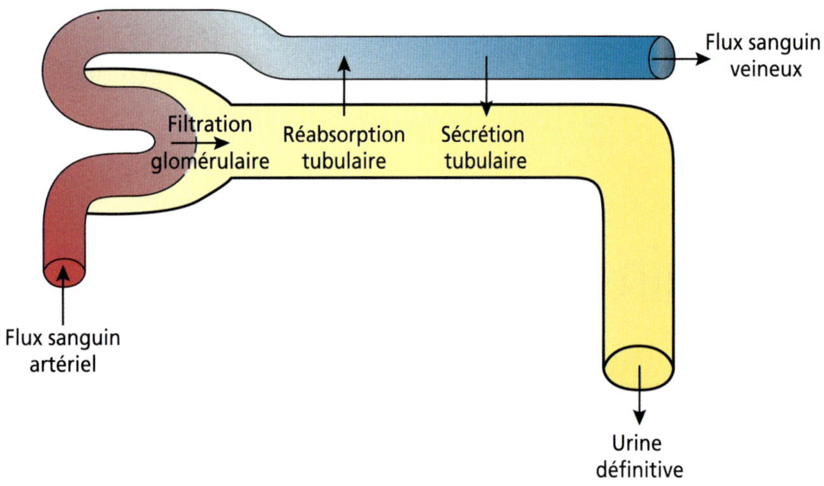

Fig. 3.1 Formation de l'urine.

Système urinaire

Les tubes sont le lieu de profondes modifications de l'urine primitive grâce à des transferts d'eau et de substances dissoutes de l'urine vers le sang, c'est la **réabsorption**, ou du sang péritubulaire vers l'urine, c'est la **sécrétion** (figure 3.1).

CES TRANSFERTS SE FONT GRÂCE À DES PHÉNOMÈNES PASSIFS :

- **Mouvements d'eau** en fonction d'un gradient osmotique.
- **Mouvements de solutés** en fonction d'un gradient de concentration ou d'un gradient électrique.

ET GRÂCE À DES TRANSFERTS ACTIFS contre des gradients électrochimiques, transports qui nécessitent de l'énergie, l'intervention d'enzymes et de transporteurs ce qui en limite l'intensité et implique l'existence de transports maximum.

Pour chaque substance filtrée, la quantité filtrée est égale à sa concentration plasmatique multipliée par la quantité de plasma filtrée (FG), et le transfert tubulaire prédominant peut être évalué en comparant la quantité filtrée (FG × P) à la quantité excrétée (U × V) dans les urines (tableau 3.1).

DE FAÇON GLOBALE :

- **75 à 80 %** de la charge filtrée en eau et des substances dissoutes sont réabsorbées dans le tube proximal.
- **Les différentes structures de l'anse de Henle et le début du tube distal** contribuent essentiellement à la création et à l'entretien d'un gradient de concentration osmotique cortico-papillaire par la réabsorption de 20 % de la charge filtrée de Na.
- **La fin du tube distal et le tube collecteur** ajustent les transferts pour la formation de l'urine définitive.

Appareil juxta-glomérulaire

C'est au niveau de cette conjonction vasculo-urinaire que s'élabore la rénine : enzyme qui permet la transformation de l'angiotensinogène en angiotensine I. L'angiotensine I est ensuite transformée, par l'enzyme de conversion, en angiotensine II qui provoque une vasoconstriction locale et générale et une augmentation de la sécrétion d'aldostérone.

Rôle du rein dans le maintien de l'équilibre hydroélectrolytique

Le rôle du rein est primordial dans la préservation des compartiments liquidiens de l'organisme : les liquides intra- (LIC) et extracellulaires (LEC), étant très différents quant aux concentrations des substances dissoutes, sont d'osmolalités identiques, le sodium, élément prépondérant des LEC, doit y avoir une concentration telle que l'osmolalité de ce secteur s'équilibre avec celle des LIC (figure 3.2 et tableau 3.2).

Tableau 3.1 Système urinaire : réabsorption et sécrétion.

Calculs	*Interprétation (flux nets)*
$U \times V < FG \times P$ (ou $U \times V/P < FG$)	Substance réabsorbée
$U \times V > FG \times P$ ($U \times V/P > FG$)	Substance sécrétée
$U \times V = FG \times P$ (ou $U \times V/P = FG$)	Pas de réabsorption ni sécrétion nettes

P = concentration plasmatique ; U = concentration urinaire ; V = débit urinaire

Tableau 3.2 Composition des compartiments liquidiens de l'organisme.

	Unités	*Plasma*		*Liquide interstitiel*		*Liquide intracellulaire*
Na^+	mmol/L	142	↔	145	↔	12
K^+	mmol/L	4	↔	4,1	↔	150
Cl^-	mmol/L	103	↔	113	↔	4
HCO_3^-	mmol/L	25		27		12
Protéines	g/L	60		≈ 0		25
Osmolalité	mOsm/kg	280		280		280

Tableau 3.3 Excrétion du sodium.

NERFS RÉNAUX ET CATÉCHOLAMINES
↗ ACTIVITÉ → → ↘ EXCRÉTION NaCl par ↘ Débit filtration glomérulaire ↗ Sécrétion de rénine ↗ Réabsorption NaCl par le tube proximal et la branche ascendante large (BAL) de l'anse de Henle
SYSTÈME RÉNINE-ANGIOTENSINE-ALDOSTÉRONE
↗ SÉCRÉTION → → ↘ EXCRÉTION NaCl par ↗ Angiotensine II → ↗ Réabsorption par le tube proximal ↗ Aldostérone → ↗ Réabsorption par la BAL de l'anse de Henle et le tube collecteur ↗ ADH
FACTEUR ATRIAL NATRIURÉTIQUE
↗ SÉCRÉTION → → ↗ EXCRÉTION NaCl par ↗ Débit filtration glomérulaire ↗ Sécrétion de rénine ↘ Sécrétion aldostérone ↘ Réabsorption par le tube collecteur ↘ Sécrétion ADH
HORMONE ANTIDIURÉTIQUE (ADH)
↗ SÉCRÉTION → → ↘ EXCRÉTION H_2O et NaCl par ↗ Réabsorption H_2O par le tube collecteur ↗ Réabsorption NaCl par la BAL de l'anse de Henle ↗ Réabsorption NaCl par le tube collecteur

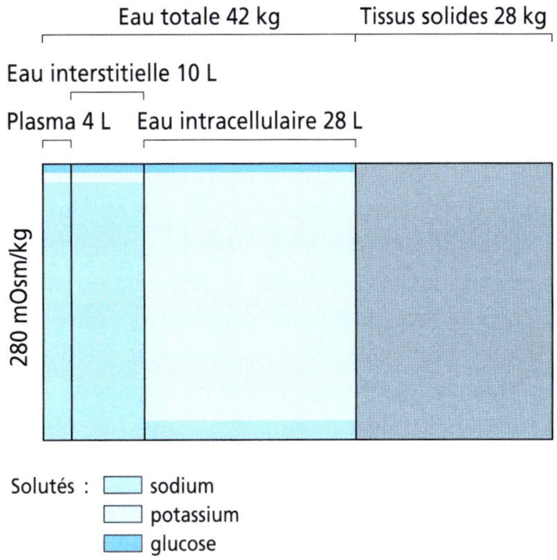

Fig. 3.2 Volumes et principaux solutés des différents compartiments liquidiens.

Excrétion du sodium

Par l'intermédiaire circulant qu'est le plasma, le rein va adapter l'excrétion du Na à cette nécessité. La régulation de l'excrétion rénale du Na en fonction des apports se fait à tous les niveaux du néphron. L'adaptation de la quantité filtrée de Na et de la réabsorption proximale est soumise à la balance glomérulo-tubulaire (influence de la quantité filtrée sur la quantité réabsorbée) et au rétrocontrôle tubulo-glomérulaire (rôle du débit tubulaire distal, au niveau de la macula densa, sur le DFG).

Interviennent à ce niveau le système angiotensine-aldostérone, le système nerveux sympathique et dans les conditions extraphysiologiques (hypervolémie par exemple) le facteur atrial natriurétique.

Au niveau du segment large ascendant de l'anse de Henle, la réabsorption de Na (accompagnée de Cl et K) crée une urine hyposmotique ; elle peut être modifiée par l'aldostérone, l'hormone antidiurétique (ADH), les catécholamines.

C'est dans les segments suivants — tube distal et tube collecteur — que l'adaptation fine de l'excrétion sodée se réalise sous la dépendance de l'aldostérone, l'ADH et éventuellement du facteur atrial natriurétique.

Excrétion de l'eau

Le rein intervient aussi pour équilibrer le bilan hydrique : il permet d'éliminer dans des urines qui contiennent la même quantité de substances dissoutes caractérisées par la quantité d'osmoles excrétées (de 600 à 1 000 mOsm/24 heures) un volume d'eau très variable : la diurèse peut ainsi varier de 0,5 à 10 litres, voire plus...

L'EAU peut être réabsorbée à différents niveaux : au niveau du tube proximal, il existe un phénomène obligatoire provoqué par la réabsorption de la majorité des substances dissoutes de sorte que l'urine proximale reste iso-osmotique au plasma (140 mmol de Na réabsorbées provoquent la réabsorption d'un litre d'eau).

L'anse de Henle permet, en fonction de la perméabilité de son épithélium, une réabsorption d'eau dans la branche descendante, ce qui concentre l'urine, et une absence de réabsorption dans la branche ascendante, ce qui dilue l'urine. C'est à partir du tube distal et le long du tube collecteur que le volume d'eau à excréter va être adapté en fonction de l'hormone antidiurétique : **ADH** ou **arginine-vasopressine.**

Cette hormone d'origine hypophysaire a une sécrétion et une libération dans le sang régulées essentiellement par des osmo-récepteurs centraux et des volo-récepteurs cardiaques. Elle module la perméabilité à l'eau du canal collecteur cortical et médullaire : ainsi, en situation d'hydropénie, l'eau pourra être réabsorbée jusqu'à obtenir une urine définitive concentrée (→ 1 200 mOsm/L) ; à l'inverse, en état d'hyperhydratation, l'absence de réabsorption d'eau entraînera l'élimination d'une urine « diluée » (→ 60 mOsm/L). L'absence d'ADH conditionne une polyurie avec une dilution permanente des urines ou diabète insipide. L'ADH entraîne dans le même temps une modification des transferts d'urée.

L'URÉE, produit ultime du catabolisme protéique, joue un rôle dans la constitution du gradient osmotique cortico-papillaire (1 g d'urée = 16,7 mOsm/L). Elle diffuse en fonction d'un gradient de concentration dans tous les segments tubulaires sauf au niveau des tubes contournés distaux et collecteurs où l'ADH modifie la perméabilité de la paroi tubulaire à l'urée. L'excrétion d'urée dépend donc du volume urinaire émis et sa clairance peut varier de 40 à 70 mL/minute.

L'ADH en modulant la perméabilité de la partie terminale des tubes à l'eau et à l'urée conditionne l'équilibre hydrique de l'organisme.

Pour les autres électrolytes

Le rein intervient dans la régulation de leur bilan en adaptant l'intensité des transferts tubulaires pour équilibrer l'excrétion urinaire aux entrées et au contenu de l'organisme.

LE POTASSIUM filtré est réabsorbé pour 67 % de la charge filtrée au niveau du tube proximal et 20 % au niveau du segment large ascendant de l'anse de Henle. C'est au niveau du tube distal et collecteur que l'adaptation est réalisée sous l'action de l'aldostérone essentiellement : la réabsorption peut être majoritaire ou laisser la place, en cas d'excès d'apport potassique, à une sécrétion tubulaire qui peut conduire à une quantité de K excrétée dans l'urine définitive supérieure à la quantité filtrée. L'importance respective de la réabsorption et de la sécrétion au niveau de cellules différentes dans ces segments tubulaires permet une adaptation aussi précise que possible des entrées et des sorties.

LA RÉGULATION DU POOL CALCIQUE se fait essentiellement au niveau intestinal, mais le rein intervient dans l'excrétion du **calcium** bien que n'excrétant que 1 % du Ca filtré. Le calcium plasmatique non lié aux protéines est filtré, réabsorbé à 70 % au niveau proximal, 20 % au niveau de la branche ascendante de l'anse de Henle, et de 5 à 10 % au niveau terminal du tube. Lié au sodium dans sa réabsorption proximale, l'excrétion calcique diminue dans les hypovolémies, augmente dans les expansions des liquides extracellulaires, mais c'est la parathormone (PTH) qui influence majoritairement les transferts : elle inhibe la réabsorption proximale et augmente la réabsorption au niveau de la branche large ascendante de l'anse de Henle et du tube distal.

L'EXCRÉTION DES PHOSPHATES est quant à elle régulée au niveau rénal. La réabsorption de 80 %

de la charge filtrée au niveau du tube proximal, et de 10 % au niveau distal est régulée par la PTH et dépend secondairement, comme l'excrétion calcique, de l'état volémique et acido-basique de l'individu.

Une hyperparathyroïdie s'accompagne généralement d'une hypercalcémie, d'une hypercalciurie, d'une hyperphosphaturie, d'une hypophosphorémie.

LE MAGNÉSIUM, deuxième constituant électrolytique du liquide intracellulaire, jouant un rôle important dans l'activation de nombreuses enzymes, a une réabsorption tubulaire modulée par la PTH, l'état des volumes liquidiens extracellulaires, la calcémie et la magnésémie.

Rôle du rein dans le maintien de l'équilibre acido-basique

La teneur en ions H^+ de l'organisme dépend de la production endogène et de l'apport alimentaire d'ions acides non volatiles (environ 1 mmol/kg/jour). Le rein intervient pour neutraliser à chaque instant cette production et conserver un pH extracellulaire (– log [H^+]) compris entre 7,35 et 7,43 (valeurs extrêmes compatibles avec la vie : 6,80 à 7,80). Pour maintenir l'équilibre acido-basique intra- et extracellulaire, le rein dispose de différents mécanismes qui permettent :

- **D'une part, la réabsorption de bicarbonates** : tous les bicarbonates filtrés sont réabsorbés : 85 % au niveau proximal, 10 % au niveau de la branche large ascendante de l'anse de Henle, 5 % au niveau du tube collecteur.
- **D'autre part, une régénération tubulaire d'ions bicarbonates** grâce à l'élimination dans l'urine d'ions H^+ liés aux tampons phosphate (dosés sous forme d'acidité titrable) ou ammoniaque. Une plus ou moins grande partie d'ions H^+ est éliminée sous forme libre dans l'urine définitive (pH variant de 4,50 à 8,00).

Les facteurs les plus importants qui modulent l'excrétion d'ions H^+ et donc la récupération des bicarbonates sont :

- les variations de la charge filtrée en bicarbonates ;
- les modifications du volume extracellulaire ;
- les modifications du pH sanguin ;
- les variations de l'aldostéronémie.

Rôle du rein dans l'excrétion des substances organiques

Réabsorption des substances énergétiques

Grâce à des phénomènes de réabsorption active essentiellement au niveau du tube proximal, le rein est capable de « récupérer » les substances de poids moléculaire inférieur à 68 000 D qui ont été filtrées au niveau glomérulaire : le glucose, les aminoacides, les protéines de PM inférieur à l'albumine sont réabsorbés grâce à des transporteurs, à des systèmes enzymatiques spécifiques et à l'énergie liée au transfert actif du sodium. La nécessité de ces intermédiaires explique la limitation de la réabsorption de ces substances : Tm de réabsorption. Le taux maximal de réabsorption peut être dépassé si la charge filtrée de la substance est augmentée (glycosurie du diabète vrai à glycémie élevée) ; il peut être diminué si les transporteurs ou systèmes enzymatiques nécessaires sont anormaux (glycosurie avec glycémie normale, voire basse = diabète rénal ; aminoacidurie augmentée ; cystinurie).

Excrétion des métabolites inactifs

Le rein est aussi responsable de l'excrétion urinaire des produits terminaux du métabolisme protéique, des métabolites hormonaux, des produits terminaux du cycle de Krebs (lactates, citrates, acides organiques...), des alcools non métabolisés, et de certains médicaments (sous leur forme inutilisée ou métabolisée). Parmi les métabolites azotés, excrétés dans l'urine, les plus importants sont :

LA CRÉATININE, qui provient de la créatine musculaire : de petit poids moléculaire (113 D) la créatinine est filtrée, puis soit réabsorbée au niveau proximal, soit sécrétée en fonction de la quantité de créatinine endogène produite, de créatinine apportée par l'alimentation, et de la créatininémie. Les transferts tubulaires se font grâce à un transporteur, dont la régulation est mal connue.

L'augmentation de la créatininémie au cours de la progression de l'insuffisance rénale est due à une diminution de la quantité filtrée par baisse du DFG.

L'URÉE (PM = 60) est le métabolite terminal le plus important du catabolisme protéique (6,25 g de protéines entraînent la formation de 2 g d'urée en moyenne). Son excrétion par le rein est prédominante : 50 % de la quantité filtrée au niveau du glomérule est réabsorbée au niveau du tube proximal. L'urée, très diffusible, subit des transferts dans les différentes parties tubulaires en fonction de la perméabilité de l'épithélium tubulaire à l'urée et des mouvements d'eau. La variation de la perméabilité à l'urée du tube collecteur profond, sous la dépendance de l'ADH explique les variations d'excrétion en fonction des modifications du débit urinaire.

La quantité d'urée produite dépend de l'apport protéique alimentaire, de la production hépatique d'urée et du catabolisme protéique endogène. La concentration d'urée dans les liquides de l'organisme dépend des capacités d'excrétion rénale, du débit de filtration glomérulaire et de l'état d'hydratation des sujets.

L'ACIDE URIQUE (PM = 168), produit de dégradation des purines, a une élimination essentiellement rénale. Filtré en fonction de sa concentration plasmatique et du DFG, il est réabsorbé, sécrété puis réabsorbé au niveau du tube proximal. L'excrétion dans l'urine définitive représente en moyenne 10 % de la charge filtrée; elle peut varier en fonction du débit urinaire, des modifications du DFG, et de certains inhibiteurs des transferts tubulaires.

Rein et hormones

Dans les conditions normales :

LE REIN EST UN ORGANE CIBLE POUR DE MULTIPLES HORMONES :

- **Des hormones vasoactives** agissant sur l'hémodynamique rénale, elles peuvent être d'origine rénale (catécholamines, angiotensine, prostaglandines, kinines) ou extrarénales (facteur atrial natriurétique, glucagon, hormones digestives).
- **Des hormones à action tubulaire** modifiant les transferts hydroélectrolytiques, elles interviennent à doses physiologiques dans la régulation de l'équilibre hydrique, sodé et potassique (aldostérone, ADH, facteur atrial natriurétique), dans la régulation de l'équilibre phosphocalcique et magnésien (PTH, calcitonine) ou à doses extraphysiologiques (corticoïdes, hormones sexuelles...).

LE REIN EST AUSSI UN ORGANE ENDOCRINE sécrétant des hormones à action sur d'autres systèmes :

- **L'érythropoïétine** est formée au niveau du rein, par certaines cellules du tissu interstitiel sensibles à l'hypoxie. Il s'agit d'une glycoprotéine de 165 acides aminés, qui agit au niveau de la moelle osseuse hématopoïétique en stimulant la prolifération et la maturation terminale des précurseurs de la lignée érythrocytaire. La diminution ou l'absence de sa sécrétion chez les binéphrectomisés et les insuffisants rénaux est à l'origine de l'anémie.
- **Le (1,25)-dihydroxycholécalciférol** est formé au niveau du rein grâce à la présence d'une hydrolase : c'est le métabolite le plus actif de la vitamine D. Il contrôle l'absorption intestinale du calcium et du phosphore et leur mobilisation osseuse. Sa diminution chez les insuffisants rénaux justifie un apport exogène pour éviter les troubles osseux.

Physiologie de la voie excrétrice

Voie excrétrice supérieure

Son rôle est de collecter l'urine produite par les reins et de la transporter des calices vers la vessie. Le bolus urinaire est propulsé de manière discontinue, chaque segment de la voie excrétrice se laisse distendre puis chasse le contenu dans le segment d'aval. Ceci est à l'origine d'une pression systolique et d'une pression basale. Cette activité est maintenue grâce aux propriétés contractiles de la voie excrétrice créées par les cellules musculaires lisses.

La progression de l'urine dans les voies urinaires supérieures dépend entièrement de l'activité péristaltique. Les ondes de contraction naissent dans la portion proximale au niveau des calices et se propagent de façon antérograde vers la vessie. Cette activité est essentiellement myogène (elle persiste après transplantation rénale), mais elle est régulée par le système nerveux autonome. L'efficacité du péristaltisme dépend d'une bonne compliance urétérale.

Au niveau de la jonction urétéro-vésicale, l'urine ne coule que dans un seul sens, de l'uretère vers la vessie, grâce à un mécanisme physiologique antireflux.

Bas appareil urinaire

LE RÔLE DU BAS APPAREIL URINAIRE est de contenir l'urine sans faiblesse et de l'expulser sans effort. Ceci est le fait des propriétés particulières de la vessie et de l'urètre, dont l'activité est modulée par le système nerveux.

Le stockage est appelé *phase de remplissage*, l'expulsion de l'urine est appelée *phase de miction*. Cette activité est le résultat des propriétés du tissu musculaire :

– propriétés biomécaniques qui caractérisent le matériau dont est fait l'organe (en particulier le collagène);

– propriétés contractiles caractéristiques des cellules musculaires vivantes.

Phase de remplissage

Durant cette phase, le tonus des fibres musculaires circulaires ferme le col et crée une angulation vésico-urétrale (ce qui évite les fuites d'urine au cours du remplissage). La calotte se distend progressivement et la pression intravésicale n'augmente que très modérément grâce aux propriétés extensibles de la vessie qui lui permettent d'atteindre 2 à 3 fois son volume initial. Le sphincter strié joue le rôle de verrou de sécurité dans l'urgence mictionnelle.

Phase de miction

Elle dépend de la contraction du détrusor. Celle-ci augmente la pression intravésicale et ouvre l'angle vésico-urétral ce qui donne à la base de la vessie la forme d'un entonnoir, ouvrant le col vésical. L'urine est alors expulsée puisque le col n'offre plus de résistance. Durant cette phase d'évacuation, la contraction du détrusor maintient le col et l'urètre ouverts. À la fin de la miction, le sphincter strié se ferme.

Contrôle neurologique

La fonction vésico-sphinctérienne est sous un double contrôle :

- **Un contrôle automatique de nature réflexe** par l'intermédiaire des systèmes nerveux végétatifs (sympathique et parasympathique) et du cerveau (contrôle volontaire). L'innervation végétative provient des ganglions lombaires et des nerfs sacrés.
- **Un contrôle volontaire** par l'intermédiaire de l'innervation somatique. Celle-ci intéresse le sphincter strié et passe par les nerfs honteux.

DURANT LA PHASE DE REMPLISSAGE, se mettent en jeu :

- **Un réflexe sympathique** d'origine médullaire qui augmente la pression du sphincter lisse et inactive le détrusor.
- **Un réflexe somatique** *(guarding reflex)* qui augmente la pression du sphincter strié.

DURANT LA PHASE MICTIONNELLE, il y a une contraction en masse du détrusor précédée ou accompagnée d'une relaxation sphinctérienne. La stimulation des récepteurs de tension du détrusor en fin de remplissage provoque des influx facilitateurs qui, par un circuit réflexe médullaire, provoquent la contraction du détrusor et l'effondrement du tonus urétral. Ces réflexes existent chez le nouveau-né.

Ces réflexes sont cependant sous le contrôle volontaire. En effet l'homme peut ordonner ou refuser la miction à des fins sociales. Ce contrôle s'élabore dans les centres corticaux. Il est le résultat d'un apprentissage durant les premières années de la vie. Le signal qui lui permet de reconnaître le degré de remplissage vésical est le besoin d'uriner. Celui-ci a lui-même pour point de départ une mise en tension du détrusor, puis l'information projetée sur le cerveau réalise une sensation élaborée comme la faim ou la soif.

Physiologie de l'appareil génital masculin

Testicules

Ils ont un double rôle : assurer la production des spermatozoïdes et produire les hormones mâles — la testostérone et ses dérivés.

Spermatogenèse

Elle a lieu au niveau des tubes séminifères. Elle comporte une phase proliférative, une phase de méiose et une phase spermiogénique. Ces différentes phases permettent à la fois la multiplication cellulaire et la réduction du nombre de chromosomes de moitié.

PHASE PROLIFÉRATIVE : les spermatogonies se divisent pour produire des cellules filles, appelées spermatocytes.

PHASE DE MÉIOSE : les spermatocytes subissent une division de réduction aboutissant à des spermatides haploïdes (le nombre de chromosomes est égal à la moitié du nombre dans les autres cellules de l'organisme).

PHASE SPERMIOGÉNIQUE : les spermatides subissent une métamorphose dans la taille et la forme pour aboutir aux spermatozoïdes matures. Elle consiste en une réorganisation du noyau et du cytoplasme avec apparition d'une tête, une pièce intermédiaire et une queue.

L'examen au microscope permet d'observer ces cellules, à différents stades de maturation, arrangées de la membrane basale à la lumière du tube séminifère. Ainsi, ce processus donne naissance à 123×10^6 spermatozoïdes par jour. Les cellules de Sertoli permettent de créer un microenvironnement spécialisé au niveau du tube séminifère, favorable à la spermatogenèse, par production de différentes molécules (*Androgen Binding Protein*, glycoprotéines…).

La spermatogenèse est sous la régulation hormonale. Ainsi, l'ablation de l'hypophyse entraîne une atrophie testiculaire avec déplétion de cellules germinales. De même, la destruction des testicules entraîne la production accrue de FSH par l'hypophyse. L'hypophyse produit deux hormones : la FSH et la LH. La FSH facilite l'initiation à la spermatogenèse.

Fonction endocrine

Elle est assurée par les cellules de Leydig qui sont responsables de la sécrétion de testostérone.

Cet androgène circule dans le plasma sous forme liée (à 98 %) ou sous forme libre (à 2 %). Seule la forme libre passe dans les tissus cibles.

Le catabolisme de la testostérone s'effectue dans les urines sous forme de conjugués inactifs.

L'ACTION DE LA TESTOSTÉRONE :

– régule la spermatogenèse par effet sur les cellules de Sertoli ;

– permet la différenciation et le développement du tractus génital du fœtus ;

– permet la masculinisation du mâle à la puberté ;

– permet le maintien de la croissance et de la fonction des organes androgéno-dépendants chez l'adulte.

Régulation de la fonction du testicule

L'hypothalamus fabrique l'hormone de sécrétion des gonadotrophines hypophysaires (GnRH).

Les deux gonadotrophines hypophysaires LH et FSH sont sécrétées par le même type cellulaire. La LH possède des sites récepteurs sur les cellules de Leydig. Elle stimule la synthèse de testostérone. La FSH agit sur l'épithélium des tubes séminifères et sur les cellules de Sertoli. Elle est indispensable au déclenchement de la spermatogenèse.

Le rétrocontrôle hypothalamo-hypophysaire s'effectue par la testostérone qui diminue les sécrétions cycliques du GnRH. Ainsi, la LH est freinée. Le rétrocontrôle de FSH s'effectue par une substance inhibitrice, l'inhibine, synthétisée par les cellules de Sertoli.

Épididyme et canal déférent

L'épididyme a plusieurs rôles :

- **Le transport des spermatozoïdes :** il nécessite 2 jours en moyenne. Ce transport est assuré grâce aux contractions des cellules contractiles de l'épididyme.

- **Le stockage des spermatozoïdes :** ils sont en effet retenus au niveau de la queue de l'épididyme.
- **La maturation des spermatozoïdes :** en effet, les spermatozoïdes produits par le testicule sont incapables de mobilité et ne peuvent fertiliser l'ovule. Leur mobilité est acquise après au fur et à mesure de leur migration au niveau de l'épididyme.

Le canal déférent est un conduit qui sert au transport des spermatozoïdes.

Physiologie de l'érection

L'érection comporte une phase de tumescence correspondant à la relaxation des fibres musculaires lisses des vaisseaux des corps érectiles. Cette relaxation induit un remplissage des alvéoles des corps érectiles. Ce phénomène entraîne un hyperdébit dans les artères caverneuses. Après remplissage des lacis veineux entraînant une augmentation de taille, une fermeture des sphincters des veines efférentes se produit, aidée par la contraction des fibres musculaires des corps caverneux et des muscles ischio-bulbaires et ischio-caverneux. Cette contraction isométrique aboutit à la rigidité. Cette rigidité peut être mesurée par un appareil appelé pléthysmographe, la durée des érections (environ 20 minutes) peut également être mesurée. Le déclenchement des érections obéit à une commande supérieure (stimulation visuelle, auditive, olfactive, psychologique), son maintien est facilité par des réflexes locaux (stimulations cutanées et modifications de la pression des corps spongieux). En dehors de toute commande à l'éveil, des érections surviennent la nuit, à plusieurs reprises pendant les phases de sommeil paradoxal. C'est pendant ces phases que des mesures sont effectuées; la bonne qualité des érections pendant la nuit permet d'exclure une origine organique au cours d'un trouble de l'érection. Des érections peuvent être obtenues de façon artificielle en injectant localement des substances dont l'action est de relâcher les fibres musculaires lisses (papavérine, alpha-bloquants, prostaglandines E). La détumescence survient de façon physiologique après l'éjaculation. L'absence de détumescence constitue le priapisme, qui nécessite un traitement d'urgence.

Sémiologie uro-néphrologique 4

Classification des affections des reins et des voies urinaires

On définit les différents types d'affections de l'appareil urinaire selon la nature des structures lésées au cours de la maladie (figure 4.1), mais aussi selon la cause de l'atteinte.

Lorsqu'une atteinte rénale est découverte, assez souvent de façon fortuite, on s'efforcera de faire le diagnostic de la maladie en cause, afin de prescrire, s'il est encore possible, un traitement étiologique.

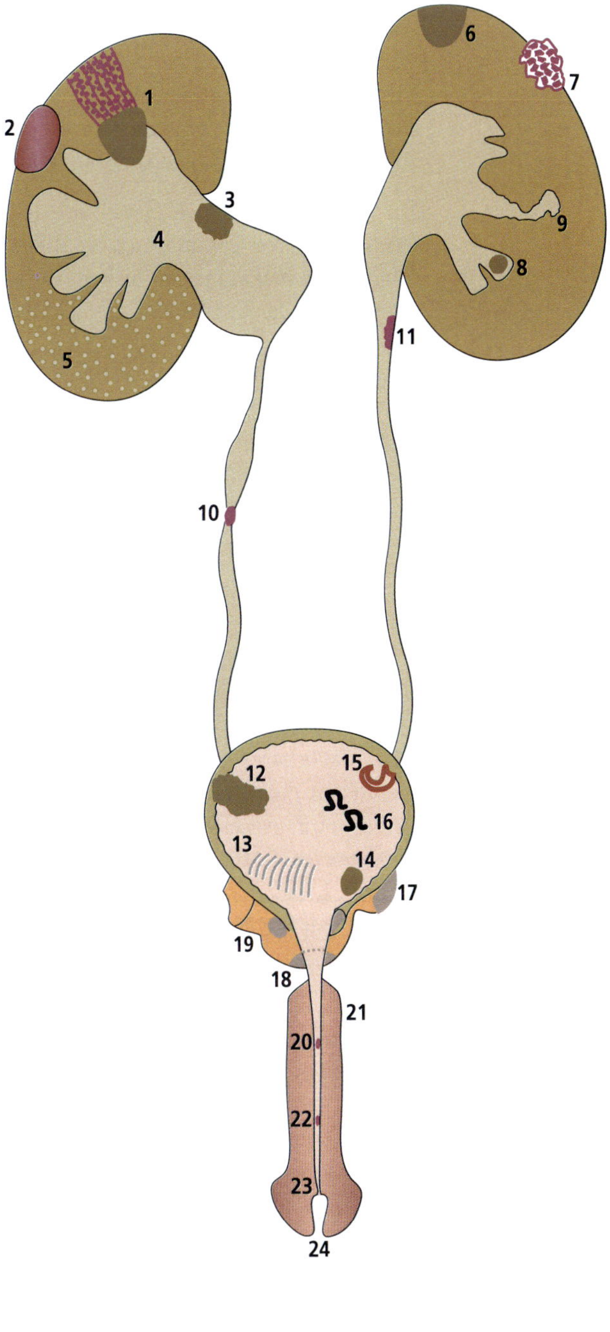

Rein
1. Pyélonéphrite
2. Kyste
3. Tumeur du bassinet
4. Hydronéphrose
5. Glomérulonéphrite
6. Infarctus
7. Tumeurs
8. Calculs
9. Tuberculose

Uretères
10. Calculs
11. Tumeurs

Vessie
12. Tumeurs
13. Cystite
14. Calculs
15. Tuberculose
16. Bilharziose

Vésicules séminales
17. Vésiculite

Prostate
18. Hypertrophie
19. Prostatite

Urètre
20. Tumeur
21. Traumatisme
22. Calculs
23. Rétrécissement
24. Urétrite

Fig. 4.1 Topographie pathologique.

Signes d'appel

LES MALADIES DE L'APPAREIL URINAIRE SE MANIFESTENT PAR TROIS ORDRES DE SIGNES :

- **Dans 30 % des cas par des signes généraux non spécifiques** (œdèmes, pâleur, hypertension, baisse de l'appétit, fatigue,...).
- **Dans 20 % des cas par des symptômes spécifiques de la sphère urinaire** (hématurie macroscopique, douleurs localisées, troubles de la miction,...).
- **Dans 50 % des cas par des anomalies découvertes lors d'un examen sanguin ou urinaire de routine** (protéinurie, hématurie microscopique, élévation de l'urée ou de la créatinine sanguines, hypokaliémie, hypercalcémie,...), ou par un examen radiologique pratiqué pour d'autres motifs (masse rénale sur une échographie abdominale).

LE DÉBUT DES AFFECTIONS MÉDICALES DES REINS passe souvent inaperçu, et il faut attacher une grande importance au recueil, par le dialogue avec le malade ou sa famille, des éléments qui permettront de préciser l'ancienneté de l'atteinte rénale et orienteront le diagnostic.

- **Antécédents héréditaires et familiaux** : maladie rénale, urémie, dialyse, hypertension, lithiase.
- **Antécédents personnels** : manifestations urinaires, maladies générales (diabète, hypertension,...), allergies, infections, exposition à des toxiques ou à des médicaments. Les résultats d'examens sanguins et urinaires ou de mesures de pression artérielle effectués à titre systématique : vaccinations, service militaire, examen prénuptial, grossesses, assurance-vie, médecine scolaire et du travail, bilans de santé, en essayant de préciser la date des derniers résultats normaux afin d'évaluer l'ancienneté de la néphropathie. Les événements des jours ou des semaines précédant l'installation des symptômes sont à rechercher car souvent non signalés spontanément : infections, alimentation, traitements.

Symptômes

Douleurs

Les douleurs du rein réalisent des lombalgies. Elles sont ressenties au niveau de l'angle costo-vertébral, et peuvent avoir des aspects différents selon l'intensité, le caractère continu ou intermittent, l'irradiation, les signes accompagnateurs, les facteurs favorisants et calmants. Deux éléments cependant permettent de rattacher cette douleur au rein : son exacerbation par le palper de la fosse lombaire et l'association à des signes urinaires (pyurie, hématurie). La douleur la plus typique est réalisée par la colique néphrétique.

Colique néphrétique

C'est une lombalgie intense, continue avec des paroxysmes, qui irradie vers le bas et l'avant suivant le trajet de l'uretère, arrivant jusqu'au pli inguinal ou les organes génitaux externes. Elle peut s'accompagner d'un état d'agitation, de signes digestifs (vomissements, subocclusion) ou de signes urinaires (hématurie, brûlures mictionnelles). La sédation de la douleur se fait en quelques heures s'accompagnant d'une polyurie et parfois de l'émission d'un calcul.

DÉMARCHE INFIRMIÈRE

PATIENT ATTEINT DE COLIQUE NÉPHRÉTIQUE

La colique néphrétique est souvent synonyme d'obstacle aigu de la voie excrétrice. L'infirmier(e) peut être amené(e) à réaliser une prescription par voie orale, mais le plus souvent par voie injectable. Lors de la surveillance du patient, il/elle doit guetter l'existence d'une hyperthermie ou d'une anurie qui, associée à la colique néphrétique, peut annoncer des complications très graves.

Pesanteur lombaire

C'est une douleur moins intense, continue, parfois isolée. Certains caractères sont parfois évocateurs : l'unilatéralité, l'exacerbation au palper profond de la fosse lombaire, l'absence d'influence de la mobilisation du rachis et l'existence de signes urinaires.

Douleur du reflux

C'est une douleur traçante, remontant vers la fosse lombaire, survenant juste avant ou pendant la miction.

Douleurs pelviennes

Elles sont très variables dans leur aspect. Leur point de départ n'est pas toujours urinaire, elles sont parfois d'origine gynécologique ou sigmoïdienne. L'origine urinaire est retenue quand elles sont modifiées (déclenchées ou renforcées) par la miction, ou qu'elles s'accompagnent de troubles mictionnels.

LES CYSTALGIES se projettent soit au niveau de la région sus-pubienne soit au niveau de l'urètre terminal. Elles sont permanentes mais exacerbées en fin de miction.

LES DOULEURS TESTICULAIRES sont très vives, profondes, de siège scrotal irradiant vers l'aine et la fosse iliaque.

LES DOULEURS PROSTATIQUES sont des douleurs profondes ano-périnéales, souvent exagérées par la position assise et la défécation.

Brûlures mictionnelles

Elles sont souvent très douloureuses et désagréables. Elles peuvent également persister après les mictions. Elles sont synonymes d'infection et sont souvent accompagnées de pollakiurie et de pyurie réalisant le tableau classique de la cystite aiguë.

Aspect et volume des urines

LA DIURÈSE est le volume des urines émises en 24 heures : son volume normal, très variable selon les circonstances, est de l'ordre de 1,5 litre. Une **polyurie** est définie par une diurèse supérieure à 3 litres par 24 heures, une **oligurie** par une diurèse inférieure à 500 mL, une **anurie** par une diurèse inférieure à 100 mL.

DES MODIFICATIONS D'INTENSITÉ DE LA COLORATION jaune des urines peuvent simplement être dues à une concentration plus ou moins grande, selon le volume des boissons.

- **Une hématurie** est l'émission de sang dans les urines au cours de la miction. Une coloration rouge apparaît dans les urines quand le nombre des hématies dépasse 10^6/mL.
- **Selon l'importance** de l'hématurie, il peut s'agir d'une hématurie microscopique de diagnostic biologique ou d'une hématurie macroscopique évidente cliniquement.
- **Selon la chronologie,** on distingue l'hématurie initiale qui survient au début de la miction (= lésion urétrale ou prostatique), l'hématurie terminale à la fin de la miction (= lésion vésicale), et l'hématurie totale couvrant la totalité de la miction (lésion à tout niveau de l'appareil urinaire). Le recueil des urines dans trois récipients successifs (épreuve des trois verres) peut être utile.
- **Selon les signes d'accompagnement,** on distingue les hématuries isolées et les hématuries accompagnées de douleurs (colique néphrétique), d'émission de caillots, de troubles mictionnels, d'anémie ou d'un état de choc hémorragique quand il s'agit d'une hématurie de grande importance. La présence de caillots n'est pas spécifique d'une lésion des voies urinaires et peut se voir dans certaines glomérulonéphrites. Par contre, dans les glomérulonéphrites, la coloration des urines passe en quelques jours du rouge au brun foncé pour s'éclaircir ensuite.

L'HÉMATURIE DOIT ÊTRE DISTINGUÉE DES HÉMORRAGIES GÉNITALES ET DE L'URÉTRORRAGIE. En outre, de nombreux agents chimiques et des médicaments peuvent colorer les urines, en particulier en rouge, l'examen à la bandelette étant alors négatif : betteraves, porphyrie, hydroxocobalamine (vitamine B_{12})...

LA PYURIE correspond à la présence de pus dans l'urine, en relation avec une infection urinaire. L'urine est louche, parfois rosée (cystite hématurique). La présence de cristaux de phosphate sur des urines concentrées (le matin) peut donner une coloration blanchâtre. En l'absence de troubles mictionnels, la bandelette urinaire confirme l'infection urinaire en montrant la présence de leucocytes et de nitrites. L'examen cyto-bactériologique du culot confirme la pyurie et permet l'identification du germe responsable.

LA CHYLURIE est la présence de lymphe dans l'urine pouvant lui donner un aspect laiteux. On la voit au cours de certaines affections parasitaires et après certaines interventions chirurgicales.

LA PNEUMATURIE est l'émission de gaz pendant la miction. Elle peut être iatrogène (après une cystoscopie) ou due à une communication entre le tube digestif et la vessie.

Anomalies de la continence et de la miction

Anomalies de la continence

L'incontinence d'urines se définit comme la perte involontaire des urines par l'urètre. On en distingue plusieurs types selon le mécanisme des fuites :

- **L'incontinence à l'effort** est une émission brusque d'urines non accompagnée de besoin, survenant lors d'un effort qui augmente la pression abdominale (toux, rire, course...).
- **L'incontinence par impériosité** réalise une émission d'urines en jet lors d'un besoin urgent soudain non inhibable, malgré un effort de retenue. Il traduit une contraction vésicale non inhibée.
- **La miction réflexe** est une miction complète non contrôlable à laquelle assiste, impuissant, le sujet.
- **L'énurésie :** ce terme est réservée aux mictions incontrôlées survenant au cours du sommeil.
- **L'incontinence complète** par section sphinctérienne réalise une fuite goutte à goutte de l'urine. La vessie ne sert plus dans ce cas de réservoir mais de simple lieu de passage de l'urine.
- **Les fausses incontinences** n'impliquent pas les mécanismes précédents. Elles comprennent les mictions par regorgement, l'incontinence postmictionnelle et les fuites d'urines par communications anormales (fistules vésico-vaginales, abouchement ectopique de l'uretère).

Anomalies de la miction

- **Les besoins trop fréquents** : la pollakiurie. Elle se définit comme une augmentation de la fréquence des mictions ou seulement des besoins sans augmentation de la diurèse. Le rythme normal des mictions chez l'adulte de 3 à 6 par jour et 0 la nuit.
- **L'absence du besoin d'uriner** se voit chez les sujets ayant une atteinte neurologique.
- **La dysurie** est une difficulté à uriner, le jet est faible, lent à apparaître et à se tarir. Elle traduit un obstacle sur les voies urinaires (adénome de prostate, sténose de l'urètre...).
- **La rétention vésicale** est l'impossibilité d'uriner. Elle se manifeste par un globe vésical douloureux. Elle traduit l'existence d'un obstacle complet sous la vessie (tumeur de prostate, sténose de l'urètre...).
- **La polyurie** est différente de la pollakiurie car dans ce cas le volume urinaire est très augmenté (plusieurs litres par jour) et l'augmentation de la fréquence des mictions ne reflète que l'augmentation du volume urinaire. Elle s'observe dans le diabète insipide, la potomanie ou d'autres affections.
- **À l'inverse, l'oligurie** est la baisse du volume urinaire dont l'origine est une baisse de la production de l'urine au niveau des reins. À l'extrême, il peut s'agir d'une anurie qu'il faut savoir différencier d'une rétention d'urines.

Œdèmes

L'œdème se définit comme une augmentation du liquide interstitiel assez importante pour devenir apparente au niveau sous-cutané. Les œdèmes peuvent être localisés ou généralisés. Une prise de poids de plusieurs kilogrammes est toujours associée aux œdèmes généralisés. Ils siègent surtout au niveau des membres inférieurs, débutant aux malléoles, mais parfois au niveau du visage. L'examen les confirme par le classique signe du godet (dépression cutanée durable à la suite d'une pression localisée, indolore). Chez les patients alités les œdèmes se localisent aux zones déclives : lombes, marques des draps.

Les œdèmes rénaux sont observés dans :

- **Les néphropathies glomérulaires** se manifestant par un syndrome néphrotique ou par un syndrome néphritique aigu.
- **Les insuffisances rénales aiguës ou chroniques,** avec surcharge hydrosodée, hypertension artérielle et/ou œdème pulmonaire.
- **Les œdèmes idiopathiques,** qui affectent presque exclusivement les femmes et s'accompagnent d'une prise de poids intermittente au cours de la journée, en orthostatisme.
- **Les œdèmes en relation avec des traitements** par anti-inflammatoires stéroïdiens ou non stéroïdiens, ou vasodilatateurs. De faible importance, ils sont apparents surtout en début de traitement, s'atténuent en quelques semaines et sont réversibles à l'arrêt du traitement.

Examen clinique

Premier contact

Le **premier contact** avec un malade atteint d'une affection des reins ou des voies urinaires permet souvent de remarquer des anomalies cutanées : pâleur et teint jaune paille des insuffisants rénaux chroniques, œdèmes ou amaigrissement, signes de déshydratation avec pli cutané et langue sèche. Le poids et la taille doivent être mesurés.

Comme les affections de la sphère urinaire sont souvent associées à des maladies de système ou ont des conséquences générales, l'examen clinique doit être complet et explorer en particulier :

APPAREIL CARDIO-VASCULAIRE : mesure de la pression artérielle et de la fréquence cardiaque après quelques minutes de repos allongé, auscultations cardiaque et pulmonaire, examen des pouls périphériques et recherche des souffles vasculaires, en particulier au niveau épigastrique (artères rénales).

APPAREIL NEURO-MUSCULAIRE : altération des réflexes ostéo-tendineux, amyotrophie, crampes musculaires, troubles de la sensibilité cutanée, état de vigilance.

L'EXAMEN CLINIQUE DE LA SPHÈRE URINAIRE

- **La palpation abdominale** recherche un gros rein par palpation bimanuelle pouvant mettre en évidence un contact lombaire. La palpation recherche un point douloureux lombaire ou sur le trajet de l'uretère. La palpation de la région hypogastrique recherche une tuméfaction, un globe vésical.
- **Les organes génitaux** sont examinés : verge, méat urétral, scrotum. Les testicules sont examinés, leur consistance appréciée. Les épididymes et les déférents sont reconnus dans le contenu scrotal.
- **Il est complété par le toucher rectal** qui chez l'homme examine la prostate. L'examen gynécologique recherche également les points douloureux urétéraux et vésicaux.

DÉMARCHE INFIRMIÈRE

MESURE DE LA PRESSION ARTÉRIELLE

La méthode de référence pour prise de la pression artérielle est une méthode auscultatoire (stéthoscope). Le brassard doit être dégonflé très progressivement pour bien noter l'apparition des bruits (phase I de Korotkoff) qui correspond à la pression artérielle systolique (PAS) et la disparition des bruits (phase V de Korotkoff) correspondant à la pression artérielle diastolique (PAD). La limite supérieure de normalité de la pression artérielle pour un adulte est de 140 mmHg pour la PAS et de 90 mmHg pour la PAD.

Toucher rectal

Il renseigne sur le volume de la prostate, sa consistance ou son caractère douloureux. Un adénome de prostate réalise une augmentation homogène du volume de la prostate qui reste souple, élastique et non douloureuse. À l'inverse, une lésion nodulaire dure ou même une prostate de consistance pierreuse fera suspecter un cancer prostatique. Une prostate augmentée de volume, très douloureuse, dans un contexte infectieux fera évoquer une prostatite aiguë.

Examen des urines

C'est un élément essentiel. Il comporte un examen macroscopique dans le verre (coloration), puis la recherche d'anomalies à la bandelette (figure 4.2). Ces bandelettes à usage unique sont plongées brièvement dans l'urine fraîche et lues par référence à une échelle colorimétrique. On peut ainsi déterminer le pH, la présence de glucose à une concentration supérieure à 5,5 mmol/L, de corps cétoniques, de sang, de nitrites (= infection à entéro-bactéries), de leucocytes (≥ 10 leucocytes/mm^3). La zone réactive au sang vire pour plus de 5 hématies/mm^3 ou plus de 0,5 mg/L d'hémoglobine. Les bandelettes sont sensibles à une protéinurie > 50 mg/L. Elles ne détectent pas la protéinurie de Bence-Jones (composée de chaînes légères des immunoglobulines) des gammapathies monoclonales et du myélome.

(Voir figure page suivante.)

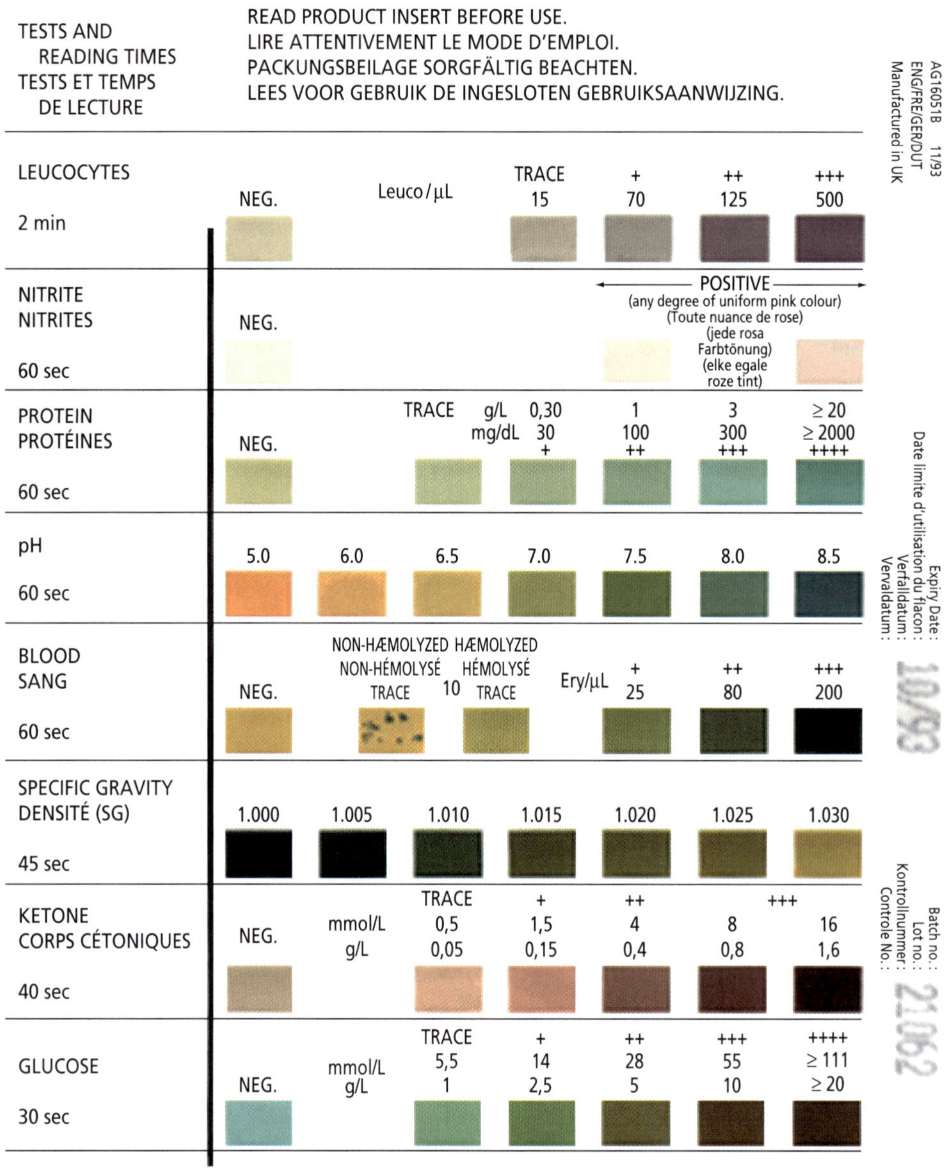

Fig. 4.2 Table de lecture d'une bandelette urinaire à 8 paramètres. Noter la date de péremption (10/93) indiquée à droite.

Méthodes d'exploration 5

Elles comportent plusieurs aspects :

DES ASPECTS MORPHOLOGIQUES :

– examens radiologiques;

– examens endoscopiques.

DES ASPECTS FONCTIONNELS :

– étude « statique » ou « instantanée » des paramètres sanguins et urinaires biochimiques et immunologiques;

– étude dynamique des fonctions rénales;

– étude dynamique de la voie excrétrice urinaire.

LES EXPLORATIONS ISOTOPIQUES apportent des informations à la fois morphologiques et fonctionnelles.

DES EXAMENS MICROSCOPIQUES des cellules de l'urine (cytologie) et du tissu rénal (histologie).

L'ÉTUDE DE LA FONCTION GÉNITALE.

Examens radiologiques

Les nouvelles techniques d'imagerie numérique en coupe ont complètement modifié la stratégie diagnostique en matière de pathologie rénale; si les méthodes conventionnelles n'ont pas complètement disparu, leur place a été redéfinie, et leurs techniques le plus souvent allégées.

Films sans préparation de l'appareil urinaire

L'ARBRE URINAIRE SIMPLE, de face, en décubitus, et vessie vide doit couvrir tout l'appareil urinaire, depuis le pelvis jusqu'aux pôles supérieurs des reins (10e côte). Il est conseillé au patient de prendre un régime sans résidus 3 jours avant la date prévue de l'examen. L'examen fournit des renseignements sur :

– les calcifications à projection urinaire;

– les parties molles (reins — taille et contour, psoas, vessie — globe vésical);

– l'état des structures osseuses avec parfois des renseignements spécifiques pour l'appareil urinaire (spina bifida, métastase, tuberculose).

LES COUPES TOMOGRAPHIQUES n'ont pratiquement plus aucune place ici sauf dans certains cas de lithiase ou de calcifications rénales qui ne peuvent être visualisées par d'autres techniques.

Échographie

Non irradiante, peu onéreuse, pouvant être répétée, connaissant une très large diffusion, l'échographie est le complément indispensable sinon même souvent le premier élément de tout le bilan d'imagerie urinaire.

Effectuée en temps réel, chez des sujets à jeun ou non, elle permet une exploration assez complète de l'ensemble de l'appareil urinaire, depuis l'étage rénal et les cavités excrétrices (figure 5.1), jusqu'à la vessie et à son plancher (figure 5.2). Certaines particularités (corpulence, chirurgie...) sont parfois des facteurs limitants. Malheureusement, l'uretère, en l'absence de distension, est très mal visualisé par cette technique.

LES ÉLÉMENTS DE L'APPAREIL URINAIRE ACCESSIBLES À L'EXPLORATION ÉCHOGRAPHIQUE SONT :

- **Le parenchyme rénal** : régularité des contours, mensurations précises dans tous les plans de l'espace. C'est un moyen courant de repérage des reins lors des biopsies rénales échoguidées. Pour les masses rénales de plus de 1 cm de diamètre, c'est l'examen de première intention, qui précise parfaitement leur caractère liquide (kystes simples, multiples, ou maladies polykystiques) ou solide (adénocarcinomes le plus souvent, parfois

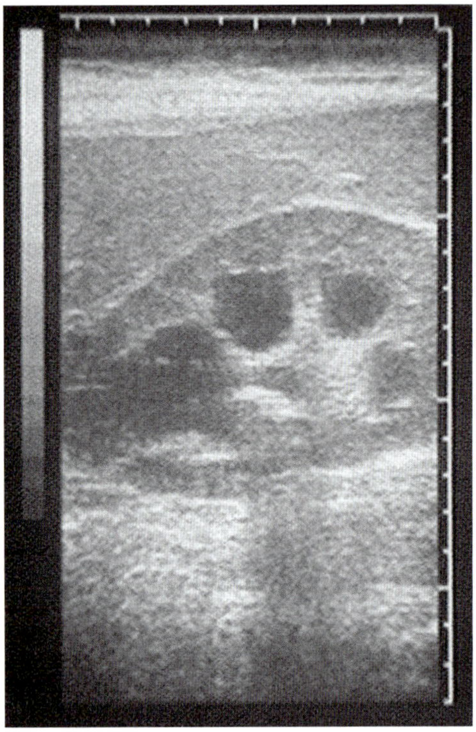

Fig. 5.1 Échographie rénale montrant un rein de taille normale, aux contours réguliers, avec un cortex d'épaisseur normale mais des calices dilatés.

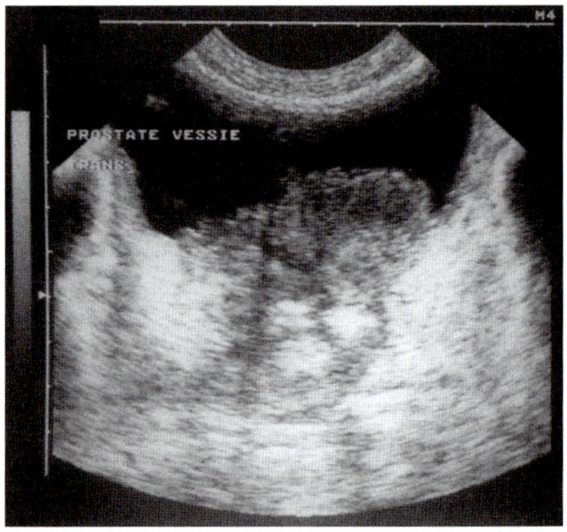

Fig. 5.2 Échographie pelvienne montrant la vessie (en noir), surmontée de la prostate (aspect grisé).

tumeurs bénignes). L'échographie est cependant devenue, par sa pratique très largement diffusée, le meilleur moyen de dépistage des tumeurs rénales. Dans le cas de tumeurs bénignes ou de kystes simples l'échographie est un très bon moyen de contrôle de l'évolution des lésions.

Les cavités pyélo-calicielles dont la dilatation est parfaitement et rapidement reconnaissable (figure 5.1). L'échographie est l'examen de première intention dans le bilan des stases urinaires, aiguës ou chroniques. Par contre, elle ne permet de préciser le siège exact de l'obstacle que dans un nombre limité de cas. Les calculs (même de petite taille) sont souvent aisément repérables mais essentiellement à l'étage pyélo-caliciel. L'amincissement du parenchyme rénal observé au cours d'un obstacle peut être le témoin de l'ancienneté de celui-ci.

L'étage vésico-prostatique, grâce à l'échographie par voie sus-pubienne, fournit une évaluation simple mais limitée (résidu, volume prostatique, lithiase vésicale…). L'étude fine de la structure de la prostate se fait par l'échographie endorectale. Cette technique permet d'évaluer les contours de la prostate, de constater une éventuelle anomalie suspecte d'échogénicité différente du tissu normal. Elle permet aussi de réaliser des biopsies guidées sur les zones suspectes.

En matière de transplantation rénale, l'échographie est l'examen de base de dépistage et de surveillance des complications (collections périrénales, stase pyélo-calicielle…). L'adjonction du Doppler a considérablement simplifié le diagnostic des complications vasculaires de la transplantation.

Explorations du bas appareil : échographie prostatique

Elle est actuellement réalisée par voie transrectale et elle est beaucoup plus informative que celle réalisée par voie sus-pubienne. Elle permet les mesures de taille et de volume de la prostate et la visualisation du carrefour séminal, ainsi que le repérage des différentes zones de la prostate où siègent les zones tumorales ou adénomateuses.

Urographie intraveineuse (UIV)

Elle consiste en l'injection d'un produit de contraste iodé, hydrosoluble, à élimination rénale sélective (figure 5.3).

Cet examen peut être dangereux dans certains cas du fait de l'injection de produit de contraste dans la circulation. De ce fait, il importe de respecter

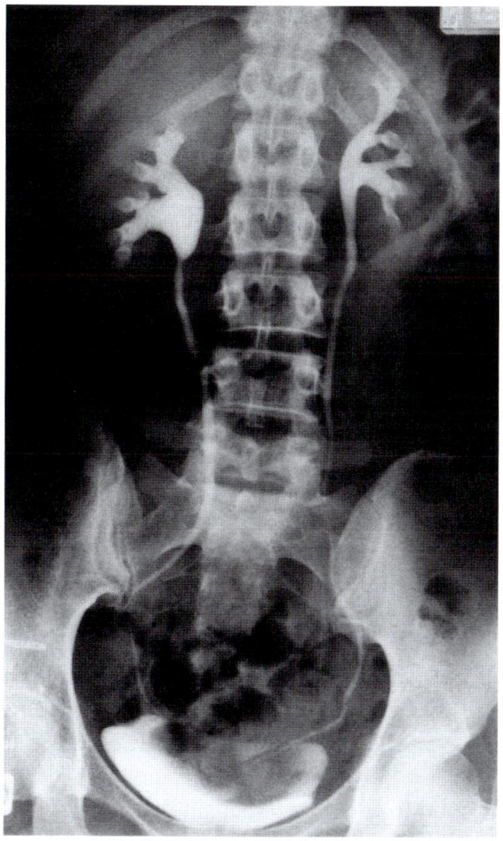

Fig. 5.3 Urographie normale montrant les reins, les uretères et la vessie.

PROTOCOLE D'EXAMEN

UROGRAPHIE INTRAVEINEUSE (UIV)

Préparation du patient

• Interroger et apporter les informations concernant l'examen au patient.

• Supprimer tout médicament à base de bismuth au moins 8 jours avant l'examen, faire attention à la programmation d'autres examens nécessitant l'absorption de produit radio-opaque.

• Rechercher des antécédents d'asthme ou d'urticaire, ou de réactions à l'iode. En cas d'allergie à l'iode, préparation pendant 3 jours avant l'examen, sur prescription médicale : *Hypostamine 100*, 2 comp. 3 fois par jour + *Teldane 60*, 1 comp. 2 fois par jour.

Le radiologue, averti, décidera parfois de faire une injection d'hydrocortisone pour compléter le traitement.

• Rassembler les examens sanguins demandés par le médecin, notamment le taux de créatinine sérique. S'il est supérieur ou égal à 110 μmol/L, soit l'examen est reporté, soit le malade doit être hydraté : les cavités seront mal visualisées et le produit de contraste aggravera encore plus l'insuffisance rénale.

• Chez la jeune femme, s'assurer qu'elle est soit sous contraceptifs soit dans les 10 premiers jours du cycle, à la date de l'examen.

• Conseiller un régime sans résidus 3 jours avant l'examen : supprimer tous les fruits, les légumes verts, les légumes secs, les céréales et le pain complet.

• Sur prescription médicale : *Carbophos*, 2 comp. 3 fois par jour.

Veille de l'examen

• S'assurer du suivi d'un régime sans résidu pendant 3 jours.

• Prévenir le patient que la durée de l'examen peut durer de 25 minutes à 3 heures.

Jour de l'examen

Patient à jeun depuis 6 heures. Une lettre de demande d'examen du médecin prescripteur guidera le radiologue pour la prise de clichés particuliers ou complémentaires…

les contre-indications et les précautions. Ainsi, l'UIV est contre-indiquée :

– en cas d'allergie connue aux produits de contraste iodés ;

– en cas de grossesse ;

– en cas de myélome multiple.

Chez les patients porteurs connus d'allergies, il est préférable de pratiquer l'examen sous couverture de corticoïdes et d'avoir sous la main le matériel de réanimation.

Les nouveaux produits de contraste n'ont pas modifié le risque déjà très faible d'accident grave. Pour un coût bien supérieur, ils améliorent néanmoins la tolérance, surtout sous forme d'une réduction des réactions mineures (urticaire, vomissement). Ils sont utilisés quand il existe un risque de toxicité rénale du produit de contraste (insuffisance rénale, diabète, déshydratation, défaillance cardiaque). Il est au moins aussi utile de maintenir une hydratation satisfaisante avant et après l'examen. Une surveillance biologique de la créatinine est nécessaire chez les patients à risque, avant et après l'examen.

L'UIV se fait sur un malade à jeun, préparé pendant au moins 3 jours par un régime sans résidus, associé à un laxatif.

L'EXAMEN STANDARD COMPORTE :

- **Un ou des films sans préparation.**
- **L'injection de 60 à 120 mL de produit de contraste chez l'adulte,** le plus souvent sous forme de bolus avec un minutage commençant au début de l'injection.
- **Des films à la 3e et la 10e minute,** le premier pour apprécier la valeur fonctionnelle et le caractère symétrique de l'élimination du produit de contraste par chaque rein, et le second, en flux libre, pour vérifier la liberté du transit pyélo-urétéral.

- **Après compression urétérale** (si nécessaire), réalisation de films sur le haut appareil, éventuellement complétés de coupes tomographiques renseignant sur le parenchyme rénal et les cavités excrétrices hautes.
- **Le film de décompression** fournit une image d'opacification complète des deux arbres urinaires.
- **L'étape suivante est celle de la cystographie descendante,** avec des films en réplétion, éventuellement des films mictionnels, et un film post-mictionnel évaluant le fonctionnement du bas appareil urinaire.

L'UIV renseigne sur la fonction des reins et leur morphologie, l'état de la voie excrétrice, de la vessie et de l'urètre. En pathologie, elle met en évidence des images de dilatation, de déformation des cavités excrétrices, des lacunes, des amputations voire un rein muet qui n'est pas opacifié par le produit de contraste jusqu'à la 24e heure.

Tomodensitométrie (TDM)

L'examen, qui comporte des coupes sans et avec injection de contraste, permet une excellente évaluation du parenchyme rénal, de l'ensemble du rétropéritoine et des principales structures vasculaires (figure 5.4). À l'étage pelvien, son apport est plus limité.

Son domaine d'élection est la pathologie tumorale rénale maligne ou bénigne dont il assure le diagnostic, précise l'extension et permet la surveillance post-thérapeutique. Il est également indispensable dans l'évolution des traumatismes du rein, de la pathologie infectieuse focalisée (abcès, néphrite focale,...). Il fournit des renseignements précis sur la pathologie rétropéritonéale (fibroses rétropéritonéales, adénopathies, anévrysmes aortiques) susceptible de retentir sur l'appareil urinaire.

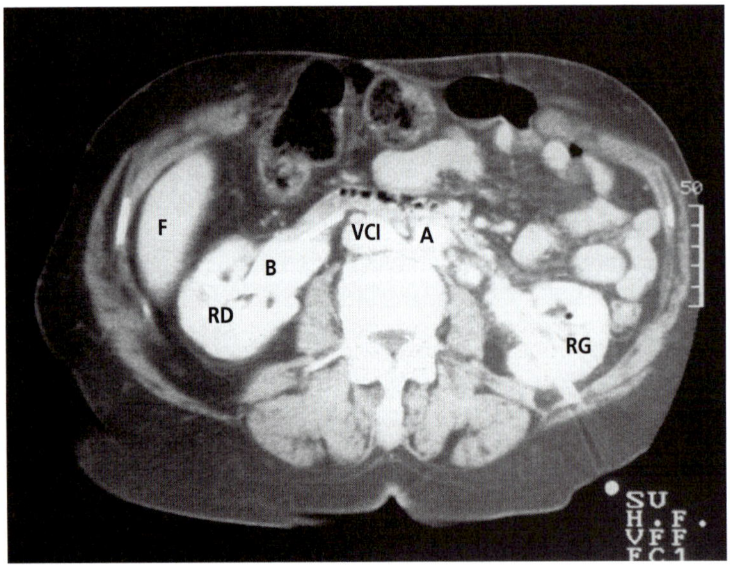

Fig. 5.4 Tomodensitométrie abdominale. Cet examen permet de réaliser des coupes transversales de la région abdominale pouvant mettre en évidence un grand nombre de lésions.
F : foie; RD : rein droit; RG : rein gauche; B : bassinet; VCI : veine cave inférieure; A : aorte.

Imagerie par résonance magnétique (IRM)

Elle complète l'analyse de la structure du parenchyme. Dénuée de risque néphrotoxique car ne nécessitant pas d'injection de produit de contraste, elle permet des coupes sagittales. Elle est très utile pour l'exploration des troubles neurologiques de la miction (pathologies médullaires). Dans certaines conditions, elle permet d'évaluer la perméabilité et le débit sanguin des artères rénales.

PROTOCOLE D'EXAMEN

IMAGERIE PAR RÉSONANCE MAGNÉTIQUE

Contre-indications

Malades porteurs de stimulateurs cardiaques, de prothèses métalliques.
Clips chirurgicaux.
Infarctus du myocarde récent.
Claustrophobie.
Malade agité.

Techniques d'imagerie spécifiques

Cysto-urétrographie

Elle permet d'étudier le bas appareil. Elle consiste à cathétériser la portion initiale de l'urètre, puis à injecter le produit de contraste par voie rétrograde. Des clichés sont ensuite pris (figure 5.5).

À la fin du remplissage vésical, le patient urine et des clichés sont pris en permictionnel et en post-mictionnel pour visualiser l'urètre et juger de l'existence d'un résidu.

Cet examen a pour but d'étudier la liberté de l'urètre et du col vésical. Utilisées essentiellement en deuxième intention dans un cadre urologique et centrées avant tout sur l'exploration des dysuries, les techniques conventionnelles (ou numérisées) rétrogrades (cystographie, urétro-cystographie rétrograde et mictionnelle) ont également des applications néphrologiques : bilan d'infections urinaires à répétition (reflux, pathologie du bas appareil), bilans morphologiques et fonctionnels avant transplantation.

Explorations vasculaires

Artériographie rénale

L'opacification du rein par voie artérielle permet d'étudier la morphologie des artères rénales et de leurs branches de division (figure 5.6). Son intérêt dans le diagnostic des masses rénales a diminué depuis l'avènement de la tomodensitométrie.

Les nouvelles imageries comme l'écho-Doppler, la numérisation ont bouleversé cette technique dont les indications se sont considérablement réduites.

L'angiographie numérique par voie veineuse est utilisée essentiellement pour le dépistage des sténoses artérielles rénales dans le cadre des bilans d'hypertension artérielle (figure 5.7).

La voie artérielle constitue souvent le premier temps d'un geste thérapeutique de radiologie interventionnelle : angioplastie par ballonnet d'une sténose ou embolisation d'une fistule artério-veineuse ou d'une tumeur. Cette voie artérielle est parfois utile à titre préopératoire (tumeurs, transplantation).

PROTOCOLE D'EXAMEN

ARTÉRIOGRAPHIE + DILATATION

Préparation

Même préparation qu'une artériographie simple. Au retour : surveillance accrue de la TA car risque d'hypotension lié à la dilatation.

Mise en route d'un traitement anticoagulant pendant 48 heures : surveillance accrue du point de ponction.

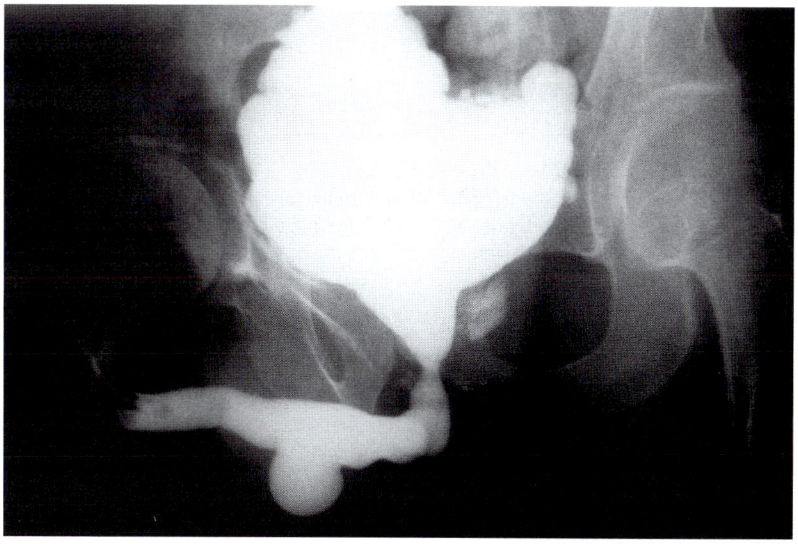

Fig. 5.5 Urétrographie rétrograde montrant une vessie de lutte avec des diverticules multiples et un urètre déformé.

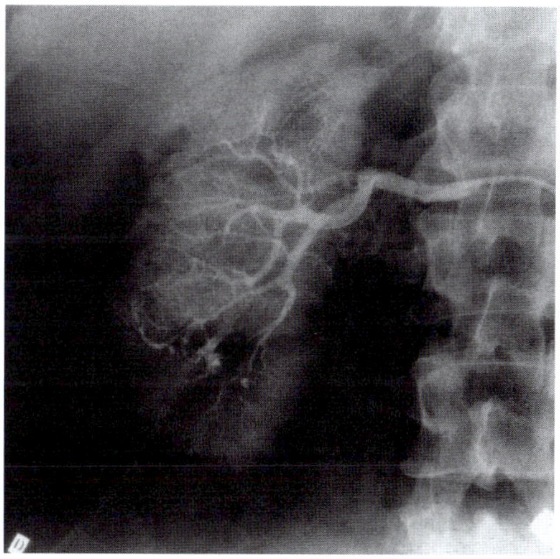

Fig. 5.6 Artériographie rénale sélective.

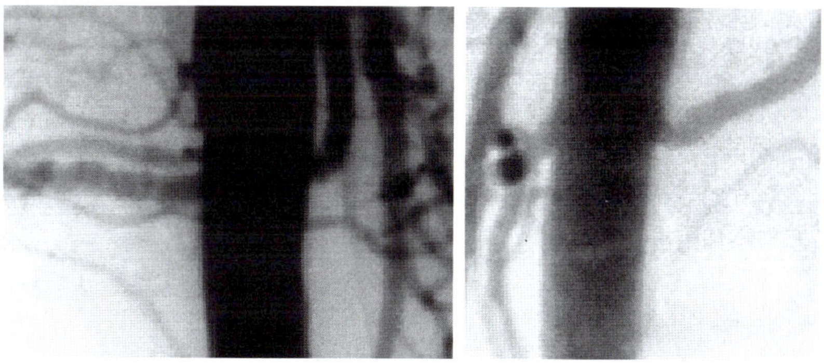

Fig. 5.7 Artériographie : sténose bilatérale des artères rénales.

PROTOCOLE D'EXAMEN

ARTÉRIOGRAPHIE PAR SELDINGER FÉMORAL

Information du patient

Cet examen se fait par une ponction de l'artère permettant une ou plusieurs injections d'iode. Il nécessite une hospitalisation de 48 heures : le jour de l'examen et le lendemain.

• ***Lors de la prise de rendez-vous :***

– Si le patient a un terrain allergique : s'assurer d'une prescription antiallergique.

– Si le patient a un traitement anticoagulant (antivitamine K) : s'assurer d'une prescription de relais (type héparine calcique).

– Si le patient est sous antiagrégant plaquettaire : s'assurer de l'interruption du traitement depuis au moins une semaine.

– Si le patient est diabétique : s'assurer de la prescription de médicaments non contre-indiqués lors de l'injection d'iode : s'assurer que le patient n'ait pas d'injection d'iode la veille qui pourrait gêner l'interprétation radiologique.

– S'il s'agit d'un patient dialysé, prévoir une EER la veille et le lendemain de l'artériographie.

– S'il s'agit d'un patient IRC non dialysé, prévoir une hydratation au moins 12 heures avant et après l'examen.

– Prévoir :
  - bilan de coagulation : TP, TCA, fibrinogène, plaquettes, TS ;
  - ionogramme sanguin, groupe.

Préparation du patient

• ***Le jour ou la veille de l'examen :***

– douche *Bétadine* le soir ;

– tondre le malade du côté droit (sauf si indications contraires) de l'ombilic au genou.

• ***Le matin de l'examen :***

– malade à jeun ;

– contrôler la TA, la température ;

– chemise hôpital, faire ôter les bijoux ;

– poser une voie veineuse permettant une hydratation chez l'insuffisant rénal ;

– faire remplir *la fiche d'angiographie par le médecin* en précisant si le patient est sous anticoagulants, s'il est diabétique (noter le nom de l'hypoglycémiant et la dose prescrite, le résultat du dextro), ne pas oublier le nom du malade, la signature du médecin et son nom.

Surveillance après l'examen

Elle se fait sur 24 heures.

• ***Surveillance au retour de l'examen***

Se référer à la feuille de retour d'artériographie où seront notées les consignes spécifiques.

PROTOCOLE D'EXAMEN

ARTÉRIOGRAPHIE

Le patient doit rester allongé au lit strictement sans plier la jambe ponctionnée (il pourra cependant se lever 12 heures après l'examen, brièvement si besoin, sauf si contre-indication du radiologue).

Immédiatement puis toutes les 4 heures :

– Surveillance TA.

– Surveiller le pansement : en cas d'hématome, refaire une compression efficace au point de ponction.

– Contrôler la chaleur et la couleur du pied, la présence des pouls pédieux : si pouls non perçus après l'examen, si température du membre inférieur anormale, si sensation de fourmillement : desserrer le pansement qui peut être trop compressif. Prévenir le médecin puis le radiologue afin de prévenir une thrombose postartériographique.

– Assurer le repas au patient.

– Surveiller la diurèse.

– Inciter le patient à boire abondamment s'il n'est pas dialysé.

– Le soir : desserrer le pansement, continuer la surveillance toutes les 4 heures.

• ***Après 24 heures***

– 1er lever après contrôle de la TA assis et debout.

– Ouverture du pansement, voir si hématome ou béance du point de ponction. Refaire un pansement après désinfection à la *Bétadine* ou *Hibiscrub*, certains patients pouvant être allergiques à l'iode contenue dans la *Bétadine*.

– Vérifier la couleur et la chaleur du pied, la présence des pouls pédieux.

– Si le patient est sous anticoagulant, poser le problème de la reprise du traitement.

– Si le patient est IRC non dialysé, faire un iono de contrôle.

Phlébographie rénale

Elle est encore utilisée pour rechercher une thrombose des veines rénales (complication du syndrome néphrotique) ; elle risque pour les mêmes raisons de se limiter à la confirmation d'un diagnostic évoqué sur un examen écho-Doppler.

Gestes interventionnels

Pyélographie antégrade

La pyélographie antégrade (ou descendante) (figure 5.8) a supplanté la pyélographie rétrograde, indiquée en cas d'obstacle avec rein peu fonctionnel en UIV, ou d'insuffisance rénale aiguë obstructive. Elle consiste à ponctionner avec une aiguille fine, sans risque, les cavités dilatées sous repérage échographique (ou sous ampli de brillance). L'injection directe de produit de contraste précise le siège et la nature de l'obstacle.

Néphrostomie percutanée

La pyélographie est souvent le premier temps d'une *néphrostomie percutanée*, permettant la mise en place par voie postéro-latérale d'un cathéter permettant une dérivation externe des urines en amont d'un obstacle, geste d'urgence lorsqu'une infection urinaire y est associée.

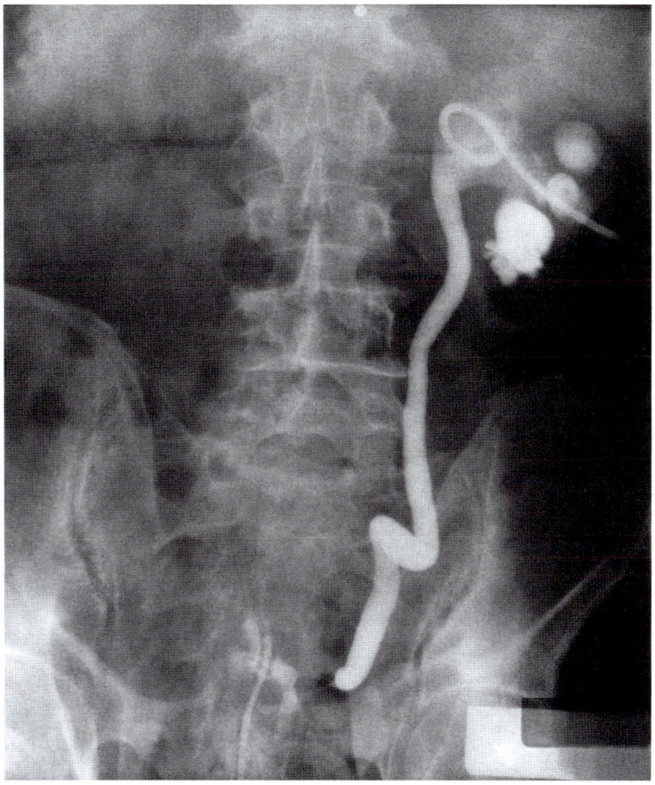

Fig. 5.8 Pyélographie descendante montrant un obstacle du bas uretère, avec dilatation sus-jacente. Une néphrostomie de drainage peut être laissée en place avant de traiter le rétrécissement.

PROTOCOLE DE SOINS

NÉPHROSTOMIE PERCUTANÉE

Information du patient

Il s'agit d'une dérivation urinaire externe à partir des cavités rénales. Ce geste chirurgical est effectué sous anesthésie locale et consiste à poser une sonde en silastic dans le bassinet par voie percutanée afin de permettre au rein d'effectuer sa fonction biologique malgré un obstacle situé en aval. Cette sonde est fixée à la peau par des fils non résorbables, de façon temporaire ou définitive.

Préparation

- Bilan de coagulation : TP, TCA, fibrinogène, plaquettes, TS.
- Malade à jeun sauf en cas d'urgence.
- Douche, chemise hôpital.
- Carte de groupage avec deux vérifications du groupe sanguin et recherche d'anticorps irréguliers.

Après le geste

- Le patient revient avec une sonde en position lombaire, reliée à une tubulure de recueil des urines. Il faut assurer la fixation de la sonde et éviter qu'elle ne soit arrachée (cela nécessiterait une réintervention) par une surveillance quotidienne; surveiller l'apparition éventuelle d'un hématome, la fuite d'urine, l'aspect (hémorragique ? trouble ? l'odeur, la chaleur ?).
- Éviter que le patient se couche sur la sonde, ou qu'il y ait un coude au niveau de la tubulure, créant un obstacle externe.
- Éviter la présence d'obstacles internes, tels que les caillots de sang qui pourront être évacués par un lavage en continu doux. Généralement, cette sonde possède un robinet à trois voies qui donne la possibilité de faire des lavages au sérum physiologique ou thérapeutiques (voir prescription médicale, la fréquence des lavages est en général de 2 à 6 fois par 24 heures) selon des précautions d'asepsie rigoureuse (masque, calot, gants stériles, sarraus...).
- Si les urines sont hématuriques, mettre en place une sonde à demeure double voies et installer des lavages, sur prescription médicale. Prévoir les soins de sonde.
- Filtrer les urines si problème de lithiases.
- Le drainage : le positionnement de la sonde est vérifié lors de contrôles radiologiques ou échographiques.
- Chaque jour noter le volume, changement de poche.
- Surveillance TA, pouls, température.
- Surveillance du pansement *(Bétadine, Hibiscrub).*

Le pansement de la sonde de néphrostomie sera fait tous les 4 jours ou plus fréquemment si nécessaire. (Penser à faire la boucle de sécurité avec des *Stéri-Strip* stériles lorsque le pansement est refait.)

Autres techniques

- D'autres techniques comme **l'intubation urétérale** (sondes en « double J ») en dérivent.
- Les mêmes principes s'appliquent aux **drainages percutanés** de collections infectées ou non (lymphocèle...).

Explorations endoscopiques

Les examens endoscopiques sont des examens invasifs, ils sont par conséquent guidés par l'examen clinique et les examens radiologiques.

Instruments (figures 5.9 et 5.10)

L'ENDOSCOPE est formé par une gaine et un optique. La gaine est un cathéter métallique creux, rectiligne, comportant 2 extrémités. L'une distale est introduite dans l'organe à explorer, l'autre proximale comporte les robinets d'admission et de vidange du liquide et l'orifice central qui admet l'optique. Ce dernier forme un tube autonome qui comporte un système de lentilles grossissantes. Différentes sortes d'optiques seront utilisées selon l'angle de vision 0°, 30°, 70°, 90° ou 130°. La gaine peut recueillir différents instruments selon la manœuvre désirée (pinces, fils guides, sondes urétérales...).

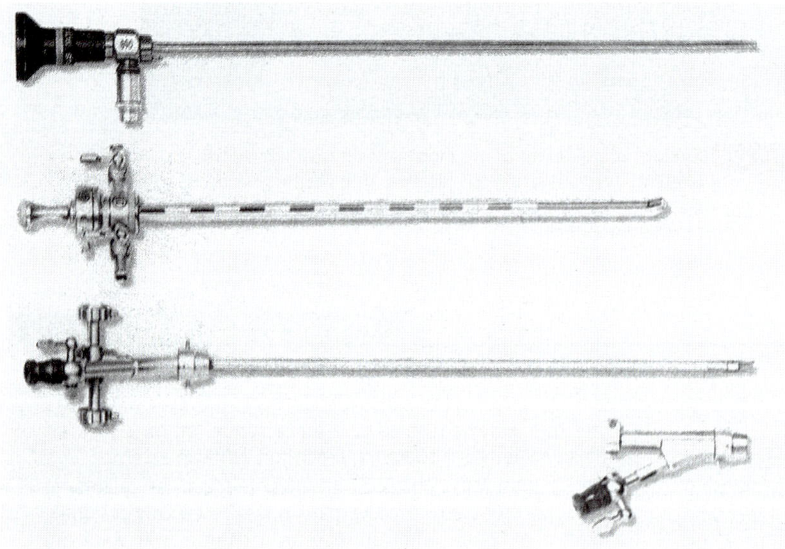

Fig. 5.9 Cystoscope. L'appareil est composé de l'optique, de la gaine externe et éventuellement d'un onglet permettant de positionner une sonde urétérale.

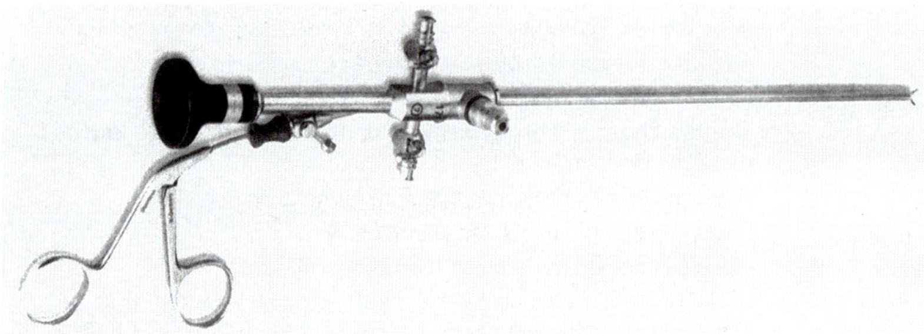

Fig. 5.10 Il est possible d'insérer une pince dans le cystoscope pour réaliser l'ablation de corps étrangers, ou des biopsies.

LA SOURCE DE LUMIÈRE est un générateur de lumière froide.

UN CÂBLE DE LUMIÈRE constitué de fibres de verre est relié à la source de lumière par une extrémité et à l'endoscope par l'autre.

L'IRRIGATION est faite par de l'eau stérile par une tubulure reliée à l'endoscope.

Stérilisation

Le matériel doit être rigoureusement entretenu. Différents produits antiseptiques permettent de stériliser à froid et pendant de courtes périodes : *Cidex*, *Stéricline*...

Exploration du haut appareil

Il s'agit de véritables interventions chirurgicales réalisées au bloc opératoire et sous anesthésie.

LES CAVITÉS EXCRÉTRICES INTRARÉNALES peuvent être explorées par le néphroscope (figures 5.11 et 5.12). La néphroscopie nécessite dans un premier temps la ponction percutanée du rein sous anesthésie générale. Le trajet de ponction est dilaté jusqu'à permettre l'introduction du néphroscope.

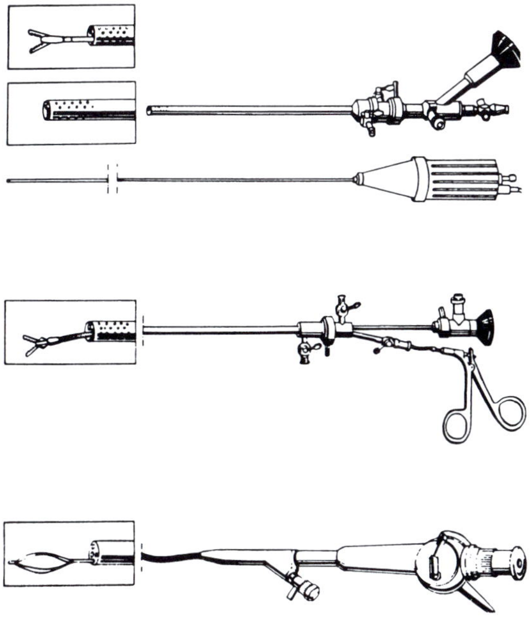

Fig. 5.11 Néphroscope. Cet appareil peut être équipé d'un générateur d'ultrasons (en haut), d'une pince (au milieu) ou d'une sonde panier, pour enlever les calculs rénaux.

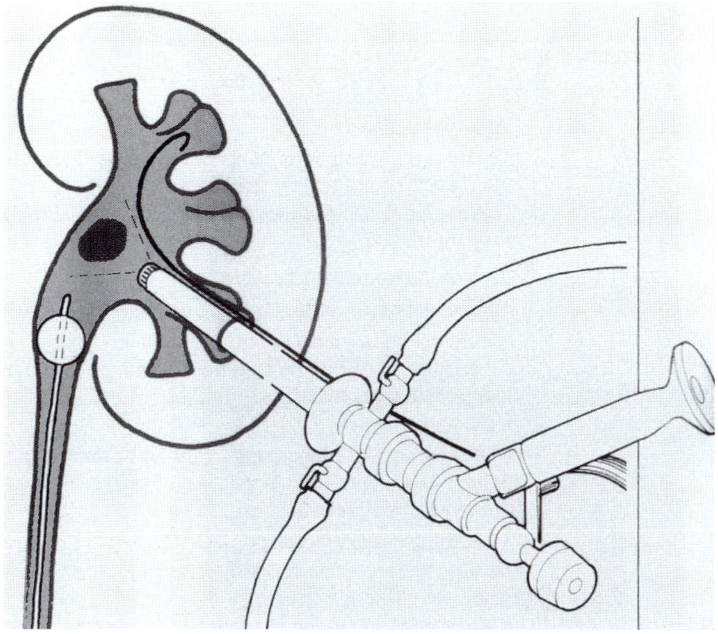

Fig. 5.12 Le néphroscope est en place dans les cavités rénales.

Après exploration, plusieurs gestes thérapeutiques peuvent être effectués :

– fragmentation et aspiration d'une lithiase (néphrolithotomie percutanée) ;

– résection d'une tumeur du bassinet ;

– incision de la jonction pyélo-urétérale quand celle-ci est sténosée (endopyélotomie).

L'URETÈRE EST EXPLORÉ PAR UN URÉTÉROSCOPE (figure 5.13). L'urétéroscope peut être rigide ou souple. Il est introduit après cystoscopie et repérage du méat urétéral qui est dilaté. Au cours de l'urétéroscopie, plusieurs gestes peuvent être effectués : ablation d'une petite tumeur de l'uretère, ablation de lithiases urétérales.

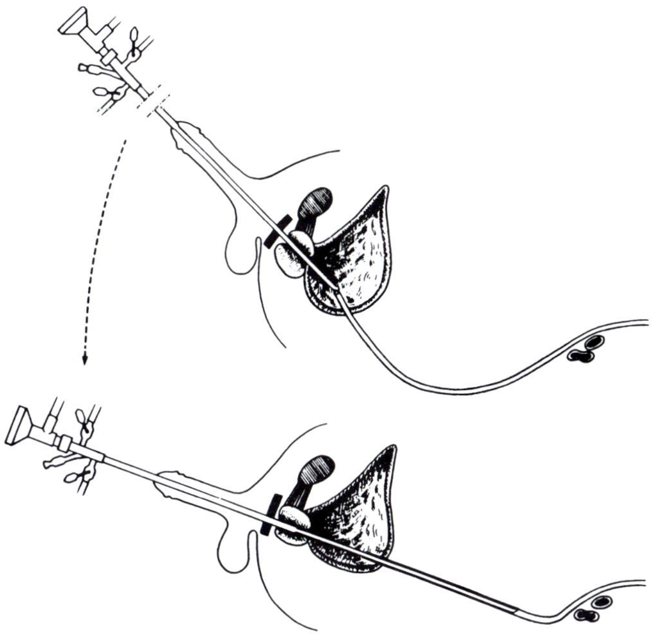

Fig. 5.13 L'urétéroscopie permet l'ablation de la plupart des calculs du bas uretère.

Exploration du bas appareil

L'urétro-cystoscopie peut se faire sous anesthésie locale chez l'homme et sans anesthésie chez la femme.

Elle réclame une table gynécologique, car le malade sera couché, cuisses fléchies. Une toilette externe précède l'introduction du cystoscope. Dès l'introduction, on peut commencer l'exploration de l'urètre. Celui-ci est court chez la femme, plus long et pourvu de 2 tortuosités chez l'homme. Cette investigation est particulièrement utile dans un but diagnostique :

– visualisation directe des tumeurs de vessie ;

– tumeurs de prostate ;

– diagnostic des inflammations spécifiques de la vessie (tuberculose ou bilharziose).

PROTOCOLE D'EXAMEN

ENDOSCOPIE EN UROLOGIE

Vis-à-vis du malade

Accueil, installation, information. Prendre garde aux patients porteurs de prothèses de hanche car leur installation en position gynécologique peut être difficile, ou dangereuse.

Être discret et calme, puisque le patient est souvent endormi localement ou régionalement (péridurale, rachianesthésie).

Vis-à-vis du geste d'endoscopie

Comme pour tout geste technique de bloc opératoire, les premières qualités sont :

– la rigueur et la conscience professionnelle;

– mais aussi la maîtrise du matériel et la minutie car il n'est pas possible de faire de l'endoscopie avec des instruments défectueux.

• ***Les endoscopes.***

L'infirmier(e) doit connaître les charrières externes (diamètre) et internes des endoscopes et des instruments; savoir quel instrument est utilisable avec tel ou tel endoscope; connaître les procédés de nettoyage, de stérilisation.

• ***Les fontaines lumineuses.***

Ce sont les sources de lumière servant à éclairer le champ des endoscopes. Elles sont reliées à l'endoscope par un cordon flexible.

L'infirmier(e) doit savoir changer les lampes, connaître les raccords des flexibles avec les endoscopes de différentes marques (les raccords ne sont malheureusement pas standard).

• ***Le bistouri électrique.***

Il est souvent utilisé par l'intermédiaire d'instruments introduits dans l'endoscope (anse coagulante, anse coupante...).

L'infirmier(e) doit connaître les constantes de sécurité des appareils et les constantes d'utilisation. Il/elle doit veiller à ce que le malade ait la plaque de contact.

• ***Le laser.***

Certaines interventions sont réalisées à l'aide d'un laser (coagulation de tumeurs urothéliales). C'est un appareil qui peut être dangereux pour l'entourage.

L'infirmier(e) devra donc veiller à faire respecter, par le personnel, toutes les consignes de sécurité (port de lunettes spéciales).

• ***Le lithotriteur.***

Il s'agit d'un instrument qui est introduit à l'intérieur d'un endoscope pour fragmenter des calculs de l'uretère, du rein, ou de la vessie. Il peut s'agir d'un appareil pneumatique à brancher sur l'air comprimé, ou hydroélectrique.

L'infirmier(e) doit tester leur bon fonctionnement et les calibrer avant de les donner au chirurgien.

• ***Appareils vidéo.***

L'infirmier(e) doit savoir réaliser tous les branchements, faire le calibrage de la caméra. Un grand nombre d'interventions est fait sous contrôle vidéo.

• ***Liquide d'irrigation.***

Il peut s'agir d'eau (qui a une bonne transparence), de chlorure de sodium (plus physiologique mais à ne pas utiliser avec un bistouri électrique), de glycocolle (en principe non réabsorbé et ne donnant pas les déséquilibres ioniques sanguins observés auparavant au cours des résections de prostate avec l'eau).

Vis-à-vis du chirurgien

L'infirmier(e) devra veiller au confort, au passage des bons instruments, à leur fonctionnement... En effet, le chirurgien a l'œil rivé sur l'optique de son instrument, et l'infirmier(e) est son seul contact avec le monde extérieur.

Entretien du matériel

L'infirmier(e) qui a préparé la table d'intervention, nettoiera le matériel lui/elle-même afin d'être sûr(e) que rien ne manque et que les instruments ne sont pas cassés. Il/elle démontera systématiquement les différents éléments des endoscopes pour les nettoyer, et veillera à ce que aucun matériel annexe (embouts, vis...) ne manque.

Ainsi, l'infirmier(e) d'endoscopie est un(e) très précieux(se) collaborateur(trice). Il/elle doit faire la jonction entre ses connaissances générales sur la pathologie à traiter et la spécificité des instruments à utiliser. Il/elle doit être rigoureux(se), précis(e), manuel(le), connaître son matériel très précisément, et connaître aussi toutes les évolutions techniques de celui-ci.

L'URÉTROCYSTOSCOPE ADMET PLUSIEURS INSTRUMENTS, ce qui permet également d'effectuer des gestes thérapeutiques, dans ce cas réalisés au bloc opératoire et sous anesthésie :

– section d'une sténose de l'urètre (urétrotomie optique) grâce à une lame coupante ;

– section d'une sténose du col vésical ;

– résection endoscopique d'une tumeur de prostate par l'intermédiaire du résecteur ;

– résection d'une lésion vésicale suspecte dans un but diagnostique ou thérapeutique (figure 5.14) ;

– ablation d'une lithiase de vessie ou de corps étranger intravésical ;

– montée d'une sonde dans l'uretère à travers le méat urétéral.

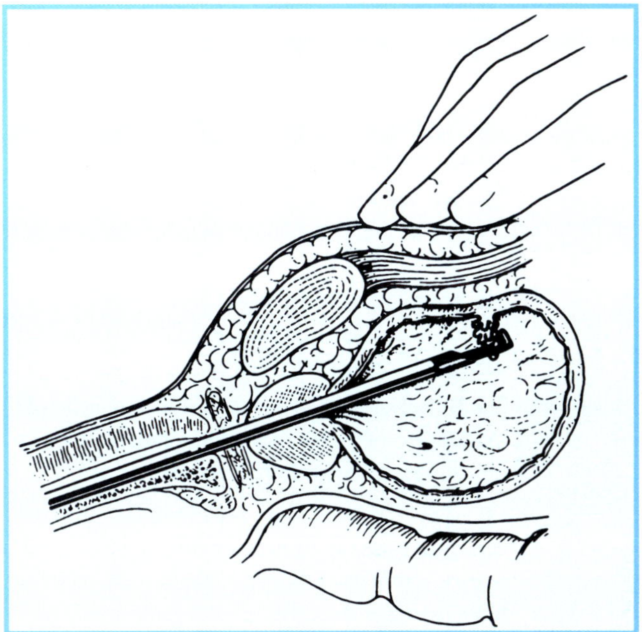

Fig. 5.14 Résection endoscopique d'une tumeur de vessie.

Examens biologiques sanguins et urinaires

Constantes sanguines : fonction rénale

LES EXAMENS SANGUINS LES PLUS COURAMMENT DEMANDÉS AU LABORATOIRE SONT :

– le ionogramme sanguin : Na, K, Cl au minimum ;

– le ionogramme « étendu » qui comporte souvent en outre : hématocrite, protidémie, bicarbonates (ou réserve alcaline), urée, créatinine, glycémie, calcium, phosphore, magnésium ;

– l'acide urique, les paramètres lipidiques (cholestérol, triglycérides, lipoprotéines) qui sont à demander spécifiquement ;

– l'électrophorèse des protéines sanguines ;

– l'hémogramme ou numération formule sanguine.

Tableau 5.1 Constituants du plasma.

Paramètres et unités	*Valeurs habituelles*	*Facteur de conversion*
Urée (mmol)	3 - 8	g/L/0,06
Acide urique (µmol)	150 - 400	mg/L/0,168
Créatinine (µmol)	< 115	mg/L/0,113
Chlore (mmol/L)	97 - 106	mg/L/35,5
Sodium (mmol/L)	136 - 144	mg/L/23
Potassium (mmol/L)	3,8 - 5	mg/L/39
Calcium (mmol/L)	2,2 - 2,6	mg/L/40
Phosphore (mmol/L)	0,8 - 1,5	mg/L/31
Magnésium (mmol/L)	0,75 - 1	mg/L/24,3
Bicarbonates (mmol/L)	24 - 28	mg/L/61
Osmolalité (mOsm/kg)	280 - 290	
Protéines totales (g/L)	70 - 75	
Albumine (g/L)	38 - 46	

LA CRÉATININE plasmatique est indépendante de l'alimentation ou de la diurèse, mais dépend de la masse musculaire et du **débit de filtration glomérulaire**. L'élévation de la créatininémie ne devient significative que lorsque la fonction rénale a été réduite de plus de 50 %.

L'URÉE est le principal déchet du métabolisme protéique, excrété par le rein à 70-80 % de la quantité formée quotidiennement (100 g de protéines = 32 g d'urée ou 6,25 g de protéines = 2 g d'urée = 1 g d'azote). La concentration d'urée dans le sang dépend de la fonction rénale mais aussi de l'état d'hydratation, de l'apport protéique alimentaire et du catabolisme des protéines.

L'ACIDE URIQUE, produit de dégradation des purines, a une excrétion essentiellement rénale. L'augmentation de l'uricémie est liée soit à l'existence d'une goutte soit à une insuffisance rénale avancée, soit à une lyse cellulaire massive.

La natrémie renseigne sur l'osmolalité plasmatique [en mOsm/L = ([Na] + [K]) × 2 + 10] et l'état respectif des secteurs hydrique et sodé de l'organisme.

Le potassium plasmatique exige pour un dosage exact un prélèvement sanguin sans contraction musculaire locale ni hémolyse (main ouverte, pas de garrot, acheminement sans délai au laboratoire). Sa concentration dépend de l'équilibre acido-basique du sujet.

La bicarbonatémie associée à la valeur du **pH sanguin** est nécessaire à l'interprétation des troubles de l'équilibre acido-basique.

Le calcium et le phosphore ont des concentrations rapidement modifiées dans l'insuffisance rénale en raison de troubles du métabolisme osseux et de la sécrétion de parathormone.

La protidémie totale et l'hématocrite sont utiles pour évaluer l'état des secteurs hydriques de l'organisme.

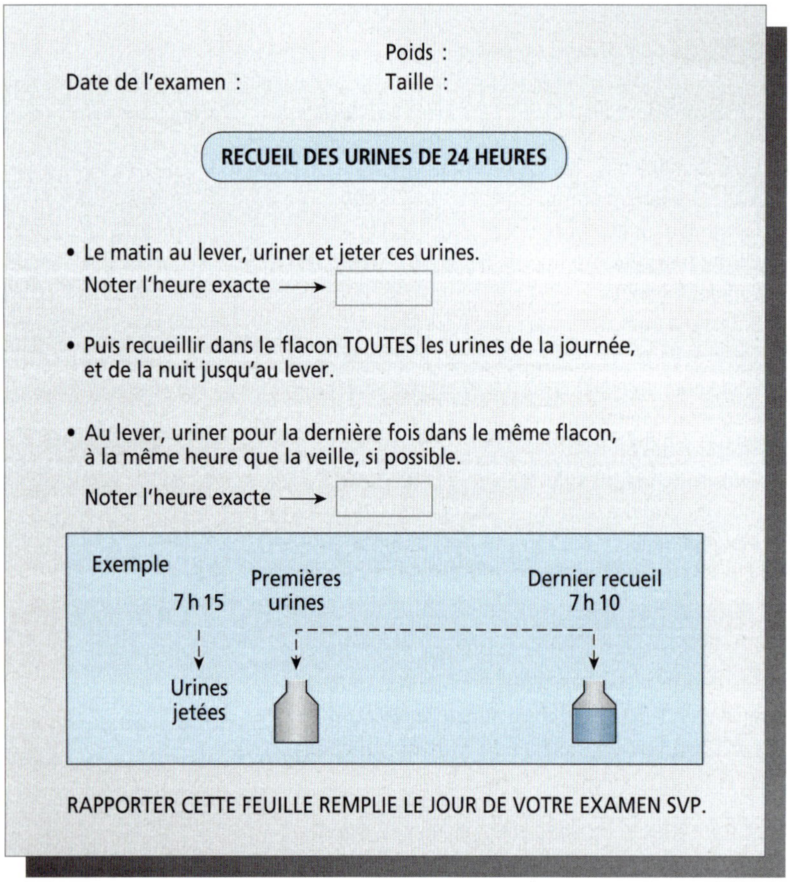

Fig. 5.15 Recueil des urines de 24 heures.

L'électrophorèse des protéines sériques permet de repérer un pic monoclonal d'immunoglobulines, une augmentation des alpha-2-globulines signant un syndrome inflammatoire, l'association hypoprotidémie - hypoalbuminémie - diminution des IgG dans les syndromes néphrotiques, une élévation des IgA dans la maladie de Berger et le purpura rhumatoïde, une élévation des IgG dans le lupus érythémateux disséminé.

Constantes urinaires

L'examen des urines à la bandelette réactive permet de dépister les anomalies suivantes : protéinurie, hématurie, leucocyturie, infection urinaire, glycosurie, cétonurie (voir Chapitre 4, *Sémiologie uro-néphrologique*).

Les examens urinaires les plus couramment demandés au laboratoire sont :

- **Le ionogramme urinaire :** Na, K, Cl, urée, créatinine, toujours sur les urines de 24 heures.
- **La cytochimie sur échantillon :** dosage de protéines en g/L, cytologie urinaire après fixation et coloration. Cette cytologie peut être quantitative, en nombre d'hématies et de leucocytes par unité de volume (µL ou mL : normale < 2/µL).
- **Le compte d'Addis-Hamburger,** autre méthode de quantification des cellules. Plus complexe car nécessitant un recueil d'urines sur 3 heures, il donne un résultat en nombre de cellules par unité de temps (seconde ou minute : normale < 20/s) (également appelé HLM : hématies-leucocytes/ min).
- **La protéinurie de 24 heures.**
- **L'examen cytobactériologique des urines,** toujours sur échantillon.

DÉMARCHE INFIRMIÈRE

CONDITIONS DE RECUEIL DES URINES (figure 5.15)

La diurèse (volume des urines émises en 24 heures) est nécessaire mais difficile à obtenir de façon rigoureuse : le recueil précis de la totalité des urines des 24 heures nécessite des explications précises : noter l'heure de la première miction matinale, jeter les urines, puis collecter les urines émises jusqu'au lendemain où, à la même heure, la vessie doit être vidée pour compléter la diurèse.

LA QUANTITÉ DE CRÉATININE URINAIRE dépend de la masse musculaire et de l'activité physique. Les autres paramètres renseignent essentiellement sur les apports alimentaires :

- **Créatinine :** 1 mg ($8{,}8.10^{-3}$ mmol) ≈ 18 g de viande.
- **Urée :** $\frac{\text{(mmol/24 heures)}}{5}$ = g de protéines ingérées (6,25 g, Pt ≈ 1 g, N ≈ 2 g, urée = 33,3 mmol urée) ou (1 g, Pt = $\frac{33{,}3}{6{,}25}$ mmol/urée).
- **Sodium :** $\frac{\text{Na (mmol/24 heures)}}{17}$ = g de chlorure de sodium ingéré.
- **Potassium :** $\frac{\text{K (mmol/24 heures)}}{39}$ = mg de potassium ingéré.
- **Rapport urée** (mmol)/**créatinine** (mmol) < 35.
- **Rapport Na** (mmol)/**créatinine** (mmol) < 15.

LA PROTÉINURIE doit être quantifiée sur les urines de 24 heures, car elle peut varier selon l'activité. La **microalbuminurie** est une albuminurie trop faible pour être détectée par les techniques usuelles. L'excrétion physiologique d'albumine est inférieure à 30 mg/24 heures. Une excrétion supérieure à 30 mg/24 heures (ou 2 mg/mmol de créatinine urinaire) est considérée comme un indicateur précoce de risque de néphropathie, en particulier dans le diabète et l'hypertension. Au-delà de 300 mg/24 heures d'albuminurie, on parle de **macroprotéinurie.** Des variations quotidiennes du débit de protéinurie n'ont guère de signification. Au cours d'une néphropathie, une évolution ne peut être appréciée que sur quelques semaines.

LA RECHERCHE DE LA CAUSE D'UNE PROTÉINURIE repose sur les caractères suivants.

- **Caractères chronologiques :**

L'examen de plusieurs échantillons urinaires, prélevés au cours du nycthémère (au moins trois : matin, après-midi et nuit), permet de reconnaître une **protéinurie orthostatique** définie par une protéinurie parfois abondante sur les urines émises pendant la journée, mais absente (tracé de protéinurie physiologique sur l'immunoélectrophorèse) sur les urines de la nuit. Ces protéinuries orthostatiques sont observées chez les sujets jeunes, et ne sont jamais associées à des lésions glomérulaires. Leur régression est pratiquement constante à l'âge adulte. Aucun autre examen n'est nécessaire en dehors de la surveillance annuelle.

L'examen des urines, répété à des jours différents pendant plusieurs semaines, permet de reconnaître les **protéinuries intermittentes**, liées à l'activité physique (protéinuries d'effort) et disparaissant en moins de 48 heures, ou les protéinuries des états fébriles ou des insuffisances cardiaques décompensées, régressives avec le traitement de l'affection causale.

La présence d'une protéinurie significative, sur des échantillons prélevés dans la journée ou sur les urines de la nuit, et ceci à des jours différents pendant quelques semaines, définit une **protéinurie permanente**. Ce type de protéinurie correspond en fait à plus de 80 % des protéinuries dépistées à la bandelette et comporte un pronostic réservé car elle est associée dans 40 à 60 % des cas à une néphropathie, dont les examens complémentaires établiront le diagnostic précis.

- **Caractères qualitatifs :**

L'examen clé pour préciser le type d'une protéinurie est l'électrophorèse ou mieux l'immunoélectrophorèse des protéines urinaires, qui permet de distinguer :

– *Les exceptionnelles protéinuries tubulaires* (bêta-2-microglobuline). Ces protéinuries sont rencontrées

Tableau 5.2 Constituants de l'urine, valeurs habituelles sous régime normal.

Eau (mL)	1 000 - 2 000	
Densité	1 015 - 1 020	
Osmolalité (mOsm)	600 - 800	
Paramètres et unités	**mmol/24 h**	**g ou mg**
Urée	300 - 500	18 - 30 g
Acide urique	2 - 4	330 - 660 mg
Créatinine	13 - 17	1 400 - 1 900 mg
Chlore	100 - 150	
Sodium	100 - 150	
Potassium	60 - 80	
Calcium	3,5 - 5,5	140 - 220 mg
Phosphore	25 - 32	770 - 1 000 mg
Magnésium	4 - 8	95 - 190 mg
Oxalates	< 0,45	< 55 mg
Protéines		0,030 - 0,150 g
Aminoacides		< 2 g
Glucose		0

dans les tubulopathies congénitales, les néphrites interstitielles aiguës ou chroniques et les insuffisances rénales aiguës par nécrose tubulaire. Les dosages chromatographiques des **acides aminés** urinaires sont utiles pour caractériser certaines tubulopathies (normalement, près de 100 % des aminoacides filtrés sont réabsorbés). La cystinurie peut être dépistée par la réaction de Brandt.

– *Les protéinuries glomérulaires*, de très loin les plus fréquentes, qui peuvent être classées en fonction de leur sélectivité. Le rapport de sélectivité se définit par :

$$RS = \frac{\text{IgG urinaire}}{\text{IgG plasmatique}} \times \frac{\text{Albumine urinaire}}{\text{Albumine plasmatique}}.$$

Il apprécie l'importance du trouble de perméabilité de la paroi capillaire glomérulaire. Une protéinurie très sélective est composée essentiellement d'albumine et de transferrine. L'immunoélectrophorèse permet également de mettre en évidence et de quantifier une protéinurie de Bence-Jones, composée de chaînes légères d'immunoglobulines de type kappa ou lambda (myélome et gammapathies monoclonales).

Exploration fonctionnelle rénale

L'exploration fonctionnelle dynamique permet de caractériser en un moment précis, l'activité rénale dans ses différents aspects :
- débit de filtration glomérulaire ;
- flux plasmatique rénal ;
- fonctions tubulaires.

Définition d'une clairance rénale

LA CLAIRANCE d'une substance se définit comme le volume théorique de plasma totalement épuré de cette substance par unité de temps. On l'exprime en mL/minute. La clairance de traceurs exogènes ou de substances endogènes peut être mesurée par des prélèvements sanguins et des recueils urinaires simultanés selon la formule :

$$C = \frac{UV}{P},$$

où :

C = clairance.

U = concentration urinaire de la substance.

P = concentration plasmatique de la substance.

V = débit urinaire par unité de temps.

LE DÉBIT DE FILTRATION GLOMÉRULAIRE (DFG) est mesuré par la clairance de substances librement filtrées au niveau glomérulaire et ne subissant aucun transfert tubulaire, comme l'inuline. Des traceurs isotopiques peuvent être aussi utilisés. Sa valeur moyenne est de 120 ± 30 mL/min/1,73 m^2.

LA CLAIRANCE DE LA CRÉATININE (CCR) est, chez le sujet normal, un bon moyen d'évaluer le DFG, car la sécrétion tubulaire est négligeable. Lorsqu'il existe une insuffisance rénale, elle peut surestimer de 40 à 60 % le DFG car la sécrétion tubulaire augmente.

La valeur de la créatininémie permet d'évaluer le débit de filtration glomérulaire à l'aide de formules comme celle de Cockroft et Gault :

$$DFG = \frac{(140 - \text{âge en années}) \times \text{poids kg}}{72 \times \text{créatininémie mg \%}}$$

ou

$$DFG = \frac{(140 - \text{âge en années}) \times \text{poids kg}}{0,814 \times \text{créatininémie micromol/L}}.$$

Chez la femme, les valeurs obtenues doivent être multipliées par 0,85.

LE FLUX PLASMATIQUE RÉNAL (FPR) est mesuré par la clairance de l'acide para-amino-hippurique (PAH). Sa valeur moyenne est de 650 ± 150 mL/min/1,73 m^2.

La connaissance du FPR et de l'hématocrite permet de calculer le flux sanguin rénal (FSR), les résistances vasculaires rénales (RVR) à partir de la pression artérielle, et la fraction filtrée (FF) définie comme le rapport DFG/FPR.

L'ACTIVITÉ TUBULAIRE vis-à-vis d'une substance peut être évaluée par la fraction réabsorbée ou par la fraction excrétée, calculées à partir de la quantité filtrée et de l'excrétion urinaire de la substance :

Quantité réabsorbée
= quantité filtrée – quantité excrétée
= (P × DFG) – (U × V)

où :

P = concentration de la substance dans le plasma.

U = concentration de la substance dans l'urine.

DFG = débit de filtration glomérulaire (mL/min).

V = débit urinaire (mL/min).

PHARMACOLOGIE

INULINE

Dénomination Fournisseur	Conditionnement Posologie
INULINE *Inutest* Laboratoires Fresenius	Ampoules injectables IV 20 mL dosées à 25 %. ***Posologie chez l'adulte*** *Dose de charge* : 30 mg/kg dilués dans qsp 60 mL de NaCl à 9 ‰. Injection en 12 minutes. *Dose d'entretien* : 40 mg/kg dilués dans qsp 120 mL de NaCl à 9 ‰. *Perfusion* IV à 1 mL/minute. *Les doses sont à diviser par 2 en cas d'insuffisance rénale* (créatininémie supérieure à 140 µmol/L).

PROPRIÉTÉS - INDICATIONS

L'inuline, non métabolisée après injection IV, est rapidement éliminée dans l'urine sous forme inchangée par filtration glomérulaire. Elle est utilisée comme traceur exogène pour la mesure du débit de filtration glomérulaire.

CONTRE-INDICATIONS

Anurie. Oligurie extrême. Allergie à l'inuline.

EFFETS INDÉSIRABLES

Troubles vasomoteurs : flash, picotements, fourmillements, sensation de chaleur, crampes, rash cutané, rarement choc anaphylactique...

Ils imposent l'arrêt de la perfusion.

CONSERVATION

Ne pas dépasser la limite de péremption indiquée par le fabricant.

PHARMACOLOGIE

ACIDE PARA-AMINO-HIPPURIQUE (PAH)

Dénomination Fournisseur	Conditionnement Posologie
PAH (non commercialisé actuellement)	Ampoules injectables IV 10 mL dosées à 10 %. ***Posologie chez l'adulte*** *Dose de charge* : 15 mg/kg dilués dans qsp 60 mL de NaCl à 9 ‰. Injection en 12 minutes. *Dose d'entretien* : 30 mg/kg dilués dans qsp 120 mL de NaCl à 9 ‰. *Perfusion* IV à 1 mL/minute. *Les doses sont à diviser par 2 en cas d'insuffisance rénale* (créatininémie supérieure à 140 µmol/L).

PROPRIÉTÉS - INDICATIONS

Le PAH est un traceur exogène éliminé essentiellement par filtration glomérulaire et excrétion tubulaire. La valeur de sa clairance mesure 92 % environ du flux plasmatique rénal.

CONTRE-INDICATIONS

Anurie. Oligurie extrême.

Insuffisance rénale terminale.

Allaitement.

Intolérance au PAH.

PRÉCAUTIONS D'EMPLOI

Les concentrations plasmatiques obtenues après perfusion doivent être inférieures à 60 mg/L. La vitesse d'administration doit être lente.

CONSERVATION

Ne pas dépasser la limite de péremption indiquée par le fabricant.

Tableau 5.3 Valeurs des principaux paramètres fonctionnels rénaux.

	Clairance mL/min/1,73 m²	Fraction réabsorbée	Fraction excrétée
Créatinine	130 ± 23		
Urée	60 ± 30		
Acide urique	4 - 13	92,20 % ± 2,00	7,80 ± 2,00
*Sodium**	0,55 - 1,55	99,05 % ± 0,14	0,95 ± 0,14
Potassium	6 - 20	80,02 % ± 7,50	19,98 ± 7,50
Chlore		98,47 % ± 0,27	1,53 ± 0,27
Calcium	0,7 - 2,1	97,49 % ± 1,00	2,51 ± 1,00
Phosphore	4 - 14	91,32 % ± 4,20	8,68 ± 4,20

* Le lithium est utilisé pour mesurer la réabsorption proximale du sodium.

et donc :

Réabsorption fractionnelle =

$$100 - \frac{(U \times V) \times 100}{P \times DFG}.$$

LES CAPACITÉS DE CONCENTRATION ET DE DILUTION des urines par le rein peuvent être caractérisées par l'étude de la densité urinaire ou de l'osmolalité urinaire. La capacité d'**acidification** ou d'**alcalinisation** des urines peut être testée, en soumettant le rein à une charge acide ou alcaline.

LE VIEILLISSEMENT se traduit par une diminution du débit sanguin rénal, d'environ 10 % par décennie au-delà de 40 ans. La filtration glomérulaire subit une baisse du même ordre. Mais la créatininémie demeure normale, du fait de la diminution de la masse musculaire.

À LA FIN D'UNE GROSSESSE NORMALE, il y a en moyenne une rétention de sodium de 900 mmol et d'eau de 7 litres, expliquant en partie la prise de poids habituelle de 10 à 12 kg. Le débit cardiaque est élevé, la pression artérielle abaissée. Le débit sanguin rénal et le débit de filtration glomérulaire augmentent dès le début de la grossesse jusqu'à un plateau de l'ordre de + 30 à + 50 % au cours du 2e trimestre. Du fait de l'augmentation de la filtration glomérulaire, on observe un abaissement des concentrations plasmatiques d'urée, de créatinine et d'acide urique.

Le tableau 5.5 rassemble les indications principales des différents tests fonctionnels. Les deux types d'indications sont le diagnostic du type de néphropathie (tests tubulaires) ou d'une insuffisance rénale débutante (DFG et FPR). Dès qu'il existe une insuffisance rénale, les perturbations des fonctions tubulaires limitent les explorations à la surveillance de l'évolution du DFG et du FPR.

PHARMACOLOGIE

LITHIUM

Dénomination – Fournisseur	Conditionnement – Posologie
CARBONATE DE LITHIUM *Téralithe*	Comprimés à 250 mg (6,8 mEq de lithium). ***Posologie*** 3 comp. 12 heures avant le début de l'examen. 2 comp. si créatininémie > 125 µmol/L.

PROPRIÉTÉS - INDICATIONS

Le lithium est excrété à 90 % par le rein. Il est filtré et réabsorbé au niveau proximal. La mesure de sa clairance (C Li) permet d'évaluer la réabsorption fractionnelle du sodium au niveau du tube proximal par le rapport :

$$100 - \frac{C\,Li \times 100}{DFG} \text{ (DFG = débit de filtration glomérulaire).}$$

L'évaluation de ce paramètre peut être réalisée dans le cadre d'études physiopathologiques ou thérapeutiques.

CONTRE-INDICATIONS

Insuffisance rénale terminale.
Traitement par diurétiques.
Grossesse.

EFFETS INDÉSIRABLES

Non décrits après une seule prise.
Les taux plasmatiques obtenus sont de l'ordre de 0,3 mmol/L, inférieurs aux concentrations efficaces.

PROTOCOLE D'EXAMEN

EXPLORATION FONCTIONNELLE RÉNALE : MESURE DES CLAIRANCES DE L'INULINE ET DU PAH

BUT : réaliser les protocoles de clairances en exploration fonctionnelle rénale (EFR).
Personnes concernées : infirmières, ASD.

Matériel :

- procédure EFR;
- protocoles des différents examens;
- protocoles de soins infirmiers;
- feuilles de suivi;
- médicaments et matériel stérile nécessaires à la réalisation des protocoles.

Rôle de l'infirmière

Pour tous les protocoles de clairances de l'inuline et du PAH, le principe est le même : perfusion IV des traceurs exogènes, prélèvements de sang et recueils d'urines au cours de périodes minutées.

Cet examen nécessite la participation du patient, puisque, pour chaque recueil d'urines, il faut une miction spontanée la plus complète possible. C'est pourquoi, avant de commencer les protocoles, il faut expliquer en détail, à chaque patient, le but et le déroulement de l'examen ainsi que l'importance des recueils.

Dans la pratique, cet examen demande une très grande rigueur au niveau du temps (chaque prélèvement est minuté), des recueils (volumes d'urines mesurés le plus exactement possible dans des éprouvettes de verre graduées) et de l'étiquetage des échantillons (une dizaine par patient).

Préparation du patient

Sujet à jeun, pesé et mesuré à son arrivée, puis mis en position couchée pour la durée de l'examen.

Protocole :

1. Demander au patient de vider complètement sa vessie (sauf exception, les recueils d'urines se font sans sondage, le patient peut se lever pendant le temps des mictions). Mettre le chronomètre en route dès la fin de la miction, recueillir les urines témoins (UT). Faire une analyse de ces premières urines (*Clinitest* + bandelette réactive, *Multistix* 10 SG).
Se laver les mains (voir protocole de lavage des mains).

2. Préparation de la perfusion (voir protocole de préparation, pose et surveillance des perfusions intraveineuses).
– Calcul des doses d'*Inutest* et de PAH à injecter au patient en fonction de son poids, de sa taille et de son taux de créatinine plasmatique, en utilisant le tableau suivant.
Se laver les mains (voir protocole de lavage des mains).
– Préparation du matériel nécessaire :
  - 1 plateau;
  - 1 champ stérile, tampons et compresses;
  - 3 seringues de 60 mL;
  - 1 seringue de 10 mL;
  - 3 aiguilles type 19 Gxl/5;
  - 1 perfuseur type Lectro-cath (*Vygon*) long. 200 cm;
  - 1 filtre type Millex à 0,22 µm;
  - 1 rinçure héparine (0,5 mL d'héparine à 5 000 unités par mL + 7,5 mL chlorure de sodium à 9 ‰);
  - 2 flacons de chlorure de sodium à 9 ‰ (flacons de 250 mL remplis à 125 mL);
  - ampoules d'*Inutest* à 5 g et de PAH à 2 g.

– Préparation des perfusions de charge et d'entretien :
  - Faire l'asepsie des bouchons des flacons de chlorure de sodium à 9 ‰ et des ampoules d'*Inutest* et de PAH (1 compresse stérile + 1 antiseptique type Hibitane champ à 0,5 %). Asepsie large puis attendre 1 minute.
  - Dans le premier flacon de chlorure de sodium à 9 ‰, injecter les doses prévues pour la charge d'*Inutest* et de PAH, à l'aide de la seringue de 10 mL et des aiguilles 19 Gx1/5. Remplir 2 seringues de 60 mL, adapter à l'une des seringues le filtre puis le perfuseur. Faire la purge.
  - Dans le deuxième flacon de chlorure de sodium à 9 ‰, retirer une quantité de soluté égale au nombre de mL d'*Inutest* et de PAH prévus pour l'entretien à l'aide de la seringue de 20 mL, injecter les doses prévues pour l'entretien, remplir la troisième seringue de 60 mL, jusqu'à 48 mL seulement pour pouvoir adapter la seringue sur le pousse-seringue.

Se laver les mains (voir protocole de lavage des mains).

PROTOCOLE D'EXAMEN

EXPLORATION FONCTIONNELLE RÉNALE : MESURE DES CLAIRANCES DE L'INULINE ET DU PAH *(suite)*

3. Mise en place d'une épicrânienne (type G23) ou d'un cathéter veineux (voir protocole de pose d'un cathéter veineux court) pour prélèvement du sang témoin (ST = 10 mL) puis démarrage de la perfusion de charge après remise à zéro du chronomètre (noter le temps écoulé entre le U témoin et cette remise à zéro). Injecter la dose de charge manuellement (10 mL par minute). Au bout de 12 minutes, mettre en place la perfusion d'entretien à l'aide d'un pousse-seringue, en réglant le débit à 1 mL/min.

4. Suivant les temps indiqués par le protocole, faire :

– les différents prélèvements de sang (S1, S2, etc., minimum 6 mL) en plaçant une épicrânienne (type G21) ou un cathéter veineux (voir protocole pose d'un cathéter veineux court) sur l'avant-bras opposé à celui de la perfusion;

– les différents recueils d'urines (131 U2, etc.) en mesurant exactement les volumes et en conservant à chaque fois un échantillon de 10 mL;

– à chaque prélèvement, vérifier l'étiquette du tube correspondant.

Se laver les mains avant et après chaque prélèvement (voir protocole de lavage des mains).

5. À la fin du protocole, mesure de la pression artérielle du patient, en position couchée, au *Dinamap*, 3 fois à 1 minute d'intervalle.

Avant l'envoi des prélèvements au laboratoire, vérifier un par un tous les tubes, et joindre sur chaque portoir une étiquette au nom du patient, sur laquelle seront notés la date, le taux de créatinine plasmatique et le taux de glucose des urines témoins pour les patients diabétiques.

Tableau 5.4 Valeurs normales du DFG et de la créatininémie selon l'âge (moyennes établies chez des sujets des deux sexes).

Âge	*Clairance de l'inuline (mL/min/1,73 m²)*	*Créatininémie (µmol/L)*
2 - 10 ans	123 ± 24	42 ± 10
10 - 20 ans	130 ± 24	57 ± 14
20 - 40 ans	124 ± 16	77 ± 14
40 - 60 ans	120 ± 16	82 ± 17
60 - 80 ans	96 ± 14	82 ± 15

Tableau 5.5 Indications des différentes épreuves fonctionnelles.

	Filtration glomérulaire	*Flux plasmatique*	*Concentration dilution*	*Acidification bicarbonates*	*Réabsorption Ca et Ph*
Glomérulopathies	+	+			
Néphrites interstitielles	+	+	+		
Hypertension artérielle	+	+			
Insuffisance rénale aiguë	+	+	+	+	
Tubulopathies	+	+	+	+	+
Hyperparathyroïdie	+				+
Lithiase	+				+
Acidoses tubulaires				+	
Polyuries			+		
Pharmacologie	+	+	+	+	+

Dosages hormonaux

Certains dosages hormonaux sont utiles dans les pathologies suivantes :

HYPERTENSION ARTÉRIELLE, à la recherche d'une cause d'HTA secondaire essentiellement une sténose de l'artère rénale, un hyperaldostéronisme primaire, un hypercorticisme (syndrome de Cushing), un phéochromocytome. Les hormones dosées sont alors :

- **Dans le plasma :** rénine, aldostérone, catécholamines (adrénaline et noradrénaline), cortisol.
- **Dans les urines :** catécholamines et leurs métabolites (dérivés méthoxylés, acide vanylmandélique), cortisol libre urinaire.

ANOMALIE DE CONCENTRATION URINAIRE (**diabète insipide**) : hormone antidiurétique (ADH) plasmatique et urinaire.

HYPERCALCÉMIE, anomalies phosphocalciques de **l'insuffisance rénale chronique** et bilan de **lithiase calcique** : parathormone (PTH) plasmatique.

ANÉMIE : érythropoïétine plasmatique.

Examens immunologiques et sérologiques

Les examens immunologiques sanguins sont surtout utiles dans les néphropathies glomérulaires : pour rechercher une maladie de système, préciser la physiopathologie et la classification d'une glomérulonéphrite, ou mettre en évidence une étiologie de glomérulonéphrite secondaire.
On peut distinguer :

LA RECHERCHE D'AUTO-ANTICORPS : antimembrane basale glomérulaire (anti-MBG) dans la maladie de Goodpasture, anticytoplasme des polynucléaires neutrophiles (ANCA) dans les angéites nécrosantes, antinucléaires (ACAN) et anti-ADN dans le lupus.

LA RECHERCHE D'ANOMALIES DES IMMUNOGLOBULINES : immunoglobuline monoclonale complète ou sous forme de chaînes légères seules (myélome et gammapathies monoclonales « bénignes », cryoglobuline, complexes antigène-anticorps circulants [complexes-immuns]).

L'ANALYSE DES PROTÉINES DE L'INFLAMMATION : essentiellement le complément dont les différentes fractions permettent de déterminer la voie d'activation : classique avec abaissement du C3, C4, CH50 ; ou alterne avec C4 normal. L'activation du complément est habituelle mais brève dans les glomérulonéphrites aiguës postinfectieuses, elle est durable dans le lupus et les glomérulonéphrites membrano-prolifératives. Elle contribue à l'évaluation de l'activité de la maladie et à la surveillance du traitement.

LES MARQUEURS SÉROLOGIQUES D'UNE INFECTION : présence d'anticorps spécifiques antistreptococciques (surtout antistreptolysines O et antidésoxyribonucléases B) ou antiviraux : hépatites B et C, cytomégalovirus (CMV) surtout chez les transplantés rénaux, HIV.

Explorations urodynamiques

Haut appareil

C'est l'étude des modifications manométriques au niveau de la cavité pyélique (bassinet).

TECHNIQUE. Elle s'effectue sous anesthésie locale. Le malade est en position couchée et une ponction des cavités pyélo-calicielles est réalisée par voie transcutanée grâce à une aiguille fine. Cette aiguille est ensuite reliée à un manomètre qui enregistre les pressions.

RÉSULTATS. En cas d'obstruction aiguë totale de la voie excrétrice, la pression est élevée. En cas d'obstruction partielle, on peut noter l'élévation progressive de pression lorsque du liquide est injecté à débit mesuré dans le cathéter de néphrostomie.

Bas appareil

Cystomanométrie

Technique

Elle consiste à introduire un fluide dans la vessie (eau stérile ou sérum physiologique) à débit constant et à mesurer les variations de pressions en fonction du volume perfusé. Les valeurs sont automatiquement enregistrées sur une courbe.

Le matériel. Un cathéter fin sert à remplir la vessie, un capteur électronique miniaturisé est placé à son extrémité. Ce dernier est relié au cystomanomètre qui enregistre les variations de pression et les reporte sous forme d'une courbe.

Résultats

Cet examen renseigne sur :

- **La capacité vésicale** qui correspond au volume que peut contenir la vessie.
- **La compliance vésicale** représente le changement de volume pour un changement de pression correspondante. Elle dépend des propriétés viscoélastiques de la vessie.
- **La sensibilité vésicale** dépend des récepteurs de volume et de tension de la vessie. Ainsi, le premier besoin apparaît à environ 150 mL, le besoin normal à 300 mL et le besoin impérieux au maximum de la contraction vésicale.
- **L'activité vésicale** est le volume correspondant au déclenchement de la contraction. On parle de vessie normo-, hyper- ou hypoactive selon qu'elle se contracte pour des volumes normaux, minimes ou excessifs.

Urétromanométrie

C'est l'enregistrement de la pression urétrale au repos, en retenue et lors de la miction.

Technique

Un cathéter fin est introduit dans l'urètre. La mesure de la pression urétrale est effectuée tout en retirant le cathéter à une vitesse constante, ce qui permet d'avoir les valeurs de pressions dans les différents segments de l'urètre.

Résultats

Cet examen permet de renseigner sur :

- **La longueur fonctionnelle de l'urètre chez la femme**, c'est-à-dire la longueur de l'urètre où la pression urétrale dépasse la pression vésicale.
- **La pression de clôture maximale** qui est la différence entre la pression urétrale maximale et la pression vésicale.
- **Le coefficient de transmission** qui est le rapport entre l'augmentation de pression urétrale et vésicale.

Débitmétrie

C'est l'enregistrement du débit urinaire en mesurant le volume d'urine en fonction du temps.

Technique

Le patient garde ses urines jusqu'à l'apparition du besoin, puis il urine dans un débitmètre, qui donne une courbe du volume en fonction du temps.

Résultats

La débitmétrie permet de mesurer les paramètres suivants :

– le débit maximal ;
– le débit moyen ;
– le temps et le volume au débit moyen ;
– le temps de miction.

Indications

La débitmétrie est appliquée pour le diagnostic des obstructions cervico-urétrales chez l'homme, le diagnostic des sténoses urétrales chez la femme et dans les dysfonctionnements vésico-sphinctériens.

Électromyographie

C'est l'enregistrement des potentiels bio-électriques des muscles squelettiques, en particulier le sphincter strié de l'urètre.

Technique

Des électrodes de contact sont mises au contact de l'urètre par l'intermédiaire d'une sonde de Foley, ou un diabolo anal est placé au niveau du sphincter anal.

Résultats

L'EMG donne un tracé qui renseigne sur l'activité électrique du sphincter. Chez l'adulte normal, le sphincter strié présente au repos une activité électrique assurant un tonus continu même pendant le sommeil. Un silence électrique apparaît dans les secondes qui précèdent la miction. À la fin de celle-ci, un enrichissement du tracé survient.

Enregistrements simultanés

Les enregistrements simultanés de plusieurs paramètres fournissent l'instantané mictionnel, qui regroupe : l'enregistrement des pressions vésicales et abdominales, du débit et de l'EMG du sphincter strié.

Tests

LES TESTS PHARMACOLOGIQUES consistent en l'étude des modifications de l'activité du détrusor et/ou de l'urètre postérieur et/ou du sphincter strié sous l'influence de l'administration de différentes drogues.

LES BLOCS ANESTHÉSIQUES : le blocage des racines sacrées ou des nerfs honteux est utilisé dans les spasticités du sphincter strié.

Explorations isotopiques

Elles ont une place importante dans l'évaluation fonctionnelle du rein et de sa voie excrétrice. Elles permettent également de rechercher un phénomène obstructif et d'étudier sa répercussion sur la fonction du rein.

Scintigraphie rénale

La scintigraphie est une technique d'imagerie qui permet d'étudier la distribution dans l'organisme d'une molécule marquée à l'aide d'un isotope radioactif (radiopharmaceutique). Ce radiopharmaceutique est administré au patient et sa cinétique sera ensuite analysée grâce au rayonnement émis, au moyen d'un détecteur externe : la gammacaméra.

Les examens dynamiques apportent des informations quantitatives présentées sous forme d'images numérisées, de courbes et de résultats numériques, sur le taux de fixation et le transit du radiopharmaceutique dans le rein. Le principal intérêt n'est pas de donner des informations morphologiques, comme l'urographie intraveineuse (UIV), mais des renseignements sur la valeur fonctionnelle des reins.

Les radiopharmaceutiques

APPELÉS ENCORE RADIOTRACEURS, ce sont les molécules spécifiques d'une fonction physiologique et/ou d'un organe, marquées par un isotope radioactif émetteur de photons gamma permettant la détection de la molécule ou traceur. Pour la scintigraphie rénale, les radiopharmaceutiques sont injectés par voie intraveineuse.

LES TRACEURS « DYNAMIQUES » sont extraits du plasma par le rein qui les capte puis les élimine rapidement au prorata de la diurèse :

- **Le DTPA** (acide diéthylène-triamine-pentaacétique) marqué au technétium 99 (^{99m}Tc) est caractérisé par une clairance rénale directement dépendante de la filtration glomérulaire (traceur glomérulaire).
- **L'hippuran** marqué à l'iode (^{131}I ou ^{123}I), analogue du PAH, est caractérisé par une extraction dépendante du débit plasmatique rénal (traceur tubulaire) ; il est depuis plusieurs années remplacé par le MAG-3 (mercapto-acétyl-triglycine) marqué au ^{99m}Tc.

TRACEUR STATIQUE

- **Le DMSA** (acide dimercaptosuccinique) marqué par le ^{99m}Tc, se fixe très lentement au niveau du tubule proximal. Sa fixation est surtout un indicateur de masse néphronique fonctionnelle ainsi que de lésions parenchymateuses (exemple : pyélonéphrite).

Examen scintigraphique dynamique

Il utilise les traceurs dynamiques. La dose injectée va de 37 MBq (mégabecquerel) soit 1 mL chez l'enfant, à 370 MBq au maximum chez l'adulte.

DÉMARCHE INFIRMIÈRE

EXAMEN SCINTIGRAPHIQUE DYNAMIQUE

Expliquer au patient le déroulement de l'examen, indolore, qui consiste en l'injection d'un produit radioactif capté électivement par les reins qui permet de comparer la valeur fonctionnelle relative des deux reins. La durée de l'examen est de 30 minutes.

Préparation du patient :

– malade non à jeun, au contraire, il doit boire 2 à 3 verres d'eau avant l'examen ;
– pose d'une voie d'abord qui fonctionne bien car le produit radioactif est injecté rapidement ;
– s'assurer, s'il s'agit d'une jeune femme en état de procréer, sans contraception, que l'examen a lieu dans 10 premiers jours du cycle ;
– vessie vide pour meilleure interprétation des images ;
– joindre une lettre explicative, ainsi que des étiquettes au nom du patient.

• ***S'il s'agit d'une scintigraphie avec test pharmacologique au captopril : donner le médicament 1 heure précise avant l'examen, avec surveillance de la tension artérielle tous les quarts d'heure pendant une heure.***

Après l'examen : pas de surveillance particulière, ablation de la voie d'abord.

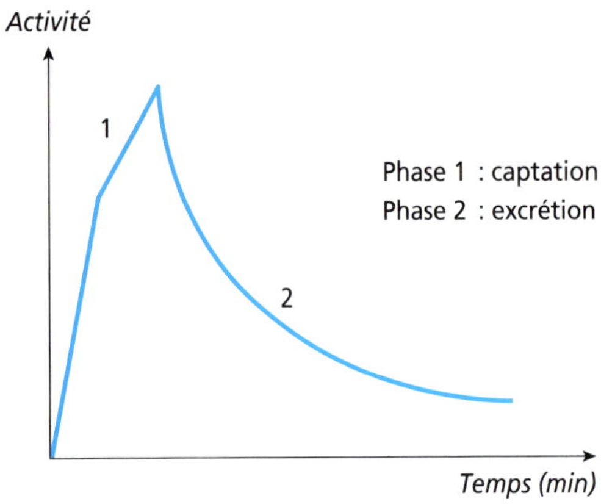

Fig. 5.16 Néphrogramme isotopique.

Préparation du patient

Un état d'hydratation satisfaisant est indispensable : un apport hydrique d'environ 10 mL/kg dans les 30 à 60 minutes précédant l'exploration est recommandé pour assurer un débit urinaire tubulaire suffisant et ne pas ralentir l'élimination du radiotraceur.

Réalisation de l'examen

Le patient est installé, après avoir vidé sa vessie, en décubitus (dorsal le plus souvent), parfois en position assise, le détecteur étant placé en situation postérieure pour les reins propres, antérieure dans le cas d'un greffon rénal.

Le radiotraceur est injecté en embole intraveineux (environ 1 cm^3), l'enregistrement d'images séquentielles démarrant aussitôt, durant 30 minutes en moyenne. À la fin de l'examen, un cliché statique en orthostatisme est réalisé après miction pour vérifier la vidange des cavités excrétrices rénales et des uretères.

Interprétation

Phase perfusionnelle = angiogramme isotopique

C'est l'analyse de l'invasion vasculaire rénale durant la 1re minute (images de 1 seconde) après l'injection du radiotraceur, évaluant la qualité de la perfusion rénale, notamment dans le cas du greffon.

Phase parenchymateuse = néphrogramme isotopique

C'est l'analyse, à partir de la 2e minute d'enregistrement (images de 10 à 20 secondes) de la cinétique de transit du radiotraceur à travers le parenchyme rénal. Cette cinétique se traduit par l'évolution de la radioactivité intrarénale obtenue à partir des images « numérisées » des reins au cours du temps de l'examen. L'ordinateur convertit ces images en courbes numériques (figure 5.16). La détermination de la radioactivité traduisant la captation du radiotraceur de la 2e à la 3e minute permet l'évaluation de la répartition fonctionnelle droite/gauche des reins appelée aussi fonction rénale séparée et exprimée en pourcentage :

$$\% = \frac{RD}{RD + RG}$$

(RD : rein droit, RG : rein gauche).

Test pharmacologiques

Test au furosémide ou test d'hyperdiurèse. Évaluation de l'excrétion après injection IV de furosémide (0,5 mg/kg) au début ou en cours d'examen. Ce test d'hyperdiurèse provoquée permet, en cas de stase pyélique ou urétérale, de différencier une simple dilatation qui se vidangera d'un obstacle anatomique ou fonctionnel pour lequel la stase persistera.

Test au captopril. Le captopril est un inhibiteur de l'enzyme de conversion de l'angiotensine. Il s'administre *per os* (25 à 50 mg) 1 heure avant l'examen et impose une surveillance tensionnelle en décubitus. Une chute du débit de filtration glomérulaire qui se traduit par une baisse de la fonction réanle séparée et un ralentissement de la cinétique de transit du traceur, évoquera une sténose artérielle rénale significative.

Examen scintigraphique statique

Il utilise le DMSA technétié, à la dose de 37 à 74 MBq (1 à 2 mCi) dont l'élimination urinaire est négligeable. Les images s'obtiennent entre 4 et 6 heures après l'injection intraveineuse du radiotraceur. Elles permettent la mise en évidence de lésions parenchymateuses de petite taille : lésions aiguës et cicatrices de pyélonéphrite, lésions de lithotritie. La détermination de la fixation du radiotraceur permet également d'évaluer la valeur fonctionnelle droite/gauche ainsi que la répartition de la masse fonctionnelle au niveau d'un même rein, dans le cas des destructions tissulaires.

Conclusion

Mis à part le cas de la femme enceinte (essentiellement au cours du premier semestre de grossesse), et en dehors de l'urgence, la scintigraphie rénale ne présente aucune contre-indication et pallie même aux contre-indications de l'UIV et de l'artériographie. Elle représente le seul examen permettant l'évaluation de la valeur fonctionnelle séparée des deux reins. Peu irradiante (5 à 10 fois moins qu'une urographie intraveineuse avec l'utilisation des traceurs dynamiques), non invasive et non toxique pour le rein, elle peut être répétée et trouve son intérêt pour le diagnostic ou le dépistage, ou dans le suivi évolutif des dilatations du haut appareil urinaire, en particulier chez l'enfant.

Cystographie isotopique : cystoscintigraphie

Le principe de la technique est identique à celui de la méthode radiologique et permet le diagnostic du reflux vésico-urétéral. Elle nécessite un cathéterisme vésical, le plus souvent par sonde, pour l'introduction du radiotraceur dans la vessie : du pertechnétate (technétium 99m sous forme libre) à la dose de 20 à 40 MBq (0,5 à 1 mCi). Puis du sérum physiologique est lentement instillé par le cathéter pour obtenir une réplétion vésicale suffisante.

L'enregistrement des images s'effectue grâce au détecteur de la gamma-caméra placé en incidence postérieure sur les reins et la vessie, pendant la phase de remplissage, de réplétion avec surpression abdominale et enfin pendant et après la miction, ces conditions sensibilisant la détection du reflux vésico-urétéral.

Cet enregistrement continu pendant ces différentes phases représente le grand avantage de la méthode isotopique pour la mise en évidence de reflux intermittent. L'exploration complète peut s'effectuer en moins de 30 minutes.

La dose d'irradiation est en moyenne 20 à 40 fois plus faible que celle délivrée par la cystographie radiologique. Elle ne peut toutefois remplacer la méthode radiologique dans le cadre du bilan initial de suspicion d'une maladie de reflux car elle ne peut diagnostiquer les anomalies morphologiques associées au reflux. Cependant sa bonne sensibilité permet le dépistage et surtout le suivi, notamment après traitement chirurgical, du reflux.

Examens microscopiques

Cytologie urinaire

Le sédiment urinaire normal contient des cellules malpighiennes, des cellules urothéliales, quelques polynucléaires, des cylindres hyalins et des cristaux. Chez les sujets lithiasiques, la présence de cristaux en abondance peut avoir un intérêt diagnostique : oxalate ou phosphate de Ca, acide urique, phosphates ammoniaco-magnésiens, cystine. On peut voir en outre des cellules suspectes ou malignes, des œufs de bilharzie, etc. Le sédiment peut être observé après centrifugation, fixation et coloration, ou sur des urines fraîches en microscopie à contraste de phase. Cette dernière méthode permet une analyse plus fine sur des cellules vivantes et non rétractées par la fixation (cytologie qualitative).

Cytologie quantitative

La numération des cellules dans l'urine porte sur les hématies et les leucocytes. Le résultat peut être exprimé par rapport au temps : compte d'Addis effectué sur un recueil d'urines de 3 heures au repos, résultat en hématies/minute ou leucocytes/minute ; valeurs normales < 1 000 éléments/min ou 20/s ; valeurs certainement anormales > 10 000/min ou 200/s. Il est beaucoup plus souvent exprimé en hématies ou leucocytes/mL, sur un échantillon d'urine : valeurs normales ≤ 2 éléments/μL ; valeurs certainement anormales > 10 éléments/μL.

Cytologie qualitative

Hématies

- **Les hématies provenant des voies urinaires** (= extraglomérulaires) sont monomorphes, au contour régulier. Elles s'assemblent souvent en rouleaux.
- **Les hématies d'origine glomérulaire** sont polymorphes, de taille inégale, de contours irréguliers : « schizocytes ». Elles peuvent être associées à des cylindres, moules tubulaires composés de protéines (hyalins), de débris de leucocytes (granuleux) ou d'hématies (hématiques).

Atteintes tubulo-interstitielles

Une tubulopathie aiguë se traduit par un sédiment contenant des cellules tubulaires, des cylindres granuleux, et surtout des débris cellulaires provenant de l'épithélium nécrosé.

Atteintes glomérulaires

En dehors de l'hématurie et des cylindres, on peut observer des lymphocytes. En cas d'hématurie abondante (= macroscopique), les hématies ne sont pas toutes déformées et la distinction avec une hématurie extraglomérulaire est impossible. Une protéinurie abondante est souvent associée à une lipidurie sous forme de goutelettes libres ou de cellules chargées de lipides.

Insuffisance rénale chronique

Le sédiment urinaire est généralement pauvre : quelques hématies, quelques cylindres granuleux.

Transplantation rénale

Le rejet aigu de greffe se traduit précocement par d'importantes anomalies tubulaires accompagnées de lymphocytes et d'histiocytes.

Tumeurs urothéliales

La recherche de cellules urothéliales anormales, comportant des anomalies nucléaires, des atypies cellulaires, voire franchement néoplasiques, permet de reconnaître et de suivre les patients présentant des tumeurs urothéliales.

Bactériologie urinaire

L'urine normale est stérile mais peut être contaminée lors de son émission. Les précautions de recueil des urines sont essentielles à l'interprétation bactériologique.

Recueil

Le prélèvement doit être fait de préférence lors de la première miction de la journée car ainsi, les germes se sont multipliés la nuit dans la vessie pleine. Le prélèvement « à mi-jet » après toilette locale est la meilleure technique. Le sondage est une technique agressive risquant en elle-même d'infecter les urines. La ponction sus-pubienne donne des résultats bactériologiquement parfaits mais doit être réservée aux cas exceptionnels. Les collecteurs sont utiles chez le petit enfant.

Les urines doivent être examinées et mises en culture dans l'heure suivant leur émission, ou conservées moins de 6 heures à + 4 °C.

Indications

- **Malades présentant une symptomatologie d'infection urinaire.**
- **Dépistage des infections urinaires de la grossesse.**
- **Surveillance des infections urinaires récidivantes.**
- **Surveillance des suites de l'ablation de sonde à demeure.**
- **Bilan préopératoire ou avant cystographie rétrograde.**
- **Surveillance postopératoire urologique.**

Interprétation

Compte de germes

On considère généralement que pour des urines prélevées à mi-jet, un compte de germes inférieur

DÉMARCHE INFIRMIÈRE

RECUEIL URINAIRE POUR LA RÉALISATION D'UN EXAMEN CYTOBACTÉRIOLOGIQUE DES URINES

Chez un patient autonome

Pour que le recueil d'urines soit fait dans les meilleures conditions et pour éviter toute contamination, il faut expliquer au patient l'importance de pratiquer une toilette intime minutieuse avec des compresses stériles et successivement un savon, puis après rinçage, un antiseptique type *Hibidil* ou chlorhexidine à 0,05.

Puis le patient urine un premier jet et ce n'est que le deuxième jet qui doit être recueilli dans un poudrier plastique stérile.

Il faut veiller à ne pas toucher l'intérieur du bouchon du poudrier, ni à le mettre en contact avec une surface : poser le bouchon à l'envers.

Le poudrier, étiqueté et daté, sera conservé à + 4 °C et adressé dans les meilleurs délais au laboratoire de bactériologie.

Chez un patient ayant un sondage urinaire

• ***Matériel nécessaire***

- gants à usage unique;
- champ stérile;
- compresses;
- antiseptique (*Bétadine* par ex.);
- seringue de 10 mL et aiguilles;
- poudrier stérile identifié au nom du patient (étiquettes);
- pinces pour clamper la sonde à demeure.

• ***Technique de prélèvement***

- informer le patient;
- lavage des mains;
- clamper la sonde à demeure avec la pince en insérant une compresse entre la pince et la sonde pour ne pas couper la sonde;
- attendre 10 à 15 minutes;
- lavage des mains;
- préparer le matériel;
- mettre des gants;
- désinfecter le site de prélèvement du raccord de la poche à urine, le sécher et le ponctionner à l'aide de la seringue;
- les urines ainsi prélevées sont mises dans le poudrier stérile;
- désinfecter à nouveau le site de prélèvement et vérifier l'absence de fuite à son niveau;
- selon le protocole en cours, faire un dépistage rapide de l'infection urinaire à la bandelette;
- porter le prélèvement au laboratoire.

à 10 000 milliers/litre n'est pas en faveur d'une infection. Une infection urinaire à faible compte de germes se rencontre en cas de traitement antimicrobien précédent ou en cours, d'obstruction haute, d'une urine acide, diluée, ou contaminée par un antiseptique, de germes à pousse lente.

Nombre et nature des espèces bactériennes. Les infections urinaires sont mono-microbiennes. Certains germes sont volontiers responsables d'infections urinaires. D'autres sont fréquemment des contaminants : tous les bacilles gram+, habituellement non identifiés. Les infections polymicrobiennes sont exceptionnelles (porteurs de sondes, calculs coralliformes, levures associées à une bactériurie). Toute urine contenant plus d'une espèce microbienne est suspecte d'être souillée, et le prélèvement doit être refait.

Cytologie. La réaction cellulaire à l'infection est d'intensité variable selon l'individu et le germe. L'absence de polynucléaires ou de pus n'élimine pas l'infection. La présence de cellules épithéliales est, chez la femme, en faveur d'une contamination (habituellement d'origine vaginale). La présence d'hématies est fréquente, sans signification particulière. La présence de cylindres granuleux est le seul argument de pyélonéphrite.

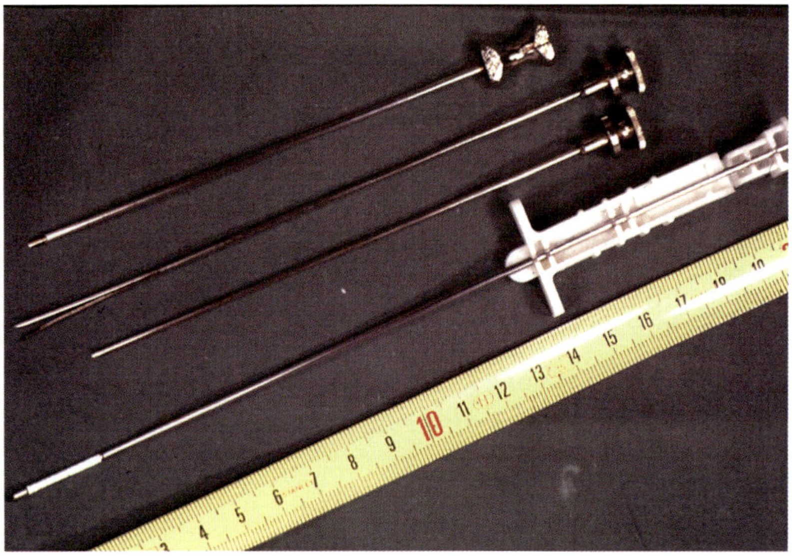

Fig. 5.17 Trocarts pour biopsie rénale percutanée. 1 à 3, Trocart de Vim-Silvermann : 1. mandrin; 2. mandrin bivalve de prélèvement; 3. mandrin simple d'introduction. 4. Trocart Tru-Cut à usage unique.

Biopsie rénale

Indications

La biopsie rénale est essentielle pour établir le diagnostic de la plupart des **néphropathies glomérulaires**, primitives ou secondaires à des maladies de système. L'analyse des lésions donne les éléments du pronostic et du traitement. Elle est donc réalisée précocement, avant que l'évolution des lésions ne fasse disparaître leurs caractères typiques. L'**insuffisance rénale aiguë** est une indication de biopsie rénale lorsque l'évolution prolongée ou les signes urinaires associés évoquent une glomérulonéphrite rapidement progressive. Enfin, la biopsie permet le diagnostic précoce de **rejet de greffe**, et peut être effectuée systématiquement dans le cadre de la surveillance initiale après transplantation rénale.

Les indications de biopsie rénale en dehors de la transplantation rénale peuvent donc être résumées comme suit :

– syndrome néphrotique de l'adulte;

– syndrome néphrotique cortico-résistant ou cortico-dépendant;

– syndrome néphritique de l'adulte;

– protéinurie glomérulaire permanente ≥ 1 g/24 heures même isolée;

– hématurie glomérulaire microscopique permanente ou macroscopique, même isolée;

– insuffisance rénale aiguë avec signes glomérulaires ou dans un contexte de maladie systémique;

– insuffisance rénale aiguë ou chronique de cause inconnue;

– atteinte rénale des maladies systémiques.

Aspects techniques

Prélèvement

La biopsie rénale est effectuée à la main (trocart métallique type Vim-Silvermann ou à usage unique type *Tru-Cut*) (figure 5.17), ou au pistolet à biopsie sous anesthésie locale. Elle est précédée d'un bilan complet de coagulation et d'un repérage par échographie. Le prélèvement porte sur le pôle inférieur du rein gauche (ou sur le pôle supérieur du greffon) et peut être guidé.

Les risques sont l'échec (5 à 10 %, très dépendant de la méthode de repérage), l'hématurie macroscopique (< 10 %), l'hématome périrénal symptomatique (1 %), la constitution d'une fistule artério-veineuse intrarénale, la blessure d'organes de voisinage (rate, pancréas). En conséquence les contre-indications absolues ou relatives sont les suivantes :

– anomalies majeures de l'hémostase;

– infection du parenchyme ou de la loge rénale;

– maladie polykystique rénale;

– hypertension artérielle non contrôlée;

– anévrysmes des artères intrarénales;

– tumeurs rénales;

– rein anatomiquement ou fonctionnellement unique (biopsie chirurgicale) à l'exception du rein transplanté.

Interprétation

Le prélèvement est examiné en microscopie optique (figure 5.18), en immunofluorescence (fragment congelé dans l'azote liquide), et au besoin en microscopie électronique (figure 5.19). L'examen des lames après coloration recherche les lésions anatomiques élémentaires qui définissent les types de glomérulopathies.

Ces lésions sont dites globales lorsqu'elles atteignent tout le glomérule et diffuses lorsqu'elles atteignent tous les glomérules. Elles sont dites segmentaires lorsqu'elles atteignent une partie du

BIOPSIE RÉNALE

Information du patient

Avertir le patient de prévoir deux jours d'hospitalisation, ainsi qu'une dizaine de jours d'arrêt maladie en cas d'une activité professionnelle physiquement pénible.
Échographie rénale : morphologie, repérage.
Iono sanguin pour contrôler l'urée et la créatinine.
Bilan de coagulation : TS, TP, TCA, fibrinogène, plaquettes.

Préparation du patient

Douche *Bétadine* le matin.
Le matin de l'examen, le patient peut déjeuner (sauf si la biopsie se fait sous scopie, après injection de produit de contraste).
2 heures avant la ponction : prémédication sédative.
Pose d'une voie veineuse périphérique.
Surveiller la température : si fièvre, contre-indication à la biopsie.
Surveiller la tension artérielle : si > 160/100, cela peut être une contre-indication à la biopsie.
L'examen se fait en salle technique ou en radio si injection de produit de contraste (s'assurer de la présence d'une arrivée d'O_2).

Préparation du matériel

Rouleau pour mettre sous le ventre. La biopsie se fait en décubitus ventral le plus souvent.
Plateau, champs stériles, compresses, boules de gaze. Protocole *Bétadine* ou alcool iodé selon l'opérateur.
Gants stériles, alcool.
Bistouri, trocart stérile à PBR, aiguille à PL (noire 22G 3 1/2), *Xylocaïne* 1 %.
Aiguille sous-cutanée (orange), trocart pour aspirer la *Xylocaïne*, seringue de 20 mL.
Un petit pansement, 1 ampoule de sérum physiologique.
Enregistrement électrocardiographique continu, appareil échographique, gel échographique.

Après le prélèvement

Le malade doit rester allongé (lit strict) 24 heures.
Peut manger et doit boire abondamment, après la première miction.
Surveillance toutes les 4 heures jusqu'au lendemain : TA, diurèse, couleur des urines, pansement.
Le patient doit prévenir l'infirmier(e) de la première miction qui doit être claire.

- ***Le risque majeur de cet examen est le risque hémorragique***

Surveillance : pouls, tension artérielle, conscience, aspect des téguments les premières heures, coloration des urines (la première miction peut être hématurique, les urines s'éclaircissent ensuite), température, pansement, douleur.
En cas d'anomalies : échographie de contrôle et NFP.
Le lendemain : lever du patient; prise de tension artérielle couché, puis patient en position debout; assister au premier lever; surveillance température, douleur; refaire le pansement.
Recommandations à court terme : expliquer au patient qu'il doit éviter de lever des poids lourds, de pratiquer certains sports ou certaines activités qui provoquent des secousses au niveau du rein. Si dans les jours qui suivent, ses urines sont hémorragiques ou s'il a de la température ou des douleurs, il doit contacter le médecin du service.
Selon son activité professionnelle, le patient partira avec un arrêt de travail d'une dizaine de jours.

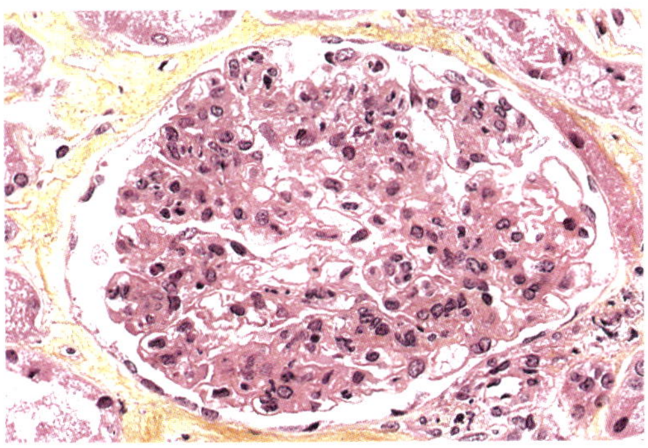

Fig. 5.18 Coupe de glomérule en microscopie optique.

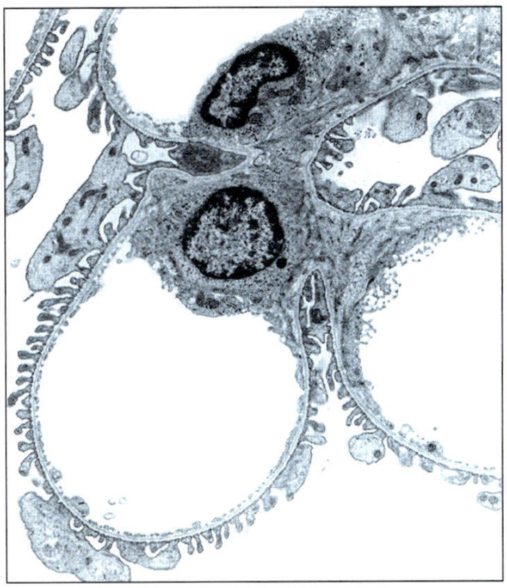

Fig. 5.19 Coupe de glomérule en microscopie électronique.

glomérule et focales lorsqu'elles atteignent quelques glomérules.

PAR RAPPORT À L'ASPECT NORMAL DU GLOMÉRULE EN MICROSCOPIE OPTIQUE (figure 5.18), on pourra observer:

- **Des proliférations cellulaires** qui peuvent intéresser les trois types de cellules glomérulaires :
  – *cellules endothéliales et mésangiales* (prolifération endocapillaire) en dedans de la membrane basale (du côté de la lumière capillaire), éventuellement associées à des cellules inflammatoires (polynucléaires et macrophages) ;
  – *cellules épithéliales* (prolifération extracapillaire) en dehors de la membrane basale (du côté de l'espace urinaire), accompagnée de cellules inflammatoires (macrophages), de fibrine. Elles forment des lésions appelées « croissants ».
- **Des dépôts** dont la localisation et la nature seront déterminées par l'immunofluorescence : mésangiaux, extramembraneux entre podocytes et membrane basale, sous-membraneux entre cellules endothéliales et membrane basale.
- **Une sclérose du flocculus,** c'est la lésion de hyalinose segmentaire, généralement focale.
- **Une nécrose** fibrinoïde avec exsudation massive de protéines sériques noyant les structures du flocculus.
- **Ces lésions glomérulaires** sont associées à des lésions **tubulaires** et **interstitielles**, et à des lésions **vasculaires**.

Biopsie prostatique

Elle consiste à prélever du tissu prostatique pour analyse histologique et diagnostic d'évolutivité dans le cas du cancer prostatique. Les biopsies multiples échoguidées permettent d'établir une véritable cartographie de la prostate et de la tumeur. Son importance est primordiale dans l'indication thérapeutique des cancers prostatiques. L'étude histologique permet de déterminer dans une certaine mesure la taille de la tumeur, sa position par rapport à la capsule, son franchissement éventuel. Elle montre également le type histologique et structural du cancer (score de Gleason) qui a une valeur pronostique.

Préparation

Le patient doit impérativement avoir des urines stériles et avoir eu un petit lavement pour évacuer l'ampoule rectale. Le patient ne doit pas non plus souffrir de troubles de coagulation sanguine. Une antibioprophylaxie à large spectre est administrée systématiquement avant la biopsie.

Technique

Le patient est positionné soit en décubitus latéral, soit en décubitus dorsal, jambes fléchies en position dite de la taille. L'aiguille à biopsie et son dispositif (pistolet) sont d'une manipulation plus facile que les aiguilles *Tru-Cut* plus grosses et dont l'utilisation est plus douloureuse pour le patient. Il n'est en général pas nécessaire de réaliser une anesthésie pour réaliser ce geste.
Après introduction de la sonde échographique dans le rectum, des biopsies systématiques (trois ou quatre dans chaque lobe, base, partie moyenne et apex) sont réalisées en plus des biopsies qui sont orientées sur les zones échographiquement suspectes.
Après la biopsie, le patient est gardé en observation quelques heures pour observer un problème infectieux, et peut en général regagner son domicile avec les précautions d'usage données dans tous les cas de chirurgie ambulatoire.

DÉMARCHE INFIRMIÈRE

BIOPSIE PROSTATIQUE

S'assurer que le patient a bien réalisé les examens biologiques qui lui ont été prescrits (bactériologie urinaire, bilan de coagulation) et vérifier que ceux-ci sont normaux.
S'assurer que le lavement a bien été fait.
Donner l'antibioprophylaxie (par voie orale ou injectable selon la prescription).
Surveiller le patient après la biopsie et guetter la survenue de complications (hémorragie rectale, frissons pic thermique, malaise, choc hypothermique, rétention aiguë d'urines, hématurie). En aviser aussitôt le médecin.

Évaluation de la fonction génitale

Évaluation de la fonction endocrine

Examen clinique

Il recherche une déficience testostéronique dont la manifestation varie selon la date d'apparition du déficit.

- **Une carence prénatale** donnera un hypospadias, un micropénis, ou une cryptorchidie.
- **Une carence prépubertaire** donnera un eunuchoïdisme.
- **Une carence postpubertaire** est de diagnostic plus difficile : l'anémie, l'asthénie ou l'impuissance sont des éléments d'orientation.

Examens complémentaires

- **Dosage de LH plasmatique.**
- **Dosage de la testostéronémie.**
- **Les tests dynamiques :** le test aux gonadotrophines hCG (qui ont une structure similaire à LH et FSH), consiste en l'injection de 5 000 unités de hCG suivies à la 72e heure par le dosage de la testostéronémie.

Elle se fait par le dosage de la testostérone, LH et FSH.

Évaluation de la spermatogenèse

Analyse du sperme

Elle se fait après une période d'abstinence de quelques jours pour obtenir un échantillon consistant. Cet échantillon est obtenu soit par masturbation au laboratoire, soit après coït interrompu à condition que le patient puisse faire la collecte de toute la quantité éjaculée et qu'il ramène le sperme au laboratoire dans les 2 heures qui suivent son émission.

L'ANALYSE DE L'ÉCHANTILLON porte sur plusieurs paramètres :

- **Les caractères physiques** : normalement le sperme réalise un coagulum qui se liquéfie après 5 à 25 minutes. Le volume varie entre 1 et 5 mL après 2 à 3 jours d'abstinence.
- **La concentration des spermatozoïdes** est donnée par mL ou par champ microscopique. Elle est d'environ 20 à 200 millions de spermatozoïdes par mL.
- **La mobilité** : se réfère au pourcentage de spermatozoïdes ayant une mobilité flagellaire. La mobilité doit être évaluée dans les 2 heures qui suivent l'émission.
- **La morphologie du spermatozoïde** est un indicateur de la qualité de la spermatogenèse. Plus de 70 variétés dans la forme des spermatozoïdes ont été décrites. On sépare ces variétés en modification de la tête et du flagelle.
- **Le pH du sperme** varie entre 7,05 et 7,80.
- **La concentration en fructose** est de 120 à 450 mg par décilitre. Elle s'abaisse en cas d'inflammation ou d'absence congénitale des vésicules séminales.

Dosage de FSH plasmatique

Elle a un intérêt dans les stérilités masculines. Élevée, elle est en faveur d'une atteinte testiculaire primitive.

Biopsie testiculaire

Elle n'a d'intérêt que dans les azoospermies ou oligospermies sévères avec testicules de taille normale et FSH normale.

ELLE PEUT MONTRER :

- **Une réduction des cellules germinales** au niveau des tubes séminifères.
- **Un arrêt de la maturation** à un niveau quelconque.
- **Une aplasie germinale** : les tubes séminifères contiennent des cellules de Sertoli seulement.
- **Une fibrose testiculaire** intéressant le tissu interstitiel et les tubes séminifères. Il n'y a plus de cellules germinales, les cellules de Leydig sont rares, les testicules sont cliniquement atrophiques.

Spermoculture

L'infection du tractus génital peut entraîner une infertilité masculine. Plusieurs germes en sont responsables : aérobies, anaérobies, mycoplasmes…

Néphropathies glomérulaires 6

Les néphropathies glomérulaires ou glomérulonéphrites (GN) restent la première cause d'insuffisance rénale terminale en France.

La glomérulonéphrite est une atteinte inflammatoire ou dégénérative des glomérules des deux reins. Elle peut être primitive en l'absence de maladie générale responsable de l'atteinte rénale, ou secondaire lorsqu'il existe une maladie touchant également d'autres organes. Il existe différents types de glomérulonéphrites primitives, d'évolution, de pronostic, et de traitement différents. De même, l'atteinte glomérulaire des maladies générales (diabète, amylose, myélome) est assez spécifique. Lorsqu'une glomérulonéphrite est suspectée sur des arguments cliniques et biologiques, la ponction biopsie rénale permet d'analyser les lésions, d'en définir le pronostic et le traitement. La technique et la préparation à la ponction biopsie rénale sont décrites dans le Chapitre 5, voir pages 64-66.

Tableau 6.1 Symptômes de glomérulonéphrite.

- protéinurie
- hématurie
- œdèmes
- hypertension artérielle
- insuffisance rénale

Une glomérulonéphrite se manifeste typiquement par des anomalies urinaires comme un syndrome néphrotique ou un syndrome néphritique (voir ci-dessous), mais plus souvent encore par des anomalies de découverte plus ou moins fortuite : hématurie microscopique, protéinurie modérée (de 0,5 g à 1 g/24 heures), augmentation isolée de la créatinine plasmatique. Une hypertension artérielle, une insuffisance rénale apparemment aiguë, peuvent révéler l'affection à un stade plus évolué.

Syndromes

Syndrome néphrotique

Le syndrome néphrotique (SN) se définit comme un **syndrome biologique**, caractérisé par une protéinurie importante, supérieure à 50 mg/kg/jour (ou 3 g/24 heures), une hypoalbuminémie inférieure à 30 g/L et une hypoprotidémie inférieure à 60 g/L.

La protéinurie est liée à une anomalie de la perméabilité glomérulaire. L'hypoalbuminémie et l'hypoprotidémie résultent des pertes urinaires insuffisamment compensées. Elles entraînent une diminution de la pression oncotique plasmatique, avec par conséquent des **œdèmes**, une hypovolémie, puis une rétention sodée liée à l'hyperaldostéronisme secondaire.

Tableau clinique

Les signes cliniques, souvent révélateurs, ne sont pas nécessaires au diagnostic. Ils traduisent la rétention hydrosodée : œdèmes généralisés, épanchements pleural, péritonéal, péricardique. L'hypovolémie peut être symptomatique sous la forme d'une hypotension orthostatique, parfois d'un certain degré d'insuffisance rénale « fonctionnelle ».

Tableau biologique

DANS LE SANG, **l'hypoalbuminémie et l'hypoprotidémie** sont les seuls signes nécessaires au diagnostic (avec la protéinurie). Il s'y associe un abaissement habituel des gamma-globulines, et un **syndrome inflammatoire** avec élévation des alpha-2-globulines.

L'hypocalcémie et l'hypercholestérolémie sont proportionnelles à l'hypoalbuminémie ; **l'hyperlipidémie** est en partie secondaire à l'augmentation de la synthèse hépatique des lipoprotéines.

Les **anomalies de la coagulation** sont représentées par une hypercoagulabilité globale : augmentation de l'agrégabilité plaquettaire, du fibrinogène, de certains facteurs plasmatiques de coagulation, et abaissement du taux de l'antithrombine III par fuite urinaire.

DANS LES URINES, le débit urinaire est faible, avec une inversion du rapport sodium/potassium secondaire à l'hyperaldostéronisme.

SYNDROME NÉPHROTIQUE PUR OU IMPUR. Un syndrome néphrotique est dit impur si, au tableau ci-dessus, est associé l'un de ces trois symptômes : hypertension, insuffisance rénale organique, ou hématurie. Un SN pur correspond le plus souvent chez l'enfant et l'adulte jeune à une néphropathie à lésions glomérulaires minimes dont le diagnostic ne nécessite pas une biopsie rénale; alors qu'un SN impur, moins spécifique, nécessite une biopsie pour faire le diagnostic de la néphropathie causale.

Diagnostic

Un syndrome néphrotique indique une néphropathie glomérulaire, primitive ou secondaire (tableau 6.2).

INDICATIONS DE LA PBR. Elle est presque systématique chez l'adulte en raison de la fréquence des néphropathies glomérulaires primitives non corticosensibles et des formes secondaires. Elle est à discuter dans les cas où le diagnostic est évident (diabète). Chez l'enfant, elle est limitée aux syndromes néphrotiques corticorésistants.

Tableau 6.2 Types histologiques de néphropathies glomérulaires avec syndrome néphrotique.

Néphropathies glomérulaires primitives
Lésions glomérulaires minimes et hyalinose segmentaire et focale
Glomérulonéphrite extramembraneuse
Glomérulonéphrite membrano-proliférative
Néphropathies glomérulaires secondaires
Maladies de système : diabète, amylose, lupus
Toxiques et médicaments : pénicillamine, anti-inflammatoires non stéroïdiens, sels d'or
Néoplasies : tumeurs solides, hémopathies
Infections : hépatites B et C, paludisme, Sida
Grossesse : toxémie gravidique

Évolution

Les complications sont le fait de syndromes néphrotiques massifs ou chroniques.

- **Insuffisance rénale fonctionnelle** : expliquée en partie par l'hypovolémie, induite éventuellement par les diurétiques, plus fréquente chez l'enfant et le sujet âgé.
- **Crises douloureuses abdominales** : en phase d'installation des œdèmes.
- **Thromboses veineuses** : le plus souvent au niveau des membres inférieurs, parfois au niveau des veines rénales, avec risque d'embolie pulmonaire.
- **Infections bactériennes** : favorisées par la fuite urinaire des immunoglobulines et la dénutrition.
- **Anomalies métaboliques** : déficit en protéines transportant fer, zinc, cuivre, vitamine D et dérivés, thyroxine. L'athérosclérose liée à l'hyperlipémie est un facteur de mortalité accrue à long terme.
- **Complications du traitement** : corticothérapie prolongée, immunosuppresseurs.

Traitement

Traitement symptomatique

Le traitement des œdèmes vise à améliorer le confort des malades, et n'a généralement pas de caractère d'urgence. Le poids est un meilleur indicateur d'efficacité que le volume apparent des œdèmes. En phase chronique, il peut être préférable de tolérer des œdèmes de petit volume peu gênants fonctionnellement.

Consignes diététiques

Voir *Démarche infirmière*.

Diurétiques

Les diurétiques sont prescrits en fonction des œdèmes, faisant appel aux diurétiques thiazidiques, aux diurétiques de l'anse, volontiers associés aux épargneurs de potassium de type antialdostérone.

La perfusion d'albumine est limitée aux cas où existe une hypovolémie symptomatique et/ou une inefficacité des diurétiques. Son effet est bref en raison de l'augmentation rapide de la protéinurie.

PHARMACOLOGIE

ALBUMINE HUMAINE

Dénomination	Présentation – Posologie
ALBUMINE HUMAINE obtenue par fractionnement du plasma	100 mL à 20 % (20 g par flacon). 500 mL à 4 % (20 g par flacon). Perfusion intraveineuse. Vitesse de perfusion à adapter selon l'état clinique du patient (maxi 20 gouttes/min).

ACTION

Soluté de remplissage vasculaire; la solution à 4 % est isotonique au plasma.

INDICATIONS NÉPHROLOGIQUES

Rares car produit dérivé du sang (risque de contamination virale) et très coûteux.

Syndrome néphrotique grave :

- hypovolémie accompagnée d'hypotension artérielle;
- insuffisance rénale fonctionnelle avec oligurie;
- œdèmes résistants au traitement diurétique et à la restriction hydrosodée.

Solution de remplissage utilisée au cours des échanges plasmatiques (plasmaphérèses).

CONTRE-INDICATIONS

Antécédents d'allergie au produit.

EFFETS SECONDAIRES

Risque de surcharge vasculaire.

Rares manifestations allergiques cutanées.

Réactions fébriles brèves si le débit de perfusion est trop rapide.

DÉMARCHE INFIRMIÈRE

CONSEILS DIÉTÉTIQUES EN CAS DE SYNDROME NÉPHROTIQUE

Objectif

– Maintenir un état nutritionnel et hydroélectrolytique satisfaisant.

– Supprimer tout excès alimentaire néfaste.

Il faut donc contrôler les apports en protéines, sel (chlorure de sodium), sucre, lipides, eau, potassium, phosphore, calcium.

Conseils donnés

• ***Apport hydrique*** : il peut être restreint lors des poussées œdémateuses, surtout s'il existe une hyponatrémie.

• ***Apport en chlorure de sodium*** (NaCl) :

– Si la tension artérielle est normale, s'il n'y a pas d'œdème, l'apport de NaCl est normal (≤ 8 g/jour). En pratique il faut éviter les aliments très riches en sel.

– Mais si le patient a une corticothérapie, des œdèmes, une HTA ou une insuffisance cardiaque, l'apport préconisé est de 4 g NaCl (voire 2 g temporairement). Il faut éviter les aliments riches en sel, les sauces, ne pas saler les aliments, ni à la préparation ni à table. L'apport de pain salé est contrôlé.

• ***Apport en potassium*** (K) : il est normal, voire augmenté, car il y a souvent des pertes de K^+. On conseillera donc la consommation d'aliments riches en K^+ sauf en cas d'insuffisance rénale (SN impur).

• ***Apport en protéines*** : il doit être normal, 1 g/kg de poids idéal/j. Si le patient est dénutri, si la protéinurie est élevée, l'apport protidique peut être augmenté.

• ***Apport en sucre*** : si le patient a une hypertriglycéridémie et/ou reçoit une corticothérapie, suppression des sucres purs et des aliments en contenant.

• ***Apport en lipides*** : préférer les graisses végétales pour limiter les problèmes vasculaires au long cours.

• ***Apport phosphocalcique*** : si l'apport de calcium doit être important, il est nécessaire de supplémenter médicalement le patient car l'équilibre alimentaire, le taux de protéines préconisé, ne permettent pas d'augmenter suffisamment les sources de calcium.

Traitements destinés à réduire le débit de la protéinurie

D'apparition récente, ces traitements font appel à des antihypertenseurs appartenant à la classe des inhibiteurs de l'enzyme de conversion ou des antagonistes de l'angiotensine II, même en l'absence d'hypertension. Leur effet sur la circulation glomérulaire permet souvent de diminuer le débit de la protéinurie, et ainsi d'en améliorer la tolérance et de diminuer le risque de complications.

Prévention des complications

Les complications thrombotiques justifient une anticoagulation, parfois avec une augmentation des besoins en héparine (en raison des déficits en antithrombine III). Un traitement préventif est justifié en présence d'hypo-albuminémie sévère : les antiagrégants plaquettaires (aspirine) sont volontiers prescrits.

Le traitement de l'hyperlipémie est théoriquement indiqué, au moins dans les syndromes néphrotiques chroniques. Chez l'enfant, la prévention et le traitement des infections sont justifiés.

Syndrome néphritique aigu

Le syndrome néphritique aigu (SNA) est défini par l'apparition d'une protéinurie, d'une hématurie, d'une hypertension et d'une insuffisance rénale.

Clinique

Le tableau typique est celui de la glomérulonéphrite aiguë (GNA) poststreptoccocique de l'adolescent : le SNA se révèle par des œdèmes accompagnant une *protéinurie*, une *hématurie* macroscopique, une *hypertension* artérielle et une *insuffisance rénale*.

Mais, il peut aussi être découvert à l'occasion d'un examen systématique (hypertension, protéinurie, hématurie).

D'autres signes dépendent de l'étiologie ou représentent des complications : oligo-anurie, œdème pulmonaire, syndrome inflammatoire non spécifique, anomalies du complément, signes d'infection spécifique.

Étiologie

Le syndrome néphritique aigu reconnaît des étiologies variées (tableau 6.3). Les formes postinfectieuses doivent être évoquées systématiquement, notamment chez l'adolescent : seul le traitement symptomatique est justifié.

Tableau 6.3 Étiologies du syndrome néphritique aigu.

Glomérulonéphrites aiguës
• Infectieuses – poststreptococcique – autres : microbiennes, virales • Non infectieuses
Glomérulonéphrites chroniques primitives
– GN intercapillaire à dépôts mésangiaux d'IgA – GN membrano-proliférative – GN extracapillaire
Glomérulonéphrites secondaires
– Vascularites – Purpura rhumatoïde – Lupus érythémateux disséminé – Cryoglobulinémies

Les autres affections responsables d'un syndrome néphritique aigu (glomérulonéphrite chronique ou secondaire) ne doivent pas être méconnues puisqu'elles modifient le pronostic ou le traitement. Leur diagnostic peut être aidé par les signes extrarénaux des maladies du système et par la biopsie rénale.

Traitement

Il est d'abord symptomatique et comporte :

– le repos au lit ;

– la restriction sodée avec ou sans diurétiques en fonction des œdèmes et de la pression artérielle ;

– la restriction hydrique en fonction de la diurèse ;

– le traitement antihypertenseur (souvent représenté par les diurétiques) ;

– la restriction protéique en cas d'élévation de la créatinine et de l'urée ;

– le traitement des complications et éventuellement l'épuration extrarénale.

Le traitement étiologique est fonction des maladies associées.

Glomérulonéphrites primitives

Les glomérulonéphrites primitives sont classées selon des critères histologiques, à partir de l'examen de la biopsie rénale essentiellement en microscopie optique et en immunofluorescence.

Tableau 6.4 Glomérulonéphrites primitives.

Proliférative
– Extracapillaire – Membrano-proliférative – Endocapillaire – Mésangiale à dépôts d'IgA (maladie de Berger)
Non proliférative
– Lésions glomérulaires minimes – Extramembraneuse – Hyalinose segmentaire et focale

Glomérulonéphrites prolifératives

On peut observer une multiplication cellulaire importante au niveau de trois types cellulaires du glomérule : endothélium (6), mésangium (7), podocytes (4) (figure 6.1). Ces réactions prolifératives cellulaires sont généralement rapides et donnent un caractère aigu à la glomérulonéphrite. Les symptômes cliniques s'installent en quelques jours à quelques semaines. Si l'on n'intervient pas, elles peuvent guérir spontanément comme dans la glomérulonéphrite proliférative endocapillaire, ou aboutir à la destruction rénale en quelques mois, avec nécessité de dialyse (glomérulonéphrite proliférative extracapillaire).

Glomérulonéphrite endocapillaire (figure 6.2)

Il s'agit d'une prolifération cellulaire développée à l'intérieur de la membrane basale glomérulaire et intéressant les cellules endothéliales (6) et mésangiales (7), avec afflux de cellules inflammatoires mono- et polynucléées. Elles vont obstruer l'intérieur du capillaire sanguin glomérulaire (1) : ceci définit la glomérulonéphrite endocapillaire.

Clinique

Le tableau typique est celui de la glomérulonéphrite aiguë (GNA) poststreptoccocique de l'adolescent, le **syndrome néphritique** apparaissant après une phase de latence de 5 à 20 jours après une infection habituellement respiratoire (angine), parfois cutanée (érysipèle).

① Intérieur du capillaire sanguin glomérulaire
② Espace de formation de l'urine primitive
③ Membrane basale glomérulaire
④ Cellules podocytaires qui recouvrent la membrane et les capillaires glomérulaires
⑤ « Pieds » des cellules podocytaires qui sont accrochés à la membrane glomérulaire
⑥ Cellule endothéliale tapissant l'intérieur du capillaire sanguin glomérulaire
⑦ Cellule mésangiale qui forme le tissu de soutien du glomérule
→ Filtration glomérulaire et formation de l'urine primitive

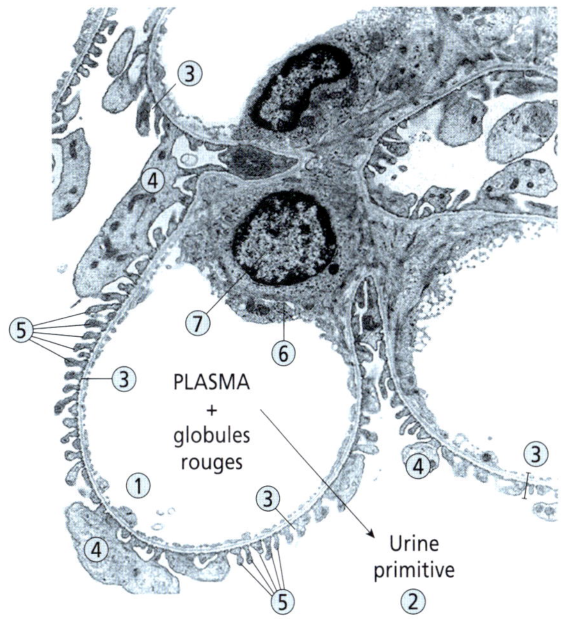

Fig. 6.1 Lésions glomérulaires minimes en microscopie électronique.

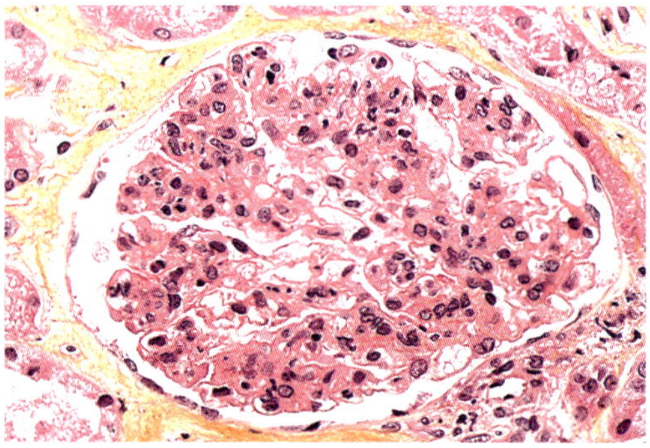

Fig. 6.2 Glomérulonéphrite aiguë (endocapillaire) en microscopie optique.

▸ **L'hématurie** est macroscopique dans 30 à 50 % des cas.

▸ **La protéinurie** est néphrotique dans 25 % des cas.

▸ **L'hypertension** est présente dans 50 à 80 % des cas; elle peut être sévère avec encéphalopathie.

▸ **L'insuffisance rénale** est constante, mais la créatininémie n'est élevée que dans la moitié des cas.

IL S'Y ASSOCIE CONSTAMMENT :

▸ **Un syndrome inflammatoire** non spécifique.

▸ **Des anomalies du complément :** abaissement transitoire du C4 et du C3 (jusqu'à 2 mois) dans les GNA poststreptococciques.

▸ **Des signes d'infection streptococcique :** prélèvements pharyngés ou cutanés, élévation des antistreptolysines (ASLO) ou des antistreptodornases (ADnases) B.

LES PRINCIPALES COMPLICATIONS sont liées à l'insuffisance rénale ou à l'hypertension artérielle :

▸ **Oligo-anurie, œdème pulmonaire.**

▸ **Cardiomégalie, HTA maligne, encéphalopathie hypertensive.**

Évolution

L'évolution d'une GNA se fait en deux phases :

▸ **Phase aiguë** : après deux ou trois semaines, l'oligurie, les œdèmes, l'hypertension, la protéinurie néphrotique, l'hématurie macroscopique et l'élévation de la créatininémie doivent disparaître.

▸ **Phase de guérison lente** : normalisation du complément entre la quatrième et la huitième semaine, disparition de la protéinurie et l'hématurie microscopique dans les six mois, persistance parfois prolongée de la protéinurie.

Tableau 6.5 Surveillance d'une glomérulonéphrite aiguë.

Clinique
1 fois/jour : poids, TA, diurèse, signes associés
Biologique
• Fonction rénale : – créatininémie élevée : 1 fois par jour normale : 1 à 2 fois par semaine • Protéinurie : 1 fois par semaine • Anticorps antistreptococciques : 2ᵉ dosage à J 15 • Fraction C3 du complément : 2ᵉ dosage à J 30 et/ou J 60

Pronostic

La mortalité en phase aiguë est inférieure à 1 %. Le pronostic lointain des GNA poststreptococciques est très favorable, mais il semble possible, chez l'adulte, de développer, après plusieurs dizaines d'années, une glomérulosclérose avec protéinurie, hypertension artérielle permanente et éventuellement insuffisance rénale chronique.

Traitement

Il est d'abord symptomatique et comporte :

– le repos au lit;

– la restriction sodée avec ou sans diurétiques en fonction des œdèmes et de la pression artérielle;

– la restriction hydrique en fonction de la diurèse;

– le traitement antihypertenseur (initialement représenté par les diurétiques);

– la restriction protéique en présence d'une élévation de la créatinine et de l'urée;

– le traitement des complications et éventuellement l'épuration extrarénale.

Glomérulonéphrite extracapillaire

(figure 6.3)

Les formes les plus graves de GNA correspondent à l'association, à la prolifération endocapillaire, d'une prolifération cellulaire développée dans l'espace de formation de l'urine primitive (2) à partir des cellules épithéliales ou podocytes (4) : on parle de croissants épithéliaux. Cette localisation définit la glomérulonéphrite proliférative

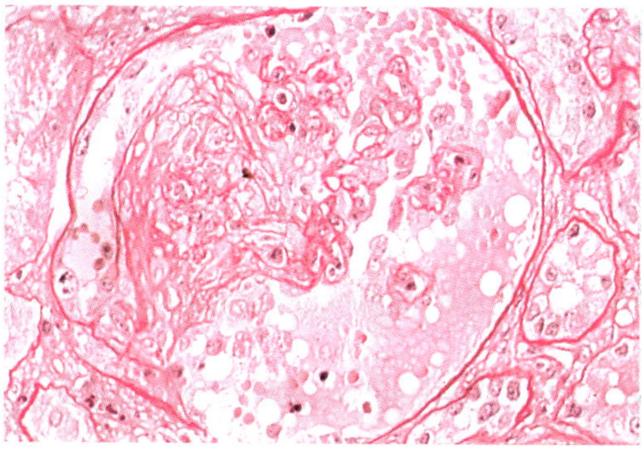

Fig. 6.3 Glomérulonéphrite extracapillaire en microscopie optique. Syndrome de Goodpasture : glomérulonéphrite proliférative (croissant extracapillaire) et rétraction du flocculus (coloration PAS, grossissement × 400).

extracapillaire. Cette prolifération extracapillaire peut, si elle est très importante, remplir complètement l'espace urinaire, étouffer les capillaires glomérulaires, puis évoluer vers la fibrose, conduisant à une insuffisance rénale terminale dans un délai de quelques semaines à quelques mois.

Dans la plupart des cas, elle survient en dehors d'une cause infectieuse (GN extracapillaire « idiopathique ») ou complique l'évolution d'une maladie de système (lupus, vascularites, angéites nécrosantes, syndrome de Goodpasture) avec fréquemment une atteinte pulmonaire associée.

Le diagnostic ne peut être fait que par la biopsie rénale précoce, devant tout syndrome néphritique aigu d'évolution inhabituelle, ou dans lequel manquent les arguments en faveur d'une GNA (complément normal).

Un traitement associant corticoïdes et immunosuppresseurs, parfois échanges plasmatiques, est capable de stopper l'évolution si la créatininémie est inférieure à 300 µmol/L. Des récidives sont possibles.

Glomérulonéphrite membrano-proliférative

Elle est caractérisée par l'association d'une prolifération mésangiale (7) avec dépôts sous-membraneux d'IgG, IgM, et C3. Sa fréquence a diminué en Europe.

LE TABLEAU CLINIQUE est un syndrome néphrotique impur (avec hématurie), ou un syndrome néphritique aigu (20 %) d'évolution prolongée. Le complément C3 est abaissé dans la moitié des cas.

L'évolution à long terme (10 ans) se fait vers une insuffisance rénale terminale ou la persistance des anomalies biologiques.

L'efficacité des traitements par anti-inflammatoires non stéroïdiens et antiagrégants plaquettaires a été discutée.

Glomérulonéphrite mésangiale à dépôts d'IgA (maladie de Berger)

Elle est caractérisée par une prolifération mésangiale (7) avec dépôts d'IgA bien visibles en immunofluorescence (figure 6.4). Elle est le plus souvent primitive, mais des dépôts identiques sont observés dans la néphropathie du purpura rhumatoïde et des cirrhoses.

C'est la plus fréquente des GN primitives en Europe. Elle touche les sujets jeunes entre 15 et 35 ans, se manifestant typiquement par des épisodes d'hématurie macroscopique déclenchés par des infections rhino-pharyngées, sans intervalle libre (< 4 jours), spontanément régressifs. En dehors de ces épisodes, on peut trouver une hématurie microscopique ou une protéinurie modérée isolée.

L'évolution est favorable dans 2/3 des cas, mais le risque est surtout l'apparition d'une HTA sévère puis, tardivement (20 ans), d'une insuffisance rénale évoluant vers la dialyse. Il n'y a pas de traitement spécifique en dehors de la prévention des épisodes infectieux, et du contrôle de la pression artérielle.

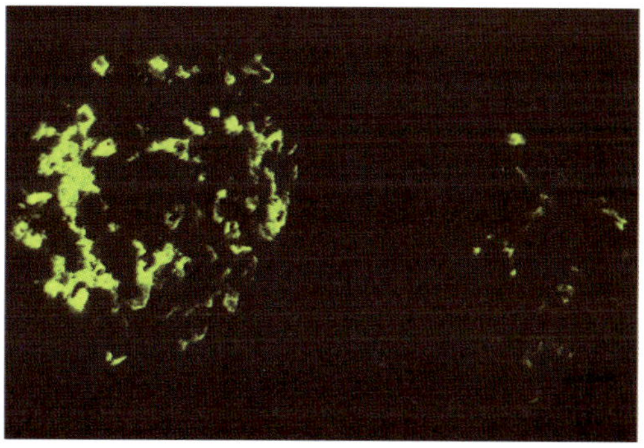

Fig. 6.4 Immunofluorescence : dépôts d'IgA dans une maladie de Berger.

PHARMACOLOGIE

GLUCOCORTICOÏDES EN NÉPHROLOGIE

Dénomination	Présentation	Posologie
Forme orale		
PREDNISONE *(Cortancyl)*	1, 5, 20 mg	Comp. sécables.
PREDNISOLONE *(Solupred)*	5, 20 mg	Comp. effervescents.
MÉTHYL-PREDNISOLONE *(Médrol)*	4, 16 mg	Comp. sécables.
Forme injectable		
MÉTHYL-PREDNISOLONE *(Solumédrol)*	20, 40, 120 et 500 mg	IM ou IV.

ACTION
Effet anti-inflammatoire et immunosuppresseur.
Utilisation des corticoïdes de synthèse ayant un effet anti-inflammatoire majeur.

INDICATIONS EN NÉPHROLOGIE
Néphrose lipoïdique (enfant +++).
Glomérulonéphrite lupique.
Périartérite noueuse et angéites nécrosantes.
Glomérulonéphrites avec une prolifération cellulaire extracapillaire.
Greffe rénale.

PRESCRIPTION
Traitement souvent débuté à forte dose (0,5 à 1 mg/kg).
Posologie rapidement dégressive au-dessus de 20 mg/j.
Posologie lentement dégressive au-dessous de 10 mg/j.
Arrêt très progressif dans les cures prolongées.
Possibilité de corticodépendance (rechute lors de la diminution des doses).

CONTRE-INDICATIONS
Maladies infectieuses : herpès, varicelle, anguillulose.
Femme enceinte pendant les 3 premiers mois.
Psoriasis.

PRÉCAUTIONS D'EMPLOI
Infections bactériennes (antibiothérapie adaptée).
Ulcère gastrique ou duodénal (traitement préalable).
Diabète (contrôle rigoureux).
Régime pauvre en sel, riche en potassium, et de type diabétique.

EFFETS SECONDAIRES
Diabète.
Rétention sodée, HTA.
Déminéralisation osseuse, ostéonécrose aseptique des hanches.
Trouble du comportement (euphorie, agitation).
Cataracte secondaire.
Amyotrophie, fragilité cutanée.

Glomérulonéphrites non prolifératives

Il existe également des glomérulonéphrites non prolifératives, c'est-à-dire sans multiplication cellulaire, dues au dépôt d'immunoglobulines sur les différentes parties du glomérule. Ces dépôts d'immunoglobulines (IgG, IgA ou IgM) sont bien visibles en immunofluorescence. Associés ou non à des dépôts de complément, de fibrine, ils peuvent altérer progressivement la fonction de la membrane basale glomérulaire (3), qui laisse alors passer les protéines plasmatiques dans l'urine (d'où la protéinurie) mais devient moins perméable à l'eau (d'où la diminution du débit de filtration glomérulaire). L'aspect et la structure de la membrane basale glomérulaire sont modifiés.

Lésions glomérulaires minimes

Dans cette glomérulonéphrite, la biopsie rénale ne montre pas d'anomalie des glomérules en microscopie optique ou en immunofluorescence. En

PHARMACOLOGIE

CYCLOPHOSPHAMIDE	
CYCLOPHOSPHAMIDE *Endoxan*	Poudre (100 mg et 500 mg) pour usage parentéral, à diluer dans de l'eau pp. inj. Administration IV lente ou perfusion courte. IM possible (maxi 500 mg/inj.). Administration en bolus : 500 à 700 mg/m^2 toutes les 2 à 4 semaines, selon la tolérance hématologique et le degré d'insuffisance rénale (réduire la posologie si clairance rénale < 30 mL/min). *Précautions particulières : cf. manipulation des cytotoxiques par les infirmier(e)s* [1]. Comp. à 50 mg. *Posologie* : 50 à 150 mg/j selon la tolérance hématologique et la gravité de la maladie.

ACTION

Antimitotique de la famille des alkylants (altération de la structure de l'ADN perturbant la mitose et conduisant à la disparition de la cellule après plusieurs mitoses).

INDICATIONS NÉPHROLOGIQUES

Glomérulonéphrites prolifératives graves secondaires à des vascularites non contrôlées par d'autres traitements (maladie de Wegener, micropolyartérite, purpura rhumatoïde).
Glomérulonéphrites prolifératives auto-immunes sévères (syndrome de Goodpasture, lupus érythémateux disséminé).
Glomérulonéphrites prolifératives graves idiopathiques.

CONTRE-INDICATIONS

Grossesse, allaitement.

EFFETS SECONDAIRES

Nausées, vomissements.
Alopécie.
Hématologiques : leucopénie, thrombopénie, anémie, risque dose-dépendant de myélodysplasie-leucémie et cancer secondaires.
Aménorrhée, azoospermie parfois définitives.
Cystite hémorragique (prévention possible par perfusion de mesna, *Uromitexan* encadrant la perfusion d'Endoxan).

PRÉCAUTIONS D'EMPLOI

Hydratation importante : 2 à 3 L par jour la veille de l'administration et pendant 24 heures suivant l'administration, **sauf si le degré d'insuffisance rénale l'interdit**.
Administration d'antiémétiques (métoclopramide, *Primpéran* ou antagonistes des récepteurs de la sérotonine, *Zophren*).
Surveillance hebdomadaire de la NFP.

1. Voir également le Nouveau Cahier de l'Infirmière n° 19 : *Soins infirmiers aux personnes atteintes d'hémopathies et de cancers,* de B. Hoerni, A. Mortureux, G. Kantor. Masson, 3e édition, Paris, 2002.

revanche, au microscope électronique (figure 6.5) il existe des anomalies des podocytes (**4**). Cette glomérulonéphrite est particulièrement fréquente chez les enfants. Elle entraîne un syndrome néphrotique pur.

Elle est très sensible au traitement par corticoïdes (90 % de réponse à 1 mg/kg/j pendant 1 mois chez l'enfant), et est généralement de bon pronostic malgré des rechutes habituelles dans les 6 premiers mois. Le risque est représenté par la corticodépendance ou la corticorésistance qui traduisent souvent une évolution vers la hyalinose.

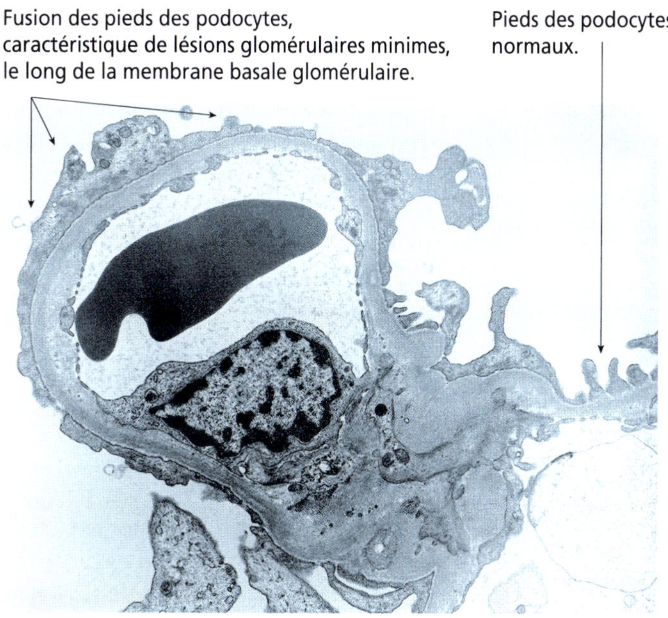

Fig. 6.5 Lésions glomérulaires minimes : fusion des pieds des podocytes en microscopie électronique (× 6 000).

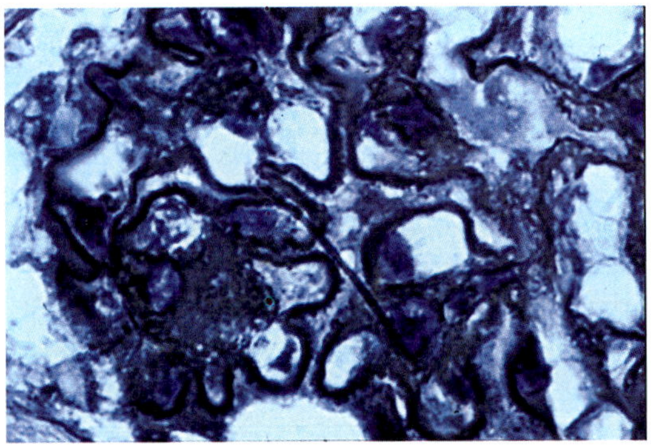

Fig. 6.6 Glomérulonéphrite extramembraneuse. Microscopie optique.

Hyalinose segmentaire et focale

Cette glomérulonéphrite peut se voir de façon primitive, ou comme complication de lésions glomérulaires minimes, ou encore au cours de l'évolution d'un grand nombre de maladies rénales. Les glomérules se remplissent progressivement d'une substance hyaline (aspect vitrifié).

Elle s'accompagne d'une protéinurie souvent néphrotique, d'une hématurie, d'une hypertension artérielle, et surtout d'une insuffisance rénale évoluant en quelques années vers la dialyse.

Elle est très peu sensible aux différentes thérapeutiques, et le traitement consiste surtout à essayer de réduire le débit de la protéinurie.

Glomérulonéphrite extramembraneuse (figure 6.6)

C'est, après la glomérulopathie à IgA, l'une des glomérulopathies les plus fréquentes chez l'adulte. Elle est primitive ou secondaire. Il existe des dépôts d'immunoglobulines à l'extérieur de la membrane basale (**3**), contre les podocytes (**4**). Ces dépôts granuleux entraînent un épaississement et un trouble de perméabilité de la membrane basale.

Elle se manifeste par une protéinurie modérée à néphrotique, avec hématurie microscopique.

Elle peut guérir spontanément dans 1/3 des cas, laisser persister une protéinurie chronique modérée dans 1/3 des cas, ou évoluer lentement vers l'aggravation des lésions et l'insuffisance rénale chronique. Elle est moins sensible au traitement (corticoïdes, immunosuppresseurs) qui est réservé aux formes de mauvais pronostic : hommes, syndrome néphrotique, insuffisance rénale.

Glomérulonéphrites secondaires

Le diagnostic de l'atteinte rénale est facilité par la connaissance préalable de la maladie générale. En effet, on sait par exemple que le diabète peut entraîner une atteinte rénale chez 15 à 20 % des patients. En revanche, dans certaines maladies auto-immunes (lupus érythémateux disséminé, syndrome de Goodpasture), la ponction biopsie rénale est indispensable pour confirmer le diagnostic et mesurer la gravité des lésions, afin d'adapter le traitement étiologique.

Tableau 6.6 Glomérulonéphrites secondaires.

- Diabète insulino- ou non insulino-dépendant
- Myélome
- Amylose
- Lupus érythémateux disséminé
- Vascularites (Wegener, périartérite noueuse)
- Syndrome de Goodpasture
- Hépatites et cirrhose

Lupus érythémateux disséminé (LED)

L'atteinte rénale est fréquente et grave. Elle peut se manifester par des anomalies urinaires isolées, un syndrome néphrotique, un syndrome néphritique aigu, une insuffisance rénale aiguë. Différents types de lésions prolifératives et non prolifératives glomérulaires peuvent en effet être rencontrés.

LE DIAGNOSTIC de lupus est établi sur des symptômes :

- **Cliniques** : éruptions cutanées, douleurs articulaires, fièvre, pleurésie, péricardite, etc.).
- **Biologiques** : leucopénie, thrombopénie, VS élevée.

▸ **Immunologiques** : présence d'anticorps antinucléaires et d'anticorps anti-ADN natif, abaissement du complément (C3), présence de complexes immuns circulants.

La PBR permet de mesurer la gravité des lésions glomérulaires, et guide le choix du traitement immunosuppresseur : lorsqu'il existe une atteinte rénale confirmée, le traitement est généralement à base de corticoïdes, auxquels on ajoute l'azathioprine *(Imurel)*, le cyclophosphamide *(Endoxan)*, ou la ciclosporine A *(Sandimmun)*. En cas de poussées inflammatoires très sévères, une série d'échanges plasmatiques (plasmaphérèses) peut être réalisée.

Diabète

Le diabète, insulino-dépendant (DID) ou non insulino-dépendant (DNID), entraîne une atteinte rénale dans 15 à 20 % des cas. Cette atteinte rénale est plus précoce et plus grave si l'équilibre glycémique n'est pas de bonne qualité.

La glomérulonéphrite du diabète est représentée par une glomérulosclérose avec formation de nodules, dépôts de substance hyaline détruisant progressivement les glomérules. S'associent également fréquemment des lésions vasculaires avec artériolosclérose.

L'ÉVOLUTION de la néphropathie diabétique est lente (figure 6.7). Il existe pendant plusieurs années une phase d'augmentation de la filtration glomérulaire, suivie par l'apparition d'une albuminurie de faible taux, inférieur à 0,3 g par jour (microalbuminurie). Cette protéinurie modérée va progressivement augmenter avec les années pour dépasser 1 g par 24 heures, voire donner lieu à un syndrome néphrotique. À ce stade, l'insuffisance rénale est déjà présente, et fréquemment associée à une hypertension artérielle.

Seuls le bon équilibre glycémique, un contrôle tensionnel strict, de préférence par inhibiteurs de l'enzyme de conversion, un apport modéré en protéines alimentaires, la correction des anomalies lipidiques, pourront permettre de ralentir la progression de l'insuffisance rénale vers la dialyse. Celle-ci reste néanmoins inéluctable. Ainsi en France 10 à 15 % des patients en dialyse chronique le sont du fait d'une néphropathie diabétique.

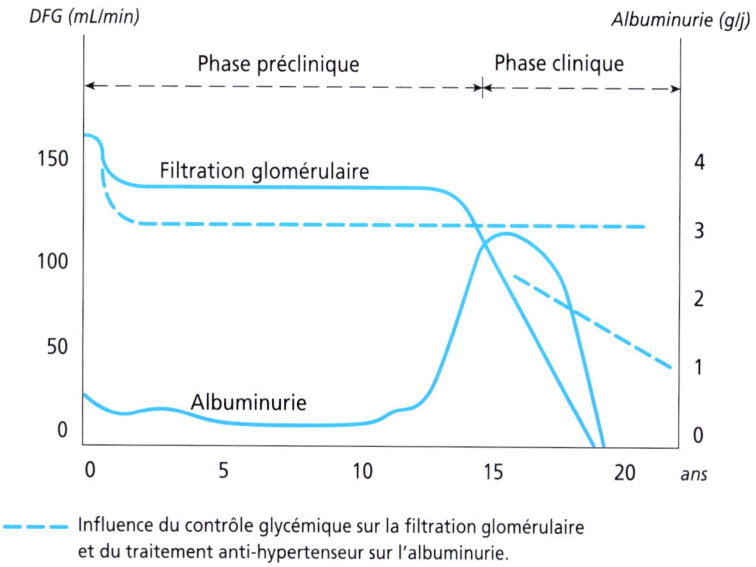

Fig. 6.7 **Néphropathie diabétique : profil évolutif.**

Myélome multiple

Le myélome multiple (Maladie de Kahler) et d'autres anomalies des immunoglobulines sont caractérisés par la présence dans le plasma d'une protéine dite monoclonale (ou paraprotéine) car issue d'un même clone de plasmocytes. Cette protéine en excès va se déposer dans les différentes parties du rein.

Au niveau glomérulaire, le myélome peut entraîner une amylose (voir plus loin). Sont également observés au cours du myélome des insuffisances rénales aiguës, des épisodes de déshydratation par hypercalcémie, une incidence accrue d'infection urinaire haute.

Le diagnostic de myélome est suspecté sur la présence d'une protéine dite de « Bence Jones » (chaînes légères des immunoglobulines) retrouvée dans les urines mais parfois aussi dans le plasma. Le diagnostic est affirmé sur le myélogramme qui montre un taux de plasmocytes atypiques supérieur à 10 %. Le traitement fait appel à des chimiothérapies plus ou moins agressives selon l'espérance de survie des patients. Les guérisons complètes sont exceptionnelles, et les survies sont en général de quelques années.

Amyloses

Les amyloses sont des maladies par dépôt de protéines possédant une structure spécifique (dite bêta-plissée) qui favorise la constitution de dépôts non résorbables dans les tissus. Ces protéines peuvent se déposer dans de nombreux organes.

Il existe des amyloses héréditaires familiales, isolées ou associées à des douleurs digestives (maladie périodique). Elles peuvent être également rencontrées après de nombreuses années d'évolution d'infections chroniques profondes (ostéite chronique, tuberculose, suppuration pulmonaire chronique) ou compliquer l'évolution d'un myélome multiple.

L'atteinte rénale est représentée par un syndrome néphrotique quasi constant et souvent massif, rebelle à toute thérapeutique.

L'insuffisance rénale évolue en quelques années vers la dialyse. Généralement, la fuite protéique urinaire est telle qu'un état de dénutrition chronique s'installe, et de nombreuses complications peuvent survenir à type d'infections répétées (fuite urinaire des immunoglobulines), et de troubles de coagulation (fuite urinaire des protéines de la coagulation). Il n'y a pas de traitement spécifique de l'amylose rénale. Seule une prévention par la colchicine est possible dans le cadre de la maladie périodique.

Vascularites

Les vascularites sont des maladies auto-immunes altérant la paroi vasculaire des artères, artérioles ou capillaires, atteignant plusieurs organes simultanément. Des glomérulonéphrites sont observées principalement au cours de la périartérite noueuse (PAN) et de la granulomatose de Wegener. L'atteinte glomérulaire n'est pas constante au cours de ces maladies diffuses. Le diagnostic est généralement difficile, et peut être aidé par la biopsie rénale qui montre des lésions caractéristiques.

Périartérite noueuse (PAN)

Elle atteint plutôt les adultes à partir de 50 ans. Elle entraîne une asthénie, une baisse de l'état général, un syndrome fébrile, des douleurs musculaires, une hypertension artérielle et très fréquemment une polynévrite. Sur le plan biologique, il existe une augmentation de la VS, un syndrome inflammatoire avec hypergammaglobulinémie, une hyperleucocytose avec hyperéosinophilie, une protéinurie de l'ordre de 1 à 2 g/24 heures, une hématurie microscopique et fréquemment une insuffisance rénale. Enfin, un portage du virus de l'hépatite B ou C et la présence d'anticorps anticytoplasmes des polynucléaires sont fréquemment rencontrés.

LE DIAGNOSTIC peut être fait par la biopsie musculaire ou nerveuse, mais également par l'artériographie abdominale (petits anévrysmes multiples des artères digestives et rénales). Lorsqu'il n'y a pas d'anévrysme à l'artériographie, une ponction biopsie rénale peut être réalisée et montre généralement une glomérulonéphrite proliférative ischémique et des granulomes périvasculaires.

LES TRAITEMENTS proposés sont agressifs, comportant généralement une corticothérapie, du cyclophosphamide (*Endoxan*) et dans certains cas des plasmaphérèses. Bien que la mortalité soit importante, il existe des cas certains de guérison de la maladie.

Granulomatose de Wegener

Cette maladie systémique comporte des atteintes multiples du rein, des poumons, et des fosses nasales. Elle peut survenir chez des adultes plus jeunes, des deux sexes, et sera évoquée devant une atteinte combinée comportant une rhinite croûteuse, une sinusite chronique, des nodules pulmonaires multiples plus ou moins excavés (figure 6.8), des hémoptysies, et au plan urinaire, une hématurie micro- ou macroscopique, une protéinurie modérée de l'ordre de 0,5 à 2 g/jour, et une insuffisance rénale rapidement progressive. Le diagnostic biologique est souvent facilité par la mise en évidence d'anticorps anticytoplasmes des polynucléaires neutrophiles.

La lésion histologique est un granulome à cellules géantes, avec lésions ischémiques vasculaires importantes (figure 6.9), plus souvent observées dans la biopsie nasale ou pulmonaire. La glomérulonéphrite est de type extracapillaire et nécrosante.

LE TRAITEMENT est à base d'immunosuppresseurs (cyclophosphamide et corticoïdes) pendant au minimum deux ans. L'évolution est généralement favorable sous ce traitement. Des guérisons complètes peuvent être observées.

Syndrome de Goodpasture

Cette maladie auto-immune rare est représentée par l'association d'une atteinte pulmonaire et rénale. Il s'agit généralement de sujets jeunes ayant eu une atteinte pulmonaire initiale (inhalation de

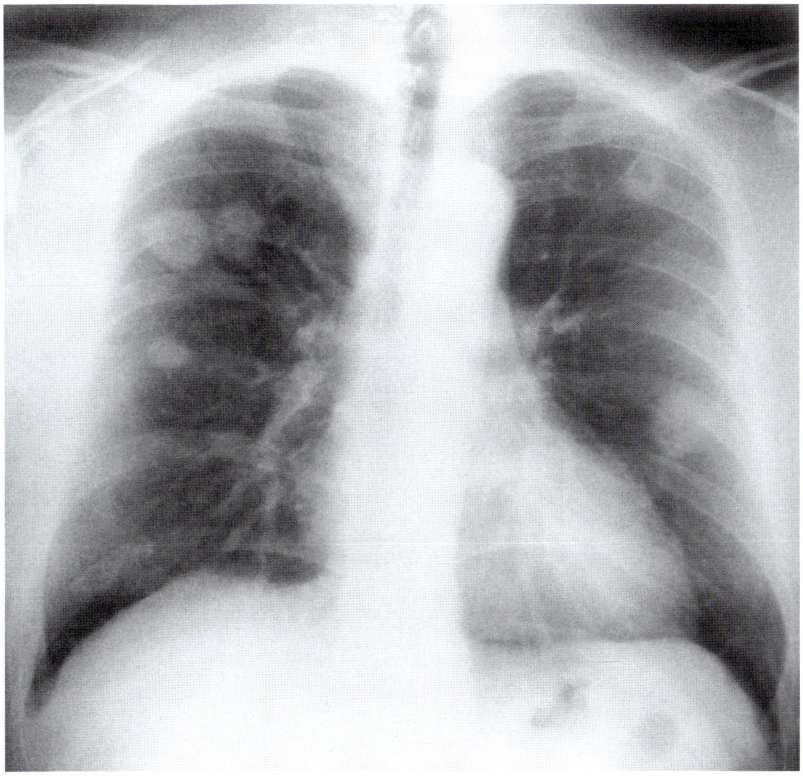

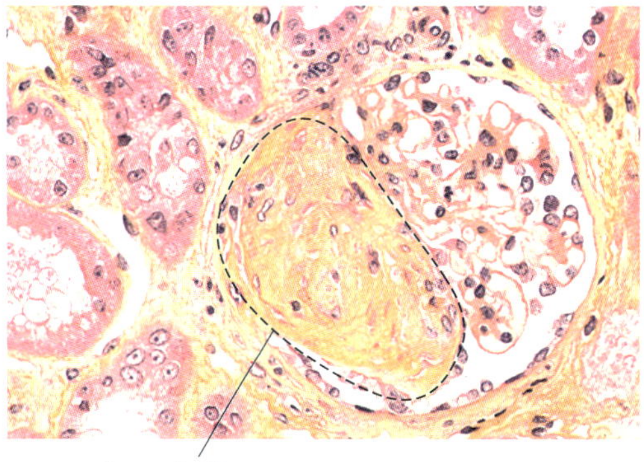

Fig. 6.9 Maladie de Wegener : glomérulonéphrite segmentaire nécrosante évoluant vers une cicatrice fibreuse (coloration HPS, grossissement × 400).

Fig. 6.8 Maladie de Wegener : nodules pulmonaires excavés.

solvants). L'organisme synthétise des auto-anticorps dirigés contre la membrane basale alvéolaire pulmonaire et glomérulaire. Ces anticorps circulants vont se déposer sur la membrane basale glomérulaire (figure 6.10). Ces anticorps déclenchent une réaction inflammatoire conduisant à une prolifération glomérulaire extracapillaire (figure 6.3).

Le traitement doit être très puissant au départ avec hautes doses de corticoïdes, échanges plasmatiques, et cyclophosphamide *(Endoxan)*. L'évolution se fait généralement vers la régression des hémorragies pulmonaires et une stabilisation de l'atteinte rénale, à condition que le traitement ait été débuté rapidement et que les lésions rénales ne soient pas trop avancées au moment du diagnostic. À long terme, la plupart des malades nécessitent la dialyse.

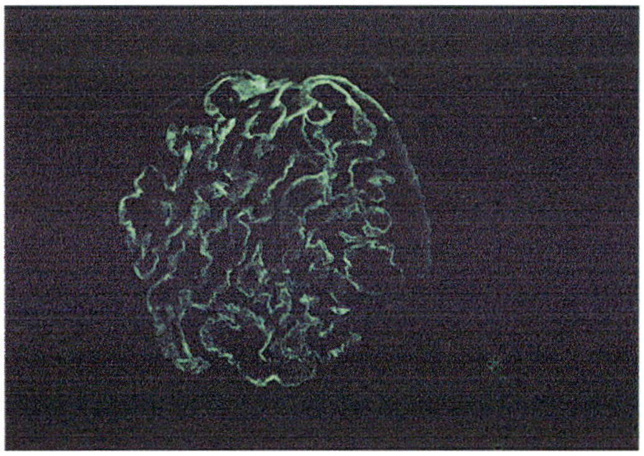

Fig. 6.10 Syndrome de Goodpasture : en immunofluorescence, il existe des dépôts linéaires d'anticorps de type IgG le long des membranes basales glomérulaires.

Remerciements : Mme le Dr S. Colon et Mme le Dr B. MacGregor pour les photographies d'histologie rénale normale et pathologique.

Hypertension artérielle

7

La définition repose sur la reconnaissance d'un niveau de pression artérielle au-dessus duquel l'accroissement du risque cardio-vasculaire justifie une prise en charge thérapeutique. La variabilité de la pression artérielle doit être prise en compte dans l'interprétation des chiffres : le diagnostic d'hypertension repose sur plusieurs séries de mesures effectuées sur une période de 3 à 6 mois, qui laissent la place à une intervention non médicamenteuse sur les cofacteurs de risque.

En présence d'une hypertension sévère, le niveau de risque justifie de raccourcir cette période à quelques jours ou quelques semaines.

L'hypertension systolique isolée (PAS ≥ 160 mmHg associée à une PAD < 90 mmHg) est rencontrée plus fréquemment chez le sujet âgé.

L'*hypertension artérielle* (HTA) affecte plus de 10 % de la population française : on estime à 7 millions le nombre d'hypertendus. C'est, par ses conséquences cardio-vasculaires, un enjeu de santé publique. Dans 90 % des cas, l'hypertension n'a pas d'étiologie connue et est appelée hypertension artérielle essentielle.

Tableau 7.1 Définitions de l'hypertension artérielle (ANAES : Recommandations et références médicales, 1997).

Classification	PA systolique (mmHg)		PA diastolique (mmHg)
Hypertension	> 140	et/ou	> 90
Hypertension sévère	>180	et/ou	> 110
Hypertension maligne			≥ 130

Hypertension artérielle essentielle

Physiopathologie

L'élévation chronique de la pression artérielle est due à une augmentation des résistances vasculaires artériolaires ; le débit cardiaque est normal en l'absence de complications. Les parois des artérioles sont épaissies, leur diamètre rétréci, leur élasticité altérée.

LES FACTEURS D'APPARITION ET DE PERSISTANCE DE L'HTA sont :

- **Génétiques** : la prévalence de l'HTA dans les familles d'hypertendus est plus importante que dans la population générale. Plusieurs gènes sont impliqués dans le développement de l'hypertension artérielle. Les autres facteurs agissent comme révélateurs d'une prédisposition génétique.
- **Poids** : dans toutes les études épidémiologiques, l'obésité est le facteur le mieux corrélé avec le niveau de pression artérielle.
- **Système nerveux autonome** : le système nerveux sympathique influence fortement la pression artérielle, comme le montre l'influence du stress sur le niveau tensionnel.
- **Sodium** : depuis 1904, le rôle du sel dans la genèse de l'hypertension est suspecté. Il apparaît pour une consommation élevée de sel (plus de 10 g par jour).

RÔLE DU REIN

Le rein joue un rôle important dans la régulation de la pression artérielle par 2 mécanismes essentiels :

- **Par sa fonction excrétrice,** le rein est le seul organe capable d'exercer un contrôle sur les volumes extracellulaires. En réponse à une augmentation de pression, le rein excrète davantage de sodium. Chez les hypertendus, ce mécanisme de régulation est moins efficace.
- **Par sa fonction endocrine,** le rein sécrète la rénine, enzyme impliquée dans la régulation de pression artérielle par le *système « rénine angiotensine aldostérone »*, mais aussi des substances vasomotrices telles que les prostaglandines et les kinines. Le principal effet biologique de l'angiotensine II est une vasoconstriction artériolaire. Au niveau rénal elle a aussi un effet direct sur le tube proximal, augmentant la réabsorption sodée. Enfin, l'angiotensine II induit la synthèse et la libération d'aldostérone par la corticosurrénale. L'aldostérone agit sur le tube distal en augmentant la réabsorption de sodium et la sécrétion de potassium.

Complications de l'HTA

Les complications de l'HTA touchent essentiellement le système cardio-vasculaire : la mortalité cardio-vasculaire est doublée, avec une incidence accrue d'hypertrophie ventriculaire gauche (HVG), d'insuffisance cardiaque (IC), d'athérome coronaire, carotidien, vasculaire périphérique et rénal. La néphroangiosclérose, conséquence des lésions artériolaires rénales de l'HTA, peut conduire à l'insuffisance rénale chronique.

L'HVG est définie par l'augmentation de la masse ventriculaire gauche. Le diagnostic est porté par la radiographie thoracique, l'ECG et surtout l'échographie. L'HVG augmente le risque d'insuffisance cardiaque, de troubles du rythme, de mort subite.

L'atteinte coronarienne se manifeste par l'angor d'effort et l'infarctus du myocarde. C'est la principale cause de mortalité dans l'HTA. Les accidents vasculaires cérébraux, plus fréquemment thrombo-emboliques qu'hémorragiques, sont la deuxième cause de mortalité chez les hypertendus. En pratique, toute atteinte athéromateuse impose de réaliser le bilan vasculaire non seulement du territoire atteint, mais aussi des autres territoires dans le but de prévenir un accident.

Dès le stade précoce d'HTA, les anomalies fonctionnelles rénales sont caractérisées par une baisse du flux plasmatique rénal, tandis que la filtration glomérulaire est bien préservée. C'est à ce stade qu'apparaît une microalbuminurie corrélée avec l'existence d'une HVG. Une plus longue évolution de l'HTA pourra conduire à une insuffisance rénale, en règle modérée, qui évoluera exceptionnellement vers l'insuffisance rénale terminale.

PROTOCOLE D'EXAMEN

EXAMENS COMPLÉMENTAIRES RECOMMANDÉS LORS DE LA PRISE EN CHARGE D'UN PATIENT HYPERTENDU AVANT LA PRESCRIPTION D'UN TRAITEMENT (ANAES, 1997)

Prélèvements sanguins à jeun

- kaliémie (sans garrot);
- créatininémie;
- glycémie;
- cholestérolémie totale, HDL-cholestérol et triglycérides.

Recherche par bandelettes urinaires et quantification en cas de positivité

- protéinurie;
- hématurie.

Électrocardiogramme

En dehors d'un diabète associé, l'examen du fond d'œil n'a de valeur que pour les cas d'HTA de haut niveau manométrique (PAD dépassant 120 ou 130 mmHg), où il peut révéler des hémorragies et un œdème papillaire qui définissent l'HTA maligne, qui demande un traitement et une exploration en milieu spécialisé.

Diagnostic

Mesure de la pression artérielle

La méthode de référence pour prise de la pression artérielle est une méthode auscultatoire (stéthoscope) utilisant un manomètre à mercure. La mesure est effectuée en position assise ou couchée depuis 10 minutes, de préférence à distance d'une émotion ou d'une prise de café, tabac, alcool. Le brassard doit être adapté à la taille du bras : il doit entourer les deux tiers de la longueur et de la largeur du bras. Il est dégonflé très progressivement de 2 à 3 mmHg par seconde pour bien noter l'apparition des bruits (phase I de Korotkoff) qui correspond à la pression artérielle systolique (PAS) et la disparition des bruits (phase V de Korotkoff) correspondant à la pression artérielle diastolique (PAD).

Une mesure en position debout décèlera une hypotension orthostatique, au bras opposé une asymétrie tensionnelle.

Trois mesures doivent être réalisées et on conseille de ne retenir que la moyenne des 2 dernières.

Bilan à entreprendre à la découverte d'une HTA

▸ **L'évaluation initiale** a pour but :

– de rechercher un retentissement viscéral;

– d'évaluer les facteurs de risque cardio-vasculaire associé;

– de rechercher une cause identifiable d'HTA;

– de recueillir l'adhésion du patient à un programme de surveillance et de traitement.

▸ **Le bilan minimum** répond à trois impératifs :

– coût faible (population large);

– dépistage d'une HTA secondaire;

– appréciation des autres facteurs de risque.

Voir encadré sur cette page et page suivante.

Ce bilan est largement suffisant dans la majorité des hypertensions artérielles légères à modérées. Il doit être approfondi à la recherche d'une HTA secondaire en présence d'une anomalie biologique, d'un contexte clinique évocateur d'une HTA secondaire, d'une HTA sévère.

Les principales causes des HTA secondaires sont, par ordre décroissant de fréquence :

1. **Produits ou médicaments** pouvant favoriser ou aggraver l'HTA ou déséquilibrer une HTA traitée :
– alcool ;
– œstrogènes de synthèse en particulier les contraceptifs oraux ;
– sympathomimétiques (vasoconstricteurs nasaux) ;
– réglisse (dont le pastis sans alcool) ;
– anti-inflammatoires non stéroïdiens ;
– corticostéroïdes ;
– ciclosporine ;
– érythropoïétine ;
– cocaïne.
2. **Maladies rénales parenchymateuses** (uni- ou bilatérales).
3. **Sténose artérielle rénale.**
4. **Maladies endocriniennes :**
– hyperaldostéronisme primaire ;
– hypo- et hyperthyroïdie ;
– syndrome de Cushing ;
– phéochromocytome ;
– acromégalie.
5. **Coarctation de l'aorte.**
6. **Formes génétiques rares d'HTA.**

Thérapeutiques dans l'HTA essentielle non compliquée

L'objectif du traitement est de diminuer le risque cardio-vasculaire global, en abaissant la pression artérielle en dessous de 140/90 mmHg et en corrigeant les autres facteurs de risque. La décision de traiter repose ainsi sur l'analyse du risque individuel et des facteurs qui y contribuent.

Liste des facteurs de risque (ANAES)

Le traitement doit être simple (monoprise quotidienne) et dépourvu d'effets secondaires cliniques ou métaboliques.

Prise en charge hygiéno-diététique

Les premières mesures thérapeutiques devant une HTA, quel que soit le niveau tensionnel, sont :

- **Réduction de l'apport sodé** (< 6 g/j.).
- **Réduction de la consommation d'alcool** (< 3 verres/j.).
- **Activité physique régulière.**
- **Réduction de la surcharge pondérale.**

En présence d'une HTA, le risque cardio-vasculaire est considérablement accru par le tabac, les dyslipidémies et le diabète. Il est indispensable de préconiser l'arrêt du tabac, de corriger une dyslipidémie ou de contrôler un diabète.

Traitement pharmacologique

Si les mesures hygiéno-diététiques restent insuffisantes, le traitement sera complété par l'adjonction d'un médicament antihypertenseur.

PROTOCOLE D'EXAMEN

RÉFÉRENCES MÉDICALES OPPOSABLES 1 : EXPLORATIONS

Prise en charge de l'HTA essentielle légère non compliquée de l'adulte, en dehors de la grossesse

Il n'y a pas lieu, devant une HTA légère (140 à 180 mmHg pour la systolique et/ou 90 à 105 mmHg pour la diastolique) non compliquée de l'adulte, en l'absence de signes d'orientation clinique ou biologique vers une HTA secondaire, de faire en première intention, des explorations radiologiques, ultrasoniques, endocriniennes ou isotopiques à visée étiologique.

Il n'y a pas lieu, dans une HTA légère non compliquée, quand le contrôle de l'HTA est satisfaisant, de répéter à titre systématique l'ECG plus d'une fois par an, sauf en cas de symptomatologie nouvelle.

Il n'y a pas lieu, quand le contrôle d'une HTA est satisfaisant et quand il n'y a pas d'hypertrophie ventriculaire gauche avérée ou de pathologie cardiaque associée, d'effectuer des échocardiogrammes.

DÉMARCHE INFIRMIÈRE

PRESCRIPTIONS DIÉTÉTIQUES EN CAS DE HTA

HTA isolée sans insuffisance rénale :
6-8 g sel/jour soit un régime peu salé.

Ce qui revient à éviter des aliments riches en sel, et les fromages secs tout en conservant le pain salé en quantité normale et en salant sans excès les plats cuisinés.

HTA avec insuffisance rénale (sans œdèmes ni insuffisance cardiaque) : ***4 à 6 g sel/jour soit un régime peu salé.***

Écarter, outre les aliments riches en sel, le sel utilisé pour la préparation des aliments (vinaigrette, plat chaud...). Pain salé en quantité contrôlée.

PROTOCOLE D'EXAMEN

RÉFÉRENCES MÉDICALES OPPOSABLES 2 : TRAITEMENT

Prise en charge de l'HTA essentielle légère non compliquée de l'adulte, en dehors de la grossesse

Il n'y a pas lieu d'instituer un traitement médicamenteux antihypertenseur avant de s'être assuré de la permanence d'une HTA légère, non compliquée, à au moins 3 consultations espacées sur une période d'au moins 2 mois.

Il n'y a pas lieu, dans une HTA légère non compliquée, de commencer un traitement antihypertenseur par plus d'un seul principe actif antihypertenseur, sauf association de diurétiques et toute autre association fixe prévue par l'Autorisation de mise sur le marché (AMM) pour être utilisée en première intention.

PHARMACOLOGIE

INHIBITEURS DE L'ENZYME DE CONVERSION

Dénomination	Conditionnement	Posologie usuelle
QUINAPRIL *Acuitel, Korec*	5 et 20 mg	1 comp./j. (20 mg).
BÉNAZÉPRIL *Cibacène, Briem*	5 et 10 mg	1 comp./j. (10 mg).
PÉRINDOPRIL *Coversyl*	2 et 4 mg	1 comp./j. (4 mg).
CILAZAPRIL *Justor*	0,5, 1 et 2,5 mg	1 comp./j.
CAPTOPRIL *Lopril, Captolane*	25 et 50 mg	2 comp./j. (25 mg).
TRANDOLAPRIL *Odrik*	0,5 et 2 mg	1 comp./j.
LISINOPRIL *Zestril, Prinivil*	5 et 20 mg	1 comp./j. (20 mg).
ÉNALAPRIL *Rénitec*	5 et 20 mg	1 comp./j. (20 mg).
RAMIPRIL *Triatec*	1,25, 2,5 et 5 mg	1 comp./j. (5 mg).

ACTION
Inhibent la transformation de l'angiotensine I en angiotensine II qui est un puissant vasoconstricteur.
Protection de la fonction rénale chez l'hypertendu.

INDICATIONS
♥♥♥ HTA.
Insuffisance cardiaque chronique congestive (débuter à faible dose).

CONTRE-INDICATIONS
Sténose bilatérale des artères rénales (ou unilatérale sur rein unique).
♠♠♠ Hyperkaliémie.
Grossesse.

ASSOCIATIONS DÉCONSEILLÉES
Diurétique épargneur de potassium (*Aldactone*, ...), potassium (*Kaléorid*,...).

EFFETS SECONDAIRES
Toux.
Hypotension artérielle.
Hyperkaliémie.
Augmentation de la créatinine.

Les grands essais thérapeutiques ont montré que le traitement de l'HTA par un **diurétique** ou par un **bêta-bloquant** permettait de réduire l'incidence des accidents vasculaires cérébraux mais qu'il n'avait qu'un effet modeste sur la morbi-mortalité liée aux complications coronariennes. Pour ces raisons, et en l'absence de supériorité démontrée des autres classes de médicaments antihypertenseurs dans l'HTA essentielle non compliquée, ces deux classes restent recommandées en première intention.

La première prescription antihypertensive médicamenteuse est une monothérapie, une association de diurétiques ou une bithérapie à faibles doses fixes ayant reçu l'autorisation de mise sur le marché (AMM) pour le traitement de première intention de l'HTA.

En cas d'échec, de contre-indications ou de situations particulières, les autres thérapeutiques utilisables en première intention sont les **inhibiteurs calciques**, les **inhibiteurs de l'enzyme de conversion (IEC)**. À l'heure actuelle, la majorité des médicaments ont des effets équivalents sur le niveau de pression artérielle et sont efficaces en monothérapie dans 50 % des HTA légères à modérées. Les **alpha-bloquants**, les **antihypertenseurs centraux** et les antagonistes de l'angiotensine II viennent en deuxième intention.

Hypertensions artérielles secondaires

Hypertension artérielle rénovasculaire

L'HTA secondaire à une *sténose de l'artère rénale* est la plus fréquente des hypertensions secondaires. Les chiffres couramment admis sont de 1 à 2 % sur l'ensemble des hypertendus.

Dans un tiers des cas, il s'agit de dysplasie de l'artère rénale, dans 2/3 de lésions athéromateuses. Ces lésions sont souvent bilatérales ou associées à

PHARMACOLOGIE

DIURÉTIQUES

Dénomination	Conditionnement	Posologie usuelle
Diurétiques de l'anse		
BUMÉTANIDE *Burinex*	1 mg	1 comp./j.
PIRÉTANIDE *Eurélix*	6 mg	1 gél/j.
FUROSÉMIDE *Lasilix*	20 (faible) et 40 mg	1 à 3 comp./j.
Lasilix Retard	60 mg	1 gél/j.
Diurétiques thiazidiques		
HYDROCHLOROTHIAZIDE *Ésidrex*	25 mg	1 comp./j.
INDAPAMIDE *Fludex*	2,5 et (1,5 mg LP)	1 comp./j.
CICLÉTANINE *Tenstaten*	50 mg	1 comp./j.
Épargneurs potassiques		
SPIRONOLACTONE *Aldactone*	50 et 75 mg	1 comp./j.
AMILORIDE *Modamide*	5 mg	1 comp./j.
Associations de diurétiques		
ALTIZIDE et SPIRONOLACTONE *Aldactazine*	5 et 25 mg	1 comp./j.
HYDROCHLOROTHIAZIDE et AMILORIDE *Modurétic*	50 et 5 mg	1 comp./j.
CYCLOTHIAZIDE et TRIAMTÉRÈNE *Cyclotériam*	3 et 150 mg	1 comp./j.
HYDROCHLOROTHIAZIDE et TRIAMTÉRÈNE *Prestole*	50 et 25 mg	1 comp./j.
FUROSÉMIDE et AMILORIDE *Logirène*	40 et 5 mg	1 comp./j.
FUROSÉMIDE et SPIRONOLACTONE *Aldalix*	20 et 50 mg	1 comp./j.

ACTION

Augmentent l'excrétion de sodium.

Les diurétiques de l'anse ont une action plus intense et plus brève.

Seuls les diurétiques de l'anse sont actifs en cas d'insuffisance rénale avancée.

Les associations fixes associent un diurétique hypokaliémiant à un diurétique épargneur de potassium.

INDICATIONS

♥♥♥ HTA : préférer un effet natriurétique peu intense et prolongé (associations +++).

Insuffisance cardiaque : préférer un diurétique peu hypokaliémiant.

Syndrome néphrotique : préférer un diurétique de l'anse.

CONTRE-INDICATIONS

Pour les diurétiques de l'anse et thiazidique : allergie aux sulfamides.

Pour les épargneurs potassiques : insuffisances rénale et hépatique sévères, hyperkaliémie.

Pour tous les diurétiques : déshydratation, grossesse.

ASSOCIATIONS DÉCONSEILLÉES

Pour les diurétiques de l'anse : aminosides, lithium.

♠♠ ***Pour les épargneurs potassiques*** : IEC, potassium.

Pour tous les diurétiques : surveillance particulière de la kaliémie en cas d'association avec : digitaliques, quinidiniques, laxatifs, corticoïdes. Les anti-inflammatoires diminuent l'action des diurétiques.

EFFETS SECONDAIRES

Déshydratation.

Hypokaliémie (hyperkaliémie avec les épargneurs potassiques).

Hyperglycémie.

Hypercholestérolémie.

PHARMACOLOGIE

BÊTA-BLOQUANTS

Dénomination	Conditionnement	Posologie usuelle
TERTATOLOL *Artex*	5 mg	1 comp./j.
PROPRANOLOL *Avlocardyl*	40 mg (160 LP)	4 comp./j. (1gél./j. LP).
CÉLIPROLOL *Célectol*	200 mg	1 comp./j.
BISOPROLOL *Détensiel, Soprol*	10 mg	1 comp./j.
BÉTAXOLOL *Kerlone*	20 mg	1 comp./j.
MÉTOPROLOL *Lopressor, Séloken*	100 mg (200 LP)	2 comp./j. (1 comp./j. LP).
ACÉBUTOLOL *Sectral 200*	200 mg	1 comp./j.
Sectral 400	400 mg	1 comp./j.
ATÉNOLOL *Ténormine*	100 mg	1 comp./j.
LABÉTALOL *Trandate*	200 mg	2 comp./j.
PINDOLOL *Visken 5*	5 mg	3 comp./j.
Visken 15	15 mg	1 comp./j.

ACTION

Abaissent la pression artérielle de façon plurifactorielle en ralentissant la fréquence cardiaque (effet chronotrope négatif), et en diminuant le débit cardiaque.

Diminuent la contractilité (effet inotrope négatif) et l'excitabilité du myocarde.

INDICATIONS

♥♥♥ HTA.

Angine de poitrine.

Infarctus du myocarde.

♥♥ Troubles du rythme ventriculaire et supraventriculaire.

CONTRE-INDICATIONS

Insuffisance cardiaque décompensée.

♠♠ Bloc auriculo-ventriculaire de haut degré non appareillé (faire un ECG).

Bradycardie < 50 batt./min.

Artériopathie des membres inférieurs.

Antécédent d'asthme ou de bronchopneumopathie chronique obstructive.

Syndrome de Raynaud.

ASSOCIATIONS DÉCONSEILLÉES

♠♠♠ *Cordarone, Tildiem, Isoptine, Cordium, Rythmol.*

PRÉCAUTION D'EMPLOI

Ne pas arrêter brutalement un traitement par bêta-bloquant.

EFFETS SECONDAIRES

Bradycardie importante.

Déclenchement d'une crise d'asthme.

Décompensation d'une insuffisance cardiaque.

Troubles de la conductivité intracardiaque.

Impuissance.

des lésions des autres territoires vasculaires (figure 7.1).

Physiopathologie

Lorsque la sténose est unilatérale, l'hypoperfusion rénale entraîne une élévation de la sécrétion de rénine, responsable de l'élévation tensionnelle. Selon la sévérité de l'hypertension, cette phase dure de 2 à 5 ans. Dans une deuxième phase, la survenue de lésions vasculaires au niveau du rein non sténosé entraîne une altération fonctionnelle bilatérale, et la réversibilité de l'HTA par la correction de la sténose devient aléatoire.

Diagnostic

Les arguments du diagnostic sont :

- **Résistance au traitement, sévérité de l'hypertension.**
- **Autres localisations athéromateuses** (coronaires, membres inférieurs…).
- **Hypokaliémie.**

PHARMACOLOGIE

INHIBITEURS CALCIQUES

Dénomination	Conditionnement	Posologie usuelle
Dihydropyridines		
AMLODIPINE *Amlor*	5 mg	1 gél./j.
FÉLODIPINE *Flodil LP*	5 mg	1 comp./j.
ISRADIPINE *Icaz*	2,5 et 5 mg	1 comp./j. (5 mg).
LACIDIPINE *Caldine*	2 et 4 mg	1 comp./j. (4 mg).
NICARDIPINE *Loxen LP*	50 mg	2 gél./j.
NIFÉDIPINE *Adalate LP*	20 mg	2 comp./j.
NIFÉDIPINE *Chronadalate*	30 mg	1 comp./j.
NITRENDIPINE *Baypress, Nidrel*	20 mg	1 comp./j.
Autres		
DILTIAZEM *Deltazen LP, Dilrène LP*	300 mg	1 gél./j.
Mono-Tildiem LP	200 et 300 mg	1 gél./j.
VÉRAPAMIL *Isoptine LP*	240 mg	1 comp./j.

ACTION

Inhibent l'entrée de calcium dans la fibre musculaire lisse s'opposant ainsi à la contraction.
Les dihydropyridines ont un effet vasodilatateur prédominant.
Le diltiazem et le vérapamil ralentissent la fréquence cardiaque et sont vasodilatateurs.

INDICATIONS

♥♥♥ HTA.
♥ Angine de poitrine pour l'*Amlor* à la même posologie.

CONTRE-INDICATIONS

Grossesse (précaution d'emploi).
♠♠♠ Pour le diltiazem et le vérapamil : bloc auriculo-ventriculaire, dysfonctionnement sinusal (ECG), Insuffisance cardiaque décompensée.

ASSOCIATIONS DÉCONSEILLÉES

Dantrium.
Pour le diltiazem et le vérapamil : bêta-bloquants, certains antiarythmiques.

EFFETS SECONDAIRES

Ils sont essentiellement liés à la vasodilatation : flush, céphalées, œdèmes, tachycardie,...
Pour le diltiazem et le vérapamil : bloc auriculo-ventriculaire.

- **La rénine et l'aldostérone sans traitement sont élevées.**
- **L'échographie, le cliché d'abdomen sans préparation, ou le premier temps néphrographique de l'UIV** peuvent montrer un rein plus petit.
- **La scintigraphie** montre un retard de temps d'invasion vasculaire (voir page 59).
- **Les examens non invasifs** comme l'écho-Doppler et l'imagerie par résonance magnétique (IRM) vasculaire permettent avec une précision croissante de dépister une sténose et d'évaluer son retentissement hémodynamique, mais la certitude n'est encore apportée que par l'artériographie.

TRAITEMENT. Il a deux objectifs : normaliser la pression artérielle et protéger la fonction rénale.

- **Le traitement médical** permet le plus souvent la normalisation tensionnelle surtout si on emploie les

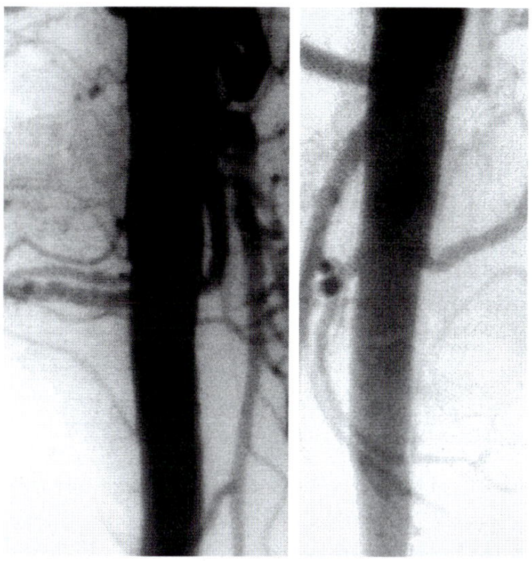

Fig. 7.1 Dysplasie bilatérale étendue à droite, courte et proximale à gauche.

IEC ou les bêta-bloquants. Les IEC peuvent aggraver l'insuffisance rénale et une surveillance des taux de créatinine et du potassium est nécessaire.

▸ **La dilatation endoluminale,** souvent réalisée au cours de l'artériographie, est simple et à faible risque immédiat. Son efficacité est durable en cas de sténose dysplasique. Dans les sténoses athéromateuses, la récidive est fréquente et une nouvelle dilatation est souvent nécessaire après un délai de 6 mois à 3 ans.

▸ **La chirurgie** pour sténose de l'artère rénale peut être réalisée d'emblée, pour des lésions étendues, ou après échec de la dilatation endoluminale.

– Pour les lésions du tronc de l'artère rénale, un pontage peut être réalisé à l'aide d'un greffon saphène, artériel ou prothétique. Une autre alternative est de réaliser une autotransplantation simple. Ce geste, apparemment plus complexe à réaliser permet en fait de reperméabiliser les sténoses du tronc de l'artère rénale avec un meilleur résultat que les simples pontages.

– Pour les lésions s'étendant à plusieurs branches de l'artère rénale, un pontage *in situ* n'est souvent pas possible et la seule technique réalisable si l'on veut éviter une néphrectomie est de pratiquer un remplacement extracorporel de l'artère rénale. Le matériel utilisé dans ces cas est soit l'artère hypogastrique, soit un greffon saphène branché. La chirurgie extracorporelle pour lésions des branches de l'artère rénale permet de sauver des reins pour lesquels une indication de néphrectomie aurait préalablement été posée.

– Dans les cas d'anévrysmes de l'artère rénale, une réparation *in situ* peut être réalisée dans les cas simples (endo-anévrysmes) ou bien, si l'anévrysme implique plusieurs branches, une réparation extracorporelle peut être tentée.

La chirurgie ouverte pour lésions de l'artère rénale comporte une morbidité plus importante que la dilatation endoluminale mais elle apporte souvent un résultat plus complet. Elle doit donc être réalisée chez des patients sélectionnés.

Hypertension artérielle d'origine endocrinienne

De nombreuses pathologies endocriniennes sont responsables ou associées à une HTA : essentiellement hyperaldostéronisme primaire et phéochromocytome, beaucoup plus rarement : acromégalie, dysthyroïdies, hypercortisolisme.

Hyperaldostéronisme primaire

L'hyperaldostéronisme primaire est une cause rare d'HTA (< 1 %) rencontrée entre 30 et 50 ans avec une prédominance féminine. L'aldostérone est le principal minéralocorticoïde synthétisé dans la corticosurrénale. Sa sécrétion est stimulée par l'angiotensine II. L'aldostérone augmente la réabsorption tubulaire de sodium et l'excrétion de potassium. La rétention de sodium et d'eau est insuffisante pour l'apparition d'œdèmes mais suffisante pour entraîner une hypertension artérielle.

▸ **Le diagnostic** est suspecté devant une HTA associée à une hypokaliémie. L'HTA rencontrée dans les hyperaldostéronismes primaires est habituellement modérée mais des cas d'HTA malignes ont été décrits. Les signes cliniques accompagnateurs sont pauvres, très inconstants et en rapport avec l'hypokaliémie. On retrouve parfois une simple fatigabilité et des crampes musculaires. L'élément le plus important du diagnostic est une hypokaliémie associée à une kaliurèse élevée. Le dosage de la kaliémie doit être répété 2 à 3 fois. Les modalités de prélèvement sanguin sont essentielles : sans garrot et sans contraction musculaire locale. Toute hypokaliémie inexpliquée < 3,6 mmol/L, doit être considérée comme suspecte.

La confirmation du diagnostic s'appuie sur l'augmentation de la sécrétion d'aldostérone associée à une sécrétion de rénine basse. Les conditions de prélèvements sont très strictes : patient en régime normosodé chez lequel toute thérapeutique a été arrêtée depuis au moins 3 semaines. L'excrétion urinaire sur 24 heures de l'aldostérone est augmentée.

▸ **Un hyperaldostéronisme primaire est la conséquence d'un adénome sécrétant (*syndrome de Conn*) ou d'une hyperplasie bilatérale des surrénales.** Le diagnostic est habituellement réalisé grâce au scanner des surrénales qui permet de différencier un adénome (70 %) d'une hyperplasie bilatérale des surrénales. Il est aussi possible de réaliser des dosages veineux étagés d'aldostérone pour mettre en évidence une hypersécrétion unilatérale d'aldostérone.

▸ **Le traitement** du syndrome de Conn est chirurgical (normalisation de la pression artérielle dans 50 à 70 % des cas), tandis que celui des hyperplasies bilatérales fait appel aux inhibiteurs compétitifs de l'aldostérone (*Aldactone*).

Phéochromocytome

Le phéochromocytome est une cause très rare d'HTA (moins de 0,2 %) liée à la sécrétion autonome de catécholamines par une tumeur habituellement bénigne et située dans la médullo-surrénale, chirurgicalement curable. Les phéochromocytomes produisent les catécholamines en grandes quantités.

Devant une HTA qui peut être permanente ou paroxystique, c'est grâce aux signes cliniques accompagnateurs que le diagnostic va être suspecté : la classique triade céphalées, palpitations, sueurs doit faire rechercher un phéochromocytome.

- **Le diagnostic positif** repose sur la mise en évidence de la sécrétion d'une quantité anormalement élevée de catécholamines ou surtout de ses métabolites (dérivés méthoxylés) dans les urines. Il convient de réaliser ces dosages chez un patient au repos ne prenant pas de bêta-bloquants depuis au moins 15 jours. Il est indispensable de s'assurer d'un recueil complet des urines (créatininurie > 9 mmol/ 24 heures).

Les diagnostics topographique et d'extension reposent sur les techniques d'imagerie : scanner, imagerie par résonance magnétique nucléaire, scintigraphie.

- **Le traitement** du phéochromocytome est chirurgical. Les crises hypertensives seront contrôlées par la phentolamine, les épisodes de tachycardie par un alpha- et bêta-bloquant. La surveillance postopératoire immédiate sera étroite. Après chirurgie, 75 % des patients sont normotendus.

Hypertension artérielle de la grossesse

Introduction

L'hypertension au cours de la grossesse reste la principale cause de morbidité et de mortalité maternelle, fœtale et néonatale. Le bénéfice du traitement est essentiellement maternel mais n'améliore que peu le pronostic fœtal.

Pression artérielle au cours d'une grossesse normale

Au cours de la grossesse normale, les pressions artérielles systolique et diastolique diminuent progressivement jusqu'à la 16e-20e semaine de gestation, en moyenne de 9 mmHg pour la systolique et de 15 mmHg pour la diastolique, suite à la baisse des résistances vasculaires. Puis elles augmentent progressivement pour atteindre, au terme de la gestation, des valeurs de pression artérielle identiques à celles précédant la grossesse. Ainsi, les limites normales de pression artérielle diastolique sont de 75 mmHg au cours du 2e trimestre et de 85 mmHg durant le 3e trimestre.

Classification des différents types d'hypertension

Une hypertension est définie par une pression artérielle supérieure à 140/90 mmHg quel que soit le stade de la grossesse. On distingue :

- **Prééclampsie-éclampsie.**
- **Hypertension chronique** quelle que soit son étiologie.
- **Hypertension chronique** avec prééclampsie surajoutée.
- **Hypertension tardive.**

Prééclampsie-éclampsie

La prééclampsie est une anomalie spécifique de la grossesse. La pression artérielle antérieure à la grossesse est normale, elle revient rapidement à la normale après l'accouchement. La prééclampsie est caractérisée par l'association HTA et protéinurie (> 500 mg/j.). Fréquemment, une hyperuricémie, des œdèmes sont associés et parfois des troubles de la coagulation et/ou une atteinte hépatique. La prééclampsie survient plus volontiers chez les primipares à partir de la 20e semaine de gestation. Les signes cliniques de gravité de la prééclampsie sont : HTA supérieure à 160/110 mmHg, douleur épigastrique, oligurie, troubles visuels ou cérébraux, OAP, cyanose. La prééclampsie peut progresser rapidement et atteindre le stade d'éclampsie. L'éclampsie, urgence médico-chirurgicale menaçant à court terme le pronostic fœto-maternel, est caractérisée par des convulsions.

Hypertension chronique quelle que soit son étiologie

Ce diagnostic repose sur la notion d'antériorité de l'HTA à la grossesse. Ce diagnostic est parfois difficile à poser. Une pression artérielle supérieure à 140/85 mmHg au cours du premier trimestre est un argument évocateur. L'HTA essentielle est la plus fréquente et la pression artérielle se normalise souvent durant le 2e trimestre. Un élément de mauvais pronostic est l'absence de baisse de la PA au 2e trimestre.

Hypertension chronique compliquée de prééclampsie

Chez ces femmes, le pronostic est un peu plus pessimiste et le diagnostic différentiel entre prééclampsie et grossesse sur néphropathie méconnue ne pourra le plus souvent être porté qu'*a posteriori*. Les grossesses survenant chez des femmes atteintes de glomérulonéphrites ou de sténose de l'artère rénale ont le plus mauvais pronostic et sont les plus difficiles à traiter.

Hypertension tardive

Ce diagnostic ne sera porté que devant une HTA isolée (sans protéinurie) ne survenant que dans les stades tardifs de la grossesse et/ou après l'accouchement.

Physiopathologie de l'HTA au cours de la grossesse

L'ischémie placentaire est constante. Le flux plasmatique rénal et le débit de filtration glomérulaire sont diminués.

Traitement de l'HTA de la grossesse

Traitement curatif de l'HTA gestationnelle

Une mesure importante est le repos de plusieurs heures chaque jour en décubitus latéral gauche. L'arrêt du tabac et une modération de la consommation sodée sont de même souhaitables. Le traitement antihypertenseur, qui ne modifie que peu le pronostic fœtal, doit être réservé aux HTA menaçant le pronostic maternel. La baisse pressionnelle doit être obtenue de façon progressive afin de ne pas diminuer brutalement la perfusion placentaire (évaluée par écho-Doppler).

Le choix d'un antihypertenseur repose sur l'absence de toxicité fœtale et la bonne tolérance du produit. Les antihypertenseurs centraux (*Aldomet, Catapressan*), les vasodilatateurs (*Népressol*) sont fréquemment utilisés. Les bêta-bloquants font courir un risque d'hypotrophie fœtale. Les diurétiques qui diminuent la perfusion placentaire sont à proscrire. Les IEC ont une toxicité fœtale, les inhibiteurs calciques ont un potentiel tératogène chez l'animal mais ne sont pas formellement contre-indiqués. En pratique, lorsqu'une grossesse survient chez une femme hypertendue traitée par diurétique ou IEC, il convient de les arrêter.

Prévention de la prééclampsie

De nombreux traitements préventifs de la prééclampsie ont été proposés, mais le seul qui ait prouvé une certaine efficacité est l'administration de faibles doses d'aspirine (100 mg/j.). Ce traitement réduit le risque d'hypertension artérielle, la fréquence des césariennes, la mortalité néonatale et tend à augmenter le poids de naissance. L'aspirine à faible dose est parfaitement tolérée et ne fait pas encourir de risque hémorragique supplémentaire.

Hypertension artérielle maligne ou accélérée

Révélée par des céphalées souvent vives, des troubles visuels, une perte de poids, l'HTA maligne est définie par une pression artérielle diastolique ≥ 130 mmHg, associée à des signes de retentissement viscéral :

- **Rétiniens** : hémorragies et exsudats (stade III) et œdème papillaire (stade IV).
- **Cardiaques** : hypertrophie ventriculaire gauche, œdème pulmonaire aigu, avec, à l'auscultation, un galop et des signes congestifs des bases pulmonaires.
- **Rénaux** : protéinurie ≥ 1 g/24 heures, hématurie microscopique, et surtout insuffisance rénale rapidement progressive. Hypokaliémie et alcalose métabolique sont fréquentes. Il existe souvent une hyponatrémie. Rénine et aldostérone sont très élevées.
- **Neurologiques :** troubles de la conscience, convulsions.
- **Digestifs** : nausées, douleurs épigastriques.
- **Hématologiques** : hémolyse, coagulation intravasculaire.

L'HTA maligne peut être primitive ou secondaire. Elle peut survenir d'emblée sous sa forme maligne dans un contexte d'HTA secondaire, ou succéder à une phase plus ou moins longue d'hypertension artérielle essentielle modérée. Sa fréquence a diminué du fait de la surveillance tensionnelle de la population.

L'angiographie rénale peut montrer des lésions tronculaires sténosantes, mais les signes spécifiques sont ceux d'une ischémie corticale avec des images d'arrêt brutal de la circulation sous-corticale. Ces aspects sont confirmés par les mesures de débit sanguin intrarénal.

Affections héréditaires et congénitales de l'appareil urinaire

8

Néphropathies héréditaires et congénitales

Introduction

Ces maladies rénales sont isolées ou intégrées à des maladies héréditaires complexes. Bien qu'héréditaires ou congénitales, elles peuvent ne se révéler qu'à l'âge adulte.

Classification

On distingue :

– les maladies kystiques;

– les maladies glomérulaires et tubulo-interstitielles familiales;

– les anomalies héréditaires du métabolisme ayant un retentissement rénal.

Maladies kystiques

La présence de kystes au niveau rénal n'est pas synonyme de maladie héréditaire. Les kystes simples isolés sont fréquents chez l'adulte âgé. La dysplasie multikystique est la première cause de kystes rénaux chez le nouveau-né. Ces deux maladies ne sont pas héréditaires.

Parmi les maladies kystiques rénales génétiquement transmises, les plus fréquentes sont les polykystoses.

Kystes simples isolés

Pathologie fréquente, caractérisée par la présence de kystes au niveau d'un ou des deux reins, unique ou en faible nombre (moins de 5 par rein). Leur taille est variable, mais peut atteindre 5 à 10 cm de diamètre.

Le plus souvent totalement asymptomatiques, ils peuvent être compressifs lorsqu'ils sont très volumineux.

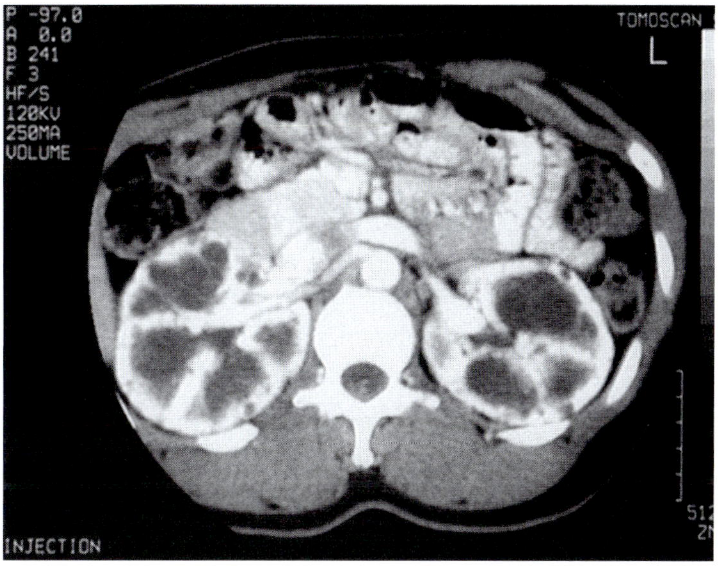

Fig. 8.1 Volumineux kystes rénaux bilatéraux sur un scanner.

En général découverts par une échographie rénale faite pour une autre raison, ils ne nécessitent pas d'autres explorations, sauf en cas de doute diagnostique avec un cancer rénal ou un kyste hydatique.

Les kystes simples sont en général non compliqués. S'ils sont douloureux ou infectés, il est nécessaire d'envisager un traitement chirurgical. La simple ponction est en général inefficace. L'alcoolisation ou l'injection de Polyvinyl Polyodine peuvent être proposées pour les kystes inférieurs à 4 cm; pour les kystes plus volumineux, un traitement par cœlioscopie ou rétropéritonéoscopie est indiqué.

Polykystose rénale autosomique dominante

Maladie rénale héréditaire la plus fréquente, elle est transmise sur le mode autosomique dominant (gène le plus fréquent sur le chromosome 16). Elle atteint 1/1 000 individus et cause 6 à 7 % des cas d'insuffisance rénale terminale.

Elle se caractérise par la présence dans les deux reins d'innombrables kystes, les reins étant augmentés de volume (jusqu'à 20 cm de plus grand axe) et de poids (jusqu'à plusieurs kilogrammes par rein) (figure 8.1).

Les kystes peuvent être présents dès la naissance, mais les premiers symptômes n'apparaissent qu'entre 30 et 50 ans.

Les symptômes habituels sont les suivants :
- une hypertension artérielle;
- des douleurs abdominales ou lombaires;

Les complications sont fréquentes :
- infection d'un ou plusieurs kystes : douleurs plus importantes, syndrome infectieux, signes d'infection urinaire;
- hémorragie intrakystique : douleurs plus importantes, hématurie macroscopique;
- lithiase.

Le diagnostic repose sur l'échographie. Elle peut être normale avant 30 ans.

L'évolution est marquée par une dégradation de la fonction rénale; 70 % des patients atteignent le stade d'insuffisance rénale terminale, à un âge moyen de 55 ans.

Le traitement est symptomatique.

Maladies fréquemment associées :
- kystes hépatiques;
- anévrysmes artériels cérébraux;
- anomalies valvulaires cardiaques.

Polykystose rénale autosomique récessive

Beaucoup plus rare, elle atteint 1/40 000 enfants. Le gène est localisé sur le chromosome 6.

La maladie se révèle dès les premiers mois de vie par l'existence de gros reins, d'une hypertension artérielle ou la survenue d'infections urinaires. L'évolution vers l'insuffisance rénale est plus rapide que dans la polykystose dominante, mais le stade terminal est rarement atteint avant 15 ans. Le diagnostic est échographique. Le traitement est symptomatique.

Des lésions de dysgénésie biliaire et de fibrose hépatique sont constamment associées mais souvent asymptomatiques.

Maladies glomérulaires et tubulo-interstitielles

Syndrome d'Alport

Maladie héréditaire de transmission génétique le plus souvent liée au chromosome X. Elle est due à une anomalie du collagène IV de la membrane basale glomérulaire. Responsable, dans l'enfance, d'une hématurie microscopique permanente associée à des épisodes d'hématurie macroscopique, la néphropathie évolue vers l'insuffisance rénale terminale, entre 20 et 50 ans. Une surdité est fréquemment associée, parfois des anomalies oculaires.

Néphronophtise

Néphropathie tubulo-interstitielle chronique, de transmission le plus souvent autosomique récessive (gène NPH1, chromosome 2). Elle se révèle entre 6 et 10 ans par une polyurie polydipsie, un risque de déshydratation et de retard de croissance. Elle évolue vers l'insuffisance rénale terminale avant 25 ans. Le traitement est symptomatique, jusqu'à la transplantation rénale.

Anomalies héréditaires du métabolisme

Cystinose infantile

Liée à l'accumulation de cystine, par déficit enzymatique, à transmission autosomique récessive (chromosome 17). Elle se manifeste par une polyurie polydipsie et des troubles digestifs dès les premiers mois de vie, avec risque de déshydratation et de retard de croissance. Sans traitement, l'insuffisance rénale terminale est atteinte avant 10 ans et la surcharge en cystine lèse de nombreux organes. Le traitement comporte : hydratation, indométacine, cystéamine qui ralentit l'évolution, puis transplantation rénale.

Oxalose

Liée à un déficit enzymatique hépatique, à transmission autosomique récessive, qui conduit à une hyperoxalurie, cause de lithiases dans l'enfance, puis de dépôts rénaux responsables d'une insuffisance rénale terminale avant 20 ans. Le traitement associe : hydratation, vitamine B_6 puis double transplantation du foie et du rein.

Malformations congénitales de l'appareil urinaire et génital

Malformations congénitales de l'appareil urinaire

Introduction

Depuis l'avènement de l'échographie obstétricale anténatale, la plupart des malformations de l'appareil urinaire sont détectables en période anténatale. Bien que peu de mesures thérapeutiques soient prises en période anténatale, ce diagnostic précoce permet la mise en route d'un traitement adapté dès les premières heures de vie.

Les anomalies de la jonction pyélo-urétérale (figure 8.2)

Elles font partie des anomalies les plus fréquemment détectées en période anténatale. Elles se traduisent échographiquement pendant la grossesse par une dilatation d'un ou des deux bassinets.

LE DIAGNOSTIC est confirmé dans les jours qui suivent la naissance par une nouvelle échographie et après le premier mois de vie par une scintigraphie rénale qui permet d'objectiver l'anomalie d'écoulement des urines. La scintigraphie utilise le Mag 3 qui permet d'avoir une idée de la fonction relative de chacun des reins et de leur drainage.

Une très grande majorité (80 %) de ces anomalies de l'écoulement des urines au niveau de la jonction pyélo-urétérale évoluera spontanément favorablement et ne nécessitera pas de geste chirurgical.

Beaucoup plus rarement de nos jours, le diagnostic d'anomalie de la jonction pyélo-urétérale est diagnostiqué devant des signes cliniques. Ceux-ci sont essentiellement représentés par l'infection urinaire mais aussi les douleurs, plus rarement l'hématurie et l'hypertension artérielle. Là encore, l'échographie et la scintigraphie rénale permettent de faire le diagnostic (figure 8.3).

LES INDICATIONS OPÉRATOIRES des anomalies congénitales de la jonction pyélo-urétérale sont représentées par les formes bilatérales, les jonctions dites symptomatiques, c'est-à-dire accompa-

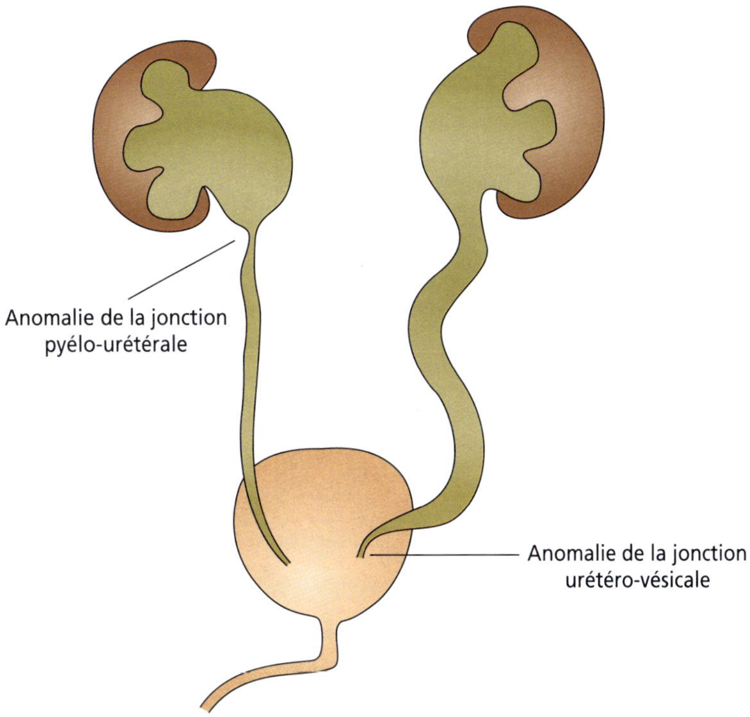

Fig. 8.2 Schéma des anomalies de la jonction pyélo-urétérale et de la jonction urétéro-vésicale.

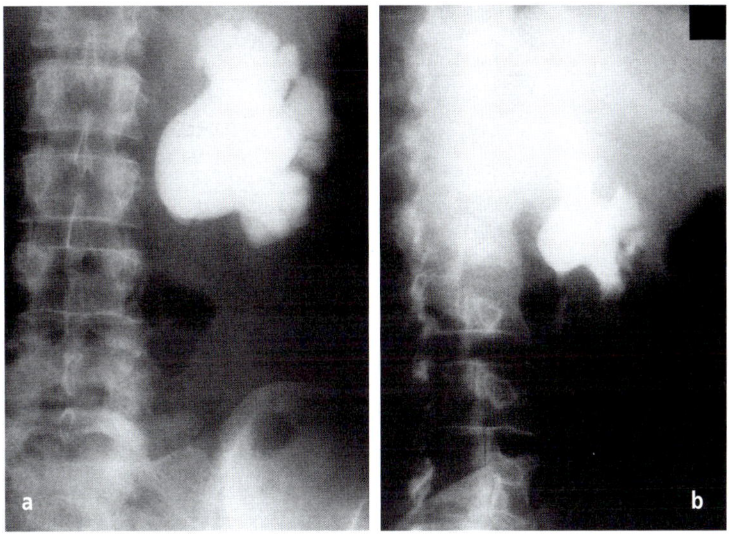

Fig. 8.3 Maladie de la jonction pyélo-urétérale avec distension en boule des calices en amincissement parenchymateux (a). Aspect postopératoire avec un bon passage de l'urine dans la jonction et diminution de la dilatation des calices (b).

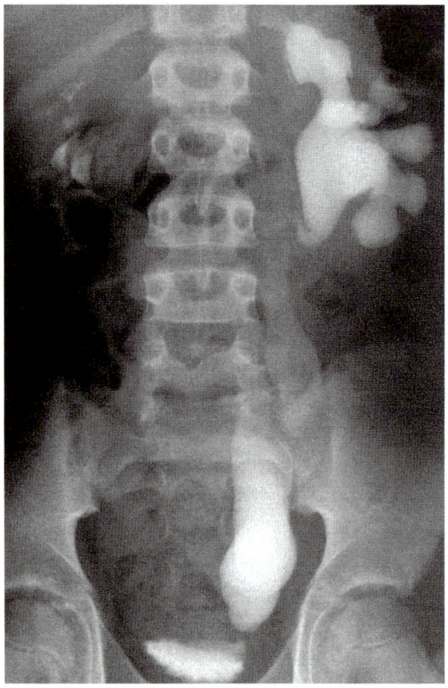

Fig. 8.4 Méga-uretère obstructif avec voies excrétrices contro-latérales normales.

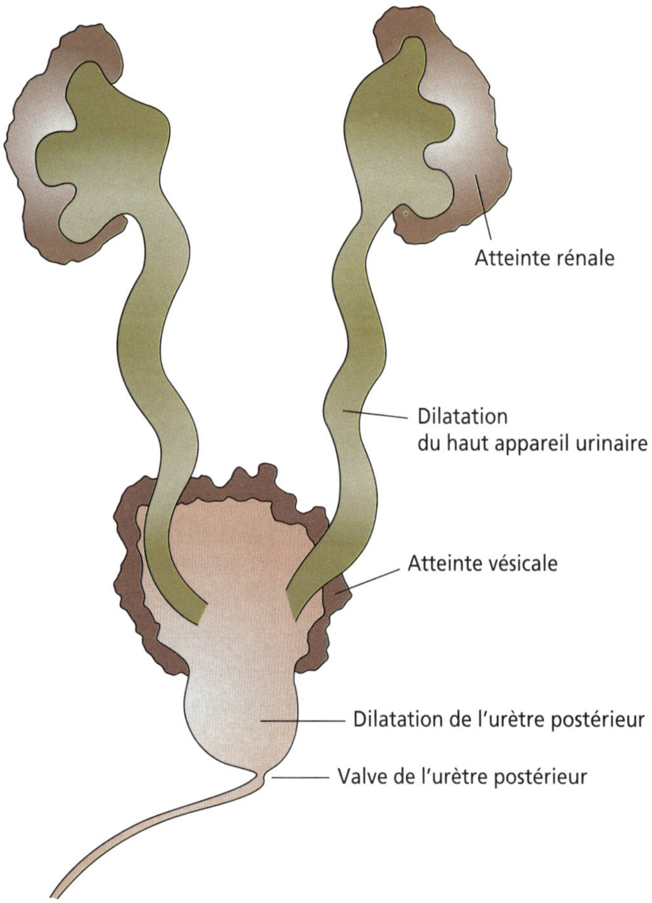

Fig. 8.5 Schéma des anomalies de la jonction urétéro-vésicale.

gnées de signes cliniques, en particulier douleurs et infection urinaire, les jonctions accompagnées de baisse de la fonction rénale ipsilatérale et d'une aggravation de la dilatation échographique.

L'INTERVENTION CHIRURGICALE consiste à enlever l'obstacle, en réalisant une résection-anastomose de la jonction pyélo-urétérale.

La technique la plus communément utilisée est celle de Anderson-Hynes. L'enfant reste habituellement hospitalisé 3 à 4 jours en postopératoire et un traitement antibiotique de couverture prophylactique est habituellement laissé en place pendant une période de 3 mois. Le drainage de l'anastomose nouvellement formée varie considérablement d'un chirurgien à l'autre et ne sera pas détaillé ici.

Les anomalies d'écoulement des urines au niveau de la jonction urétéro-vésicale

Elles sont essentiellement représentées par les méga-uretères, c'est-à-dire les obstacles situés au niveau de la partie distale de l'uretère (figure 8.4). Là encore, le diagnostic anténatal fait merveille et nécessite toujours en période postnatale immédiate une confirmation échographique et scintigraphique.

L'attitude thérapeutique est très similaire de celles des jonctions pyélo-urétérales, puisque seules les jonctions symptomatiques sont opérées ou celles s'accompagnant d'une aggravation de la fonction rénale sus-jacente et de la dilatation de l'uretère et du rein sus-jacent (figure 8.5).

Le reflux vésico-urétéro-rénal

Là encore, ce diagnostic peut être suspecté en période anténatale par la dilatation du haut appareil urinaire. Le diagnostic postnatal repose sur l'échographie et surtout la cystographie mictionnelle par produit de contraste qui permet de visualiser le reflux et par la scintigraphie DMSA[1] qui permet de visualiser les anomalies du parenchyme rénal, parfois associées au reflux vésico-urétéro-rénal.

Il est important de souligner que la plupart des reflux vésico-urétéro-rénaux suspectés en période anténatale le sont chez des enfants mâles.

1. DMSA : acide dimercaptosuccinique (voir définition page 59).

Une fois le reflux diagnostiqué, l'enfant est placé sous de petites doses d'antibiotiques afin de prévenir le risque d'infection urinaire. Il semble en effet, qu'un des risques principaux du reflux vésico-urétéro-rénal est celui de faire pénétrer à l'intérieur du parenchyme rénal des urines infectées. Celles-ci peuvent entraîner des cicatrices rénales responsables à terme d'une baisse de la fonction rénale, voire d'une insuffisance rénale chronique ou terminale.

Le traitement repose donc essentiellement sur la prise quotidienne d'antibiotiques à dose prophylactique afin de prévenir le risque d'infection urinaire. Une majorité de reflux vésico-urétéro-rénaux disparaîtra spontanément avec la croissance de l'enfant, surtout chez la fille.

Ne sont opérés que les reflux qui s'infectent malgré le traitement antibiotique prophylactique et les reflux s'accompagnant d'une baisse de la fonction du rein sus-jacent suivis régulièrement par le DMSA.

Les tumeurs du rein chez l'enfant

La tumeur de Wilms ou néphroblastome

Il s'agit là de la tumeur la plus fréquente de l'enfant qui se traduit essentiellement par le développement d'une masse intra-abdominale, souvent repérée par la mère au moment de la toilette. Le diagnostic sera confirmé par l'échographie et le traitement repose essentiellement sur la chimiothérapie et la chirurgie.

La radiothérapie peut également être utilisée dans les formes les plus avancées.

Les formations kystiques du rein chez l'enfant

Il s'agit principalement de la dysplasie multikystique de l'enfant.

Le parenchyme rénal est remplacé par des grappes de kystes non fonctionnels. Là encore l'échographie anténatale confirmée par l'échographie postnatale permet de conduire au diagnostic. Dans la très grande majorité des cas, ces reins multikystiques disparaissent en grande partie spontanément avec la croissance, et ne nécessitent pas d'intervention chirurgicale.

Les malformations congénitales rares du bas appareil urinaire

Elles sont essentiellement représentées par l'exstrophie vésicale et l'exstrophie du cloaque.

Il s'agit de malformations pour lesquelles le diagnostic anténatal est possible, mais nécessite un œil exercé.

En pratique, la vessie apparaît ouverte à la peau à la naissance, ainsi que la filière cervico-urétrale. Ce sont des malformations graves nécessitant des gestes opératoires lourds comprenant à la naissance la fermeture de la vessie, puis vers 3-4 ans la réparation de la filière cervico-urétrale. Ces malformations ne doivent être opérées que dans des services ultraspécialisés.

Les malformations génitales de l'enfant

Elles sont essentiellement représentées par les testicules non descendus chez le garçon, les anomalies de la verge chez le garçon et les syndromes de virilisation chez la fille.

Les testicules non descendus chez le garçon

Il s'agit d'une anomalie très commune puisqu'on la rencontre chez 1 % des garçons à l'âge de 1 an. Le diagnostic est essentiellement clinique, par la palpation du canal inguinal et des bourses. Cette malformation est le plus souvent isolée mais parfois associée à un syndrome endocrinien ou génétique plus complexe.

Tout enfant mâle, présentant un testicule non descendu associé à d'autres malformations génitales ou présentant des testicules non descendus bilatéraux, doit être confié à l'endocrinologue pédiatre qui s'assurera qu'il n'existe pas de malformation sous-jacente.

Aucune investigation paraclinique, en dehors de la laparoscopie n'est nécessaire pour le diagnostic de testicule non descendu.

L'âge idéal pour abaisser le testicule se situe entre 8 mois de vie et 2 ans. Au-delà de 2 ans, des lésions histologiques peuvent être détectées au niveau des lignées germinales du testicule.

LES PRINCIPALES COMPLICATIONS du testicule non descendu sont représentées par :

- La **cancérisation** du testicule dont le risque est multiplié par 30 ou 40 en cas de testicule non descendu. C'est la raison pour laquelle une surveillance des testicules non descendus est très importante et, au moindre doute, une consultation auprès d'un urologue doit être réalisée.
- La deuxième complication est l'**infertilité**, les testicules non descendus bilatéraux étant souvent associés à une baisse significative de la fertilité.
- La troisième complication est celui du **traumatisme** et de la **torsion** sur testicule non descendu, du fait des anomalies d'attache de ces testicules.

IL EXISTE ÉGALEMENT DES TRAITEMENTS HORMONAUX permettant la descente du testicule, qui sont principalement représentés par l'hCG. Il s'agit de traitements controversés dans cette spécialité, la chirurgie conservant un rôle essentiel.

Le nouveau point, ces dernières années, est le développement de la laparoscopie, qui permet non seulement d'identifier le testicule et son niveau dans la cavité abdominale mais qui permet aussi, dans certains cas, de traiter partiellement l'abaissement du testicule.

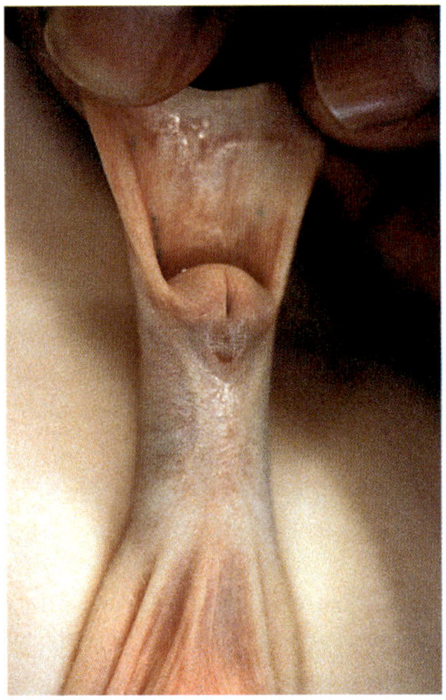

Fig. 8.6 Hypospade pénien antérieur avec aspect typique du prépuce en tablier de sapeur.

Les malformations congénitales de la verge chez le garçon

Elles sont essentiellement représentées par l'hypospade dont l'incidence s'est considérablement accrue ces dernières années, probablement à cause de facteurs environnementaux (figure 8.6).

LA DÉFINITION de l'hypospade est une hypoplasie des tissus formant la face ventrale de la verge et se caractérise anatomiquement par une anomalie de position du méat urétral, une coudure ventrale de la verge et un excès de peau préputiale sur la face dorsale de la verge (tablier de sapeur). La fréquence actuelle dans la population est de 1 grossesse masculine pour 300.

L'ÂGE IDÉAL pour réparer cette malformation se situe entre 15 et 18 mois.

Il s'agit d'une chirurgie complexe, qui doit être confiée à certains centres très spécialisés. Même entre les meilleures mains, le taux de complications reste élevé, autour de 15 à 20 %, avec en particulier un risque de fistule qui représente la complication essentielle.

L'excès de virilisation de l'appareil génital féminin

Il se rencontre dans plusieurs situations mais essentiellement dans l'hyperplasie surrénale congénitale, c'est-à-dire dans une anomalie de la synthèse des hormones surrénaliennes. Ces petites filles ont reçu au cours de la grossesse une quantité excessive d'hormones mâles qui a entraîné une virilisation de leur appareil génital.

À la naissance, l'organe clitoridien est beaucoup plus développé qu'à la normale et ressemble à un petit pénis. Le vagin ne s'ouvre pas au niveau du plancher périnéal et il n'existe qu'un seul orifice à la base du clitoris, conduisant à la fois à la vessie et au vagin. Cette anomalie de la synthèse des hormones surrénaliennes nécessite en premier lieu une prise en charge endocrinienne car ces enfants sont métaboliquement menacées et, deuxièmement, une prise en charge chirurgicale qui se fait vers l'âge de 6 mois où est réalisée une réduction de la taille du clitoris, un abaissement du vagin au plancher périnéal et une reconstruction cosmétique du périnée.

Malformations plus rares

Il en existe (mais elles ne seront pas développées ici) telles que l'épispade qui entre dans le cadre plus complexe de l'exstrophie vésicale, où l'urètre reste ouvert sur la face dorsale de la verge. Là encore, la reconstruction est complexe et nécessite un chirurgien très spécialisé.

Anomalies congénitales de l'urètre en dehors de l'hypospade

Chez le garçon, il existe une anomalie d'écoulement des urines au niveau de l'urètre qui est particulièrement fréquente et particulièrement grave, nommée « valves de l'urètre postérieur ». Il s'agit d'un obstacle situé au niveau de l'urètre postérieur empêchant les urines de s'écouler librement. Malheureusement, cet obstacle se développe tôt au cours de la grossesse et entraîne des dégâts vésicaux, urétéraux et rénaux, très sévères.

Le diagnostic anténatal est possible, et ce sont dans ces cas-là que certaines équipes proposent des traitements avant la naissance, consistant à placer, entre la vessie de l'enfant et la cavité amniotique, une dérivation interne, permettant de décompresser l'appareil urinaire.

Les valves de l'urètre postérieur suspectées avant la naissance, sont confirmées après la naissance par l'échographie et la cystographie, et un traitement chirurgical doit être mené dans les premières heures de vie dans un service d'urologie pédiatrique.

Les dysfonctionnements vésicaux

Parmi les patients venant consulter en urologie pédiatrique, se trouvent de très nombreux enfants qui utilisent mal leur vessie pour différentes raisons, qu'elles soient anatomiques, fonctionnelles, ou psychologiques.

Cela va du simple pipi au lit, aux malformations graves de type *spina bifida* et ces enfants doivent être examinés avec beaucoup de soin.

Le rôle de l'infirmière pour ces dysfonctionnements vésicaux est essentiel et, de plus en plus, on voit dans les pays occidentaux des infirmières spécialisées dans ce domaine.

L'énurésie

L'énurésie ou le « pipi au lit » représente une pathologie extrêmement courante, qui le plus souvent relève d'une immaturité vésicale, qui s'améliorera spontanément avec la croissance.

De temps à autre, cette immaturité vésicale nécessite un certain nombre d'investigations paracliniques, reposant essentiellement sur l'échographie pré- et postmictionnelle et sur l'évaluation des mictions chez ces enfants.

Il est très fréquent de voir que des comportements vésicaux anormaux la nuit, traduisent en fait des comportements vésicaux anormaux le jour. Des mictions peu régulières, incomplètes, sont la principale cause de ces comportements anormaux.

De façon parallèle et étroitement liée, ces enfants sont souvent constipés et les deux problèmes doivent être traités ensemble.

Pour aider à améliorer la continence nocturne, des conseils de rééducation sont essentiels, suivis parfois pour certains patients de la prise de médications particulières (essentiellement d'oxybutinine [*Ditropan*], de desmopressine [*Minirin*] et dans des cas plus rares d'imipramine [*Tofranil*]).

Les vessies neurologiques

Il s'agit d'un chapitre très vaste, qui ne sera qu'évoqué ici, où les vessies ont des comportements anormaux parce que les nerfs qui normalement les font fonctionner sont anormaux ou absents.

Classiquement chez l'enfant la cause première de vessie neurologique est le *spina bifida*. Ces enfants sont incapables de retenir les urines, incapables de vidanger leur vessie correctement et menacent à terme leur haut appareil urinaire et leur fonction rénale.

Ces enfants doivent être pris en charge dès la naissance et doivent être suivis très régulièrement par des échographies itératives, pour vérifier que le haut appareil urinaire ne souffre pas.

Si la vessie ne se vide pas de façon satisfaisante et si ces enfants risquent d'être exposés aux infections urinaires et aux calculs, on entreprend alors un traitement par sondages intermittents propres, technique qui a complètement révolutionné le devenir urologique et néphrologique de ces enfants.

À l'âge où ces enfants souhaitent être continents, de nombreuses interventions chirurgicales peuvent être proposées pour retenir les urines à l'intérieur de la vessie et pour permettre des sondages à travers un conduit plus facilement accessible (dérivation continente de Mitrofanoff).

Sur le plan intestinal, ces enfants souffrent de problèmes neurologiques et sont souvent à la fois constipés et incontinents, ce qui rend leur vie sociale extrêmement difficile. Là encore, les interventions chirurgicales qui facilitent le transit intestinal ont considérablement changé le devenir de ces enfants (intervention de Malone).

Conclusion

Nous ne venons d'évoquer qu'en surface cette spécialité qui se situe au carrefour de différentes autres, telles que l'oncologie pédiatrique, l'endocrinologie pédiatrique, la néphrologie pédiatrique et la radiologie pédiatrique.

Il est donc essentiel que l'urologie pédiatrique se situe dans un environnement hospitalier permettant d'approcher tous les aspects que présentent ces enfants.

Néphropathies interstitielles, lithiase, infections, insuffisance rénale aiguë 9

Néphropathies tubulo-interstitielles chroniques

Définition

Vaste groupe de maladies rénales caractérisées par une atteinte exclusive ou prédominante du tissu interstitiel et des structures tubulaires du parenchyme rénal. Elles représentent la deuxième cause d'insuffisance rénale chronique après les glomérulonéphrites (notation abrégée : NTIC).

Symptomatologie

Clinique

Globalement, les symptômes sont non spécifiques et peu marqués, ce qui explique que la maladie ne soit souvent découverte qu'à un stade tardif alors qu'il existe déjà une insuffisance rénale.

Les NTIC sont découvertes tardivement.

Elles se manifestent par :

- **Des épisodes de déshydratation,** par fuite urinaire de sodium, entraînant une hypotension permanente ou seulement orthostatique, une hémoconcentration, l'aggravation d'une insuffisance rénale préexistante.
- **Des infections urinaires,** fréquentes.
- **Une polyurie et une nycturie,** secondaires à la diminution du pouvoir de concentration des urines par le rein.
- **Une hypertension artérielle** : rare et peu importante, toujours tardive.

Anomalies biologiques

Les anomalies des tubes et du tissu interstitiel provoquent de nombreux défauts dans le fonctionnement normal du rein. On observe essentiellement :

- **Une fuite urinaire de sodium,** (risque de déshydratation, majoré par une prescription intempestive de régime pauvre en sel ou de diurétiques).
- **Une diminution du pouvoir de concentration des urines par le rein** (polyurie et nycturie).
- **Une acidose** métabolique par anomalies du métabolisme rénal des ions H^+ et HCO_3^-.
- **Une protéinurie** de type tubulaire, peu abondante et de composition différente des protéinuries d'origine globulaire.
- **Une insuffisance rénale,** au stade évolué de la maladie, se traduisant par une augmentation de l'urée sanguine et de la créatininémie.

Étiologie

La recherche d'une cause peut rester négative. Mais les NTIC peuvent faire suite à de nombreuses situations pathologiques, au cours desquelles il faudra savoir dépister précocement l'atteinte rénale.

- **Pyélonéphrite chronique, néphropathie du reflux et néphropathie par obstacle.** La répétition d'épisodes d'infection urinaire au niveau du parenchyme rénal crée des lésions de fibrose cicatricielle : le tissu interstitiel normal est remplacé par un tissu fibreux non fonctionnel et les tubes, enchâssés dans cette gangue fibreuse, sont progressivement détruits. C'est la pyélonéphrite chronique, de diagnostic facile lorsque les multiples épisodes d'infection urinaire ont été très symptomatiques, de diagnostic difficile lorsque ces infections urinaires ont été peu symptomatiques ou asymptomatiques. La pyélonéphrite chronique est favorisée par la présence d'un reflux vésico-urétéral

Tableau 9.1 Principales étiologies des NTIC.

- **Secondaires**
  - pyélonéphrite chronique :
    - néphropathies par obstacle
    - néphropathie du reflux vésico-urétéral
  - toxiques et médicaments
  - métaboliques :
    - hyperuricémie
    - hypercalcémie
    - hypokaliémie
  - au cours de :
    - cancers : myélome, leucémies, lymphomes
    - maladies dysimmunitaires : lupus, sarcoïdose, Sjögren
    - maladies infectieuses : tuberculose
- **Héréditaires**

ou d'un obstacle prolongé (lithiase, sténose) sur les voies excrétrices urinaires, qui aggravent les lésions rénales en créant en plus une surpression de l'urine au niveau du rein.

▸ **NTIC secondaires** à la prise au long cours d'analgésiques à base de phénacétine, ou de médicaments contenant du lithium (fréquemment utilisés en psychiatrie). La prise chronique et prolongée d'anti-inflammatoires non stéroïdiens (AINS) peut être aussi en cause.

▸ **NTIC de cause métabolique** : hyperuricémie, hypercalcémie (l'acide urique et le calcium en excès précipitent dans le tissu interstitiel, créant localement une réaction inflammatoire puis une fibrose cicatricielle), hypokaliémie.

▸ **NTIC observées au cours :**

– de maladies immunologiques (lupus, sarcoïdose, syndrome de Gougerot-Sjögren) ;

– de maladies infectieuses (tuberculose…) ;

– de cancers (myélome, leucémie, lymphomes…) ;

▸ **NTIC familiales,** rares et de cause génétique encore inconnue.

Diagnostic

Deux situations possibles : recherche d'une complication rénale dans le cadre d'une des causes énumérées ci-dessus, ou découverte d'anomalies rénales (insuffisance rénale, protéinurie, HTA…), qu'il faudra rattacher ou non à une néphropathie tubulo-interstitielle chronique.

Il faudra dans les deux cas rechercher les anomalies cliniques et biologiques décrites plus haut :

– mesure de la tension artérielle, couché et debout ;

– protéinurie de 24 heures avec électrophorèse (protéinurie tubulaire) ;

– examen cytobactériologique urinaire ;

– ionogramme sanguin (pour l'urée, créatinine, bicarbonates, sodium, potassium) ;

– ionogramme urinaire (natriurèse élevée) ;

– épreuves fonctionnelles rénales à la recherche d'une insuffisance rénale ou d'un défaut de concentration des urines.

D'AUTRES EXAMENS sont indiqués pour le diagnostic étiologique, principalement :

– l'échographie rénale montrant des reins petits et aux contours irréguliers en cas de pyélonéphrite chronique ;

– la recherche d'un reflux par cystographie, d'un obstacle par échographie rénale, ASP, UIV ;

– le dosage de la calcémie et de l'uricémie.

La ponction biopsie rénale n'est en général pas indiquée au cours des NTIC, sauf lorsque le diagnostic reste incertain, ou au cours de certaines maladies générales nécessitant un traitement spécifique (lupus, sarcoïdose…).

Évolution

L'identification et l'éradication de la cause de la NTIC, ou l'existence d'un traitement efficace, peuvent faire espérer une stabilisation, voire une régression, des lésions histologiques. Dans le cas contraire, l'IR s'aggrave lentement mais progressivement, nécessitant un traitement de suppléance (dialyse ou transplantation).

En l'absence de traitement, évolution lente vers l'insuffisance rénale.

Traitement

Il comprend plusieurs volets : traitement de la cause, traitement de la néphropathie elle-même, traitement de l'insuffisance rénale chronique.

Le traitement de la cause : il est très important car il peut permettre de stopper l'évolution vers l'IRC et ce d'autant plus qu'il est précoce. Sans rentrer dans le détail du traitement de chaque cause de NTIC, citons l'antibiothérapie et l'antibioprophylaxie des infections urinaires à répétition, la correction chirurgicale d'un reflux vésico-urétéral, la levée d'un obstacle urinaire par sondage ou chirurgie.

Le traitement de la néphropathie : le plus souvent, lorsque les lésions tubulo-interstitielles sont installées, elles sont irréversibles et inaccessibles à un traitement. Néanmoins, dans quelques maladies systémiques (lupus, sarcoïdose), les traitements de la maladie causale peuvent entraîner une amélioration des lésions histologiques tubulo-interstitielles. Ces traitements font appel aux corticoïdes ou aux médicaments immunosuppresseurs.

Traitement non spécifique : il faut surtout éviter de prescrire un régime appauvri en sel à un patient présentant une fuite urinaire de sodium.

Attention aux régimes pauvres en sel : risque de déshydratation.

Lithiase urinaire

Définition

Maladie caractérisée par la présence, en n'importe quel point de l'arbre urinaire, d'une ou de plusieurs lithiases (« calcul ») et par ses conséquences locales et générales. Dans la très grande majorité des cas, la lithiase intéresse le haut appareil urinaire (reins et uretères).

Épidémiologie

Globalement, la fréquence de la maladie est en augmentation, à prédominance masculine, touchant environ 1 % des hommes entre 40 et 60 ans.

Elle est plus fréquente dans les pays chauds ou à niveau de vie élevé.

Elle comporte un risque élevé de récidive, touchant 50 % des patients 5 ans après le premier épisode, et 70 % après 10 ans.

Physiopathologie

Généralités

Formation d'une lithiase

Il y a formation d'une lithiase lorsqu'un composé, présent normalement à l'état soluble dans l'urine, se transforme en un solide cristallin.

Ce passage d'un état à l'autre est favorisé par les faits suivants :

- **Augmentation de la concentration urinaire** du composé considéré, secondaire à l'augmentation de la quantité excrétée par le rein et/ou à la diminution de la diurèse.
- **Déficience, qualitative ou quantitative, des inhibiteurs physiologiques de la cristallisation.**
- **Le pH urinaire a un rôle important mais variable** en fonction de la composition chimique de la lithiase.
- **Toute stase anormale de l'urine** ou la présence de corps étrangers dans les voies urinaires.

Composition chimique des calculs urinaires

Composés cristallins minéraux

- oxalate de calcium ;
- phosphate de calcium.

Composés cristallins organiques

- acide urique ;
- composés rares (cystine, xanthine, 2,8-dihydroxyadénine).

Particularités de certaines lithiases (figure 9.1)

Lithiases d'oxalate de calcium

Ce sont les plus fréquentes, elles sont favorisées par une hypercalciurie, celle-ci pouvant elle-

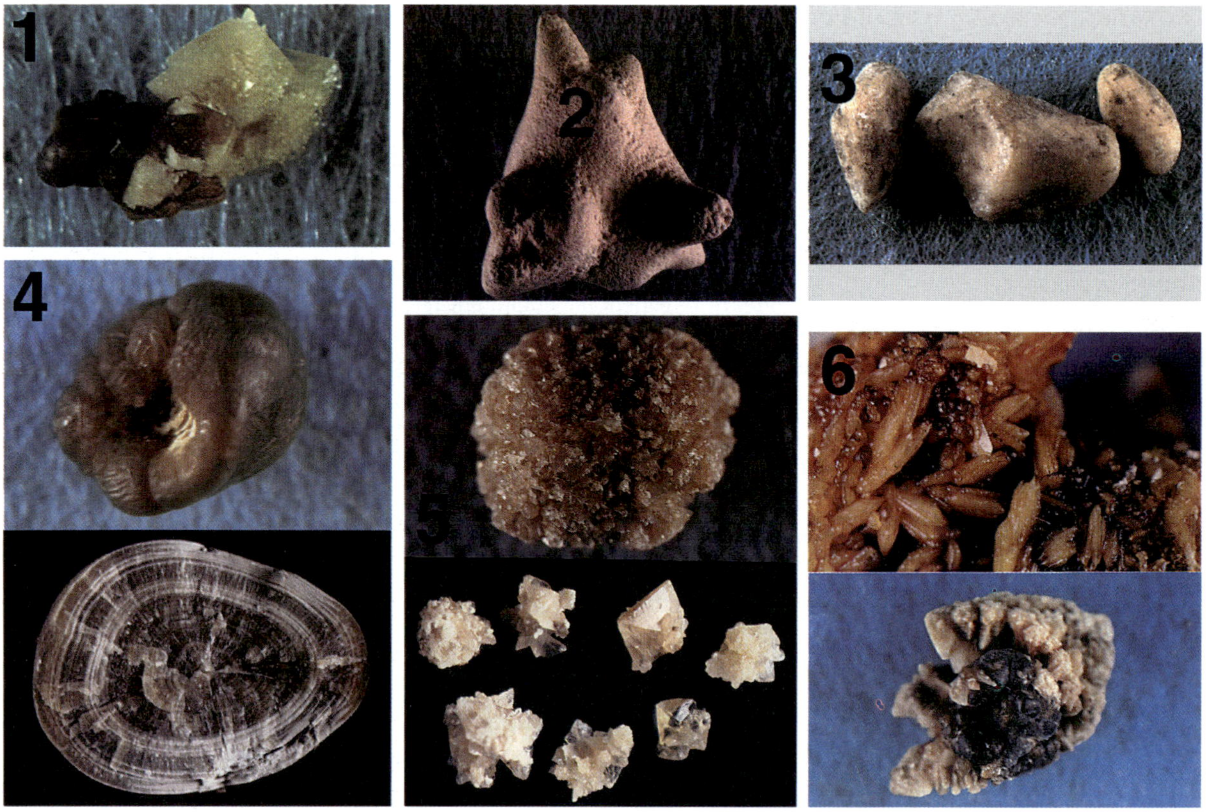

Fig. 9.1 **Aspect macroscopique de différents types de calculs rénaux. 1. Matrice protéique et cristaux. 2. Coralliforme. 3. Phosphate de calcium. 4. Oxalate de calcium monohydraté. 5. Oxalate de calcium dihydraté. 6. Oxalate de calcium mixte (d'après F.-C. Berthoux, Les lithiases urinaires, éditions Welcome).**

même être *secondaire* à une maladie bien définie, telle que :

- hyperparathyroïdie ;
- intoxication à la vitamine D ;
- intoxication à la vitamine A ;
- cancer osseux et métastases osseuses ;
- sarcoïdose.

Cette hypercalciurie peut être *primitive*, et on évoque alors les mécanismes physiopathologiques suivants, pouvant être isolés ou associés :

- hyperabsorption digestive de calcium ;
- résorption osseuse exagérée ;
- élimination rénale anormalement élevée.

Quelle que soit la cause de l'hypercalciurie, des facteurs nutritionnels jouent un rôle favorisant très important : il s'agit des régimes riches en sel, en protéines animales, en sucre.

La lithiase d'oxalate de calcium peut aussi être secondaire à une augmentation de l'excrétion urinaire d'oxalate (hyperoxalurie), rencontrée au cours de maladies génétiques (oxaloses), de maladies digestives comportant une malabsorption des graisses, d'intoxication à la vitamine C, ou sans cause retrouvée (hyperoxalurie idiopathique).

Lithiases de phosphate ammoniaco-magnésien

Elle sont secondaires à une infection de l'appareil urinaire à germes uréasiques (c'est-à-dire possédant une enzyme de type uréase). Ces bactéries appartiennent aux espèces suivantes : *Proteus*, *Klebsielles*, *Providencia*, *Pseudomonas*, *Serratia*, *Ureaplasma urealyticum*. Il y a donc un cercle vicieux : l'infection crée la lithiase, et en retour celle-ci, véritable site de fixation des bactéries, permet le maintien de l'infection, souvent malgré l'antibiothérapie.

Toute uropathie entraînant une stase urinaire favorise l'infection des urines et donc favorise également ce type de lithiase. Un pH urinaire alcalin favorise la persistance de l'infection urinaire et la lithiase.

Ces lithiases sont souvent volumineuses, moulant les cavités excrétrices intra- et extrarénales : calculs coralliformes (figures 9.2 et 9.3).

Lithiases d'acide urique

Elles sont favorisées par un pH urinaire acide et une augmentation de l'excrétion urinaire d'acide urique (hyperuricurie), le rôle du pH urinaire étant ici largement prépondérant, et d'ailleurs à la base du traitement de la lithiase d'acide urique.

L'hyperuricurie peut être secondaire à une maladie bien définie, telle que :

- **Goutte.**
- **Certains cancers (lymphomes, leucémies, myélomes...).**
- **Médicaments uricosuriques.**
- **Certaines maladies génétiques.**

Elle peut être également primitive, sans cause connue. On reconnaît alors le rôle favorisant d'une alimentation riche en purines et en protéines animales, et d'une déshydratation (boissons insuffisantes), ces deux facteurs entraînant une hyperuricurie et diminuant le pH urinaire.

Diagnostic

Symptomatologie

- **La douleur** est le principal mode de révélation : typiquement **colique néphrétique** par mise en tension des cavités rénales (figures 9.4 et 9.5), mais parfois vagues douleurs ou sensation de pesanteur lombaire. Les plus gros calculs ne sont pas les plus bruyants, et les très gros coralliformes sont fréquemment découverts par un examen systématique.
- **Lorsque l'obstruction** est bilatérale ou sur rein unique, elle entraîne une **anurie** (voir *Insuffisance rénale aiguë*, page 124).
- **L'hématurie** peut être macroscopique ou microscopique, de type non glomérulaire sur l'examen du sédiment.

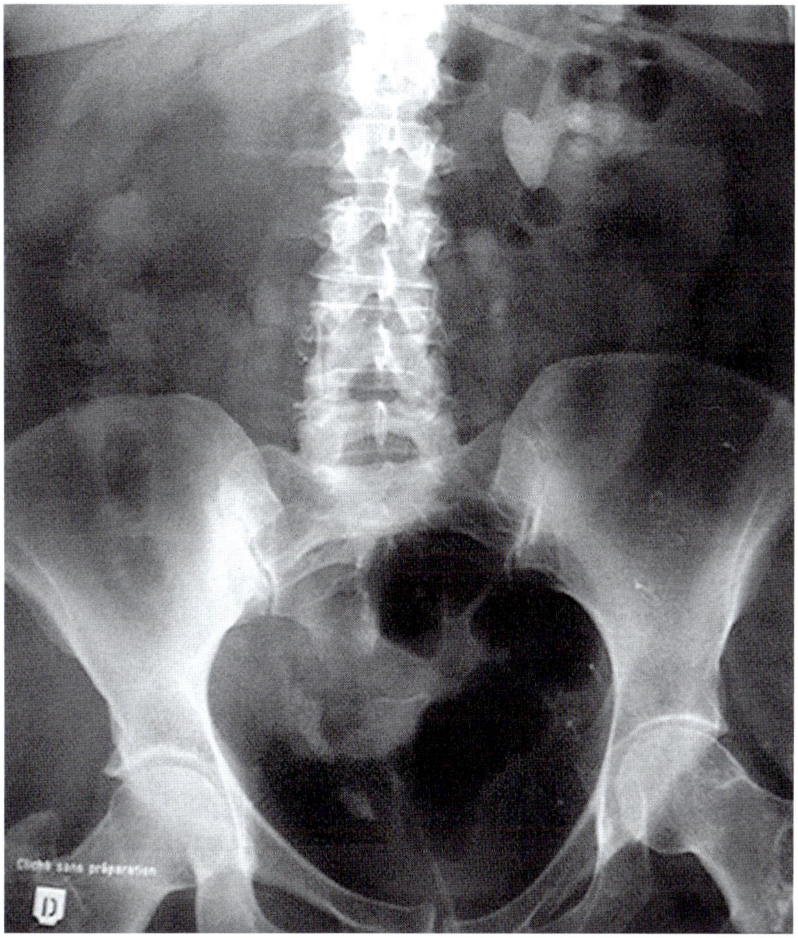

Fig. 9.2 Cliché sans préparation : volumineuse lithiase opaque coralliforme du rein gauche. Lithiase de l'uretère lombaire gauche. Multiples lithiases de l'uretère pelvien droit.

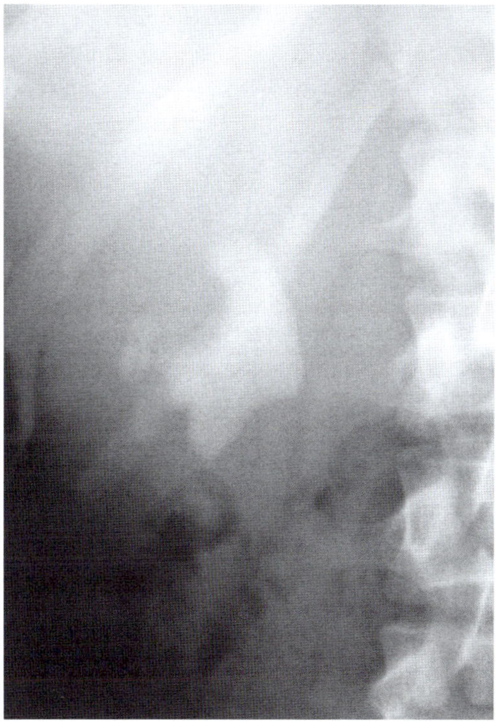

Fig. 9.3 Cliché sans préparation : lithiase coralliforme : le calcul très volumineux moule les cavités du rein droit.

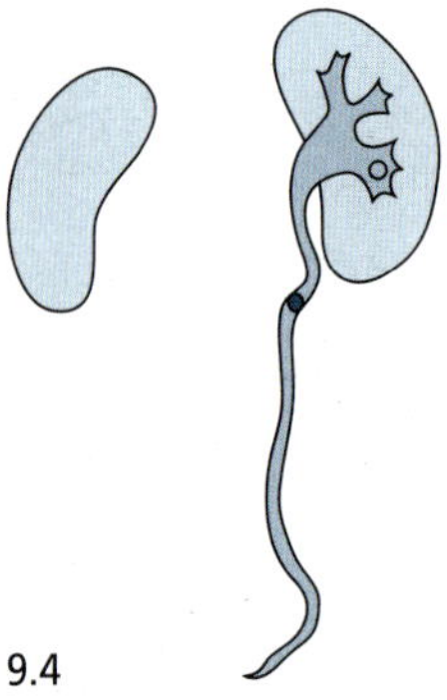

9.4

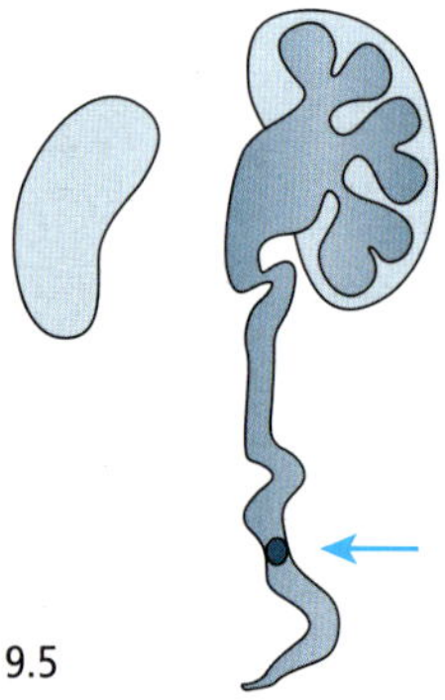

9.5

Fig. 9.4 Schéma (à gauche) : lithiase urétérale gauche sans dilatation de la voie excrétrice en amont.

Fig. 9.5 Schéma (à droite) : lithiase urétérale gauche avec importante dilatation de la voie excrétrice en amont.

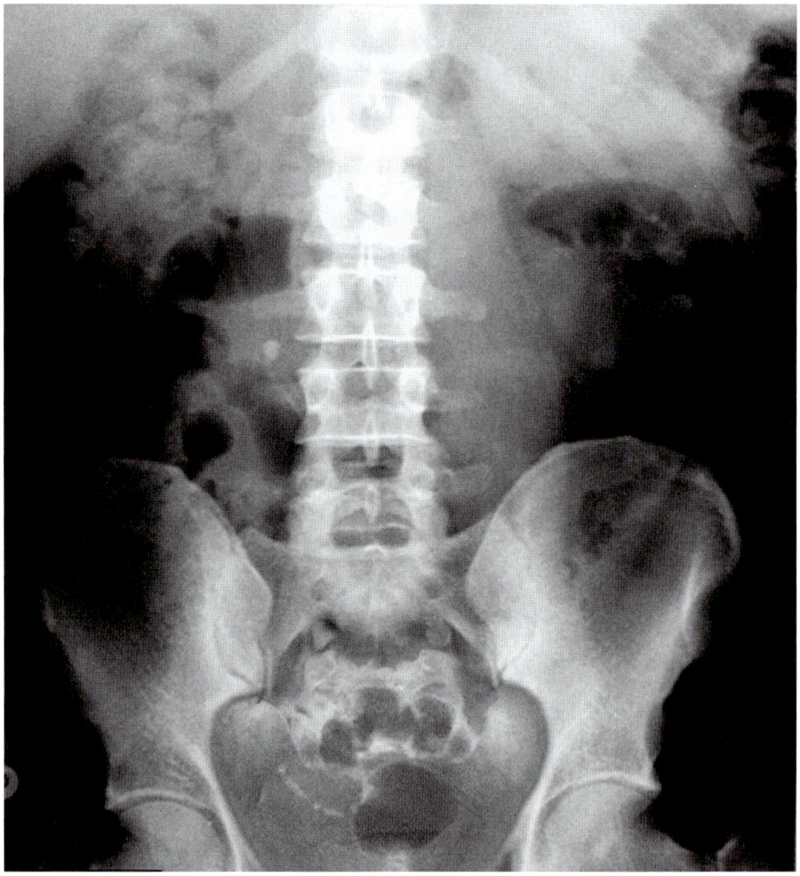

Fig. 9.6 Cliché sans préparation : volumineuse lithiase opaque de l'uretère lombaire droit. Multiples petites lithiases de l'uretère pelvien droit.

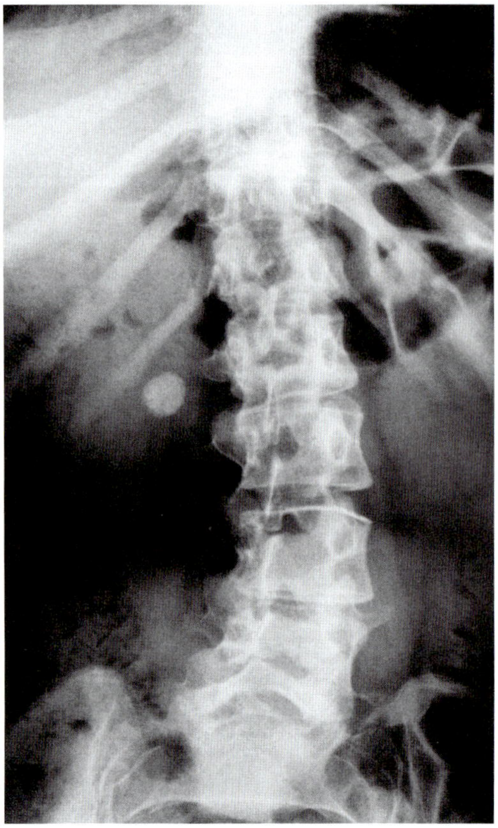

- **L'infection** peut révéler une lithiase : infection urinaire basse, ou infection parenchymateuse avec pyélonéphrite. Le risque en cas de lithiase obstructive est la pyonéphrose et la septicémie.
- **La maladie lithiasique peut enfin être asymptomatique** et découverte à l'occasion d'un bilan *d'insuffisance rénale chronique*, ou lors d'un *examen systématique* : cliché sans préparation (figures 9.6 et 9.7) ou échographie.

Fig. 9.7 Cliché sans préparation : volumineuse lithiase se projetant dans le bassinet du rein droit.

Examens complémentaires

Ils permettent d'affirmer la lithiase, d'éliminer une autre cause d'obstruction des voies urinaires, et d'évaluer les conséquences de la lithiase sur l'appareil urinaire.

Affirmer la lithiase et évaluer ses conséquences sur l'appareil urinaire

ÉCHOGRAPHIE : elle permet de voir la lithiase si celle-ci est suffisamment grosse et d'évaluer l'importance de la dilatation de la voie excrétrice en amont, qui est le témoin de l'obstruction urétérale (figure 9.8).

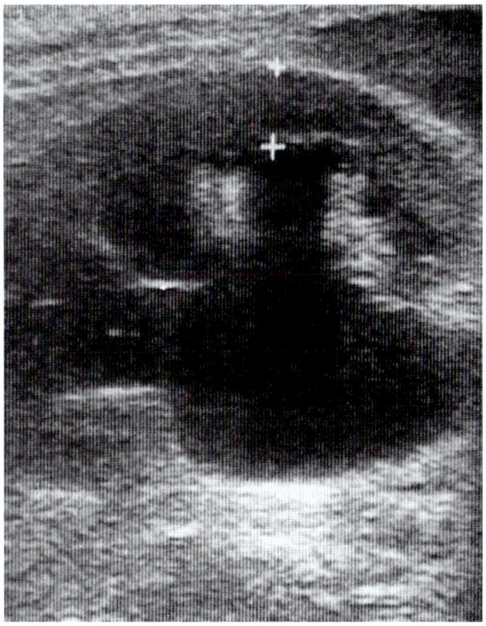

Fig. 9.8
IRA postrénale (obstacle lithiasique) : dilatation des cavités en échographie.

RADIOGRAPHIE DE L'ABDOMEN SANS PRÉPARATION (ASP) : elle permet de voir directement la lithiase et donne donc des renseignements sur sa taille et sa localisation. Elle peut rester faussement négative si la lithiase est très petite ou si elle est radiotransparente (lithiase d'acide urique).

UROGRAPHIE INTRAVEINEUSE (UIV) : donne les mêmes renseignements que l'ASP et l'échographie (visualisation de la lithiase et dilatation d'amont) mais de façon beaucoup plus précise, notamment en cas de lithiase petite ou radiotransparente. Elle ne doit pas être demandée systématiquement, mais uniquement quand les deux examens précédents ne permettent pas de voir la lithiase. Elle reste en outre le meilleur examen pour évaluer simultanément l'état des cavités rénales et du parenchyme rénal : vitesse de sécrétion, zones d'atrophie…

Éliminer les autres causes d'obstruction des voies urinaires

Ces autres causes sont : les tumeurs de la voie excrétrice, un caillot sanguin issu d'un saignement rénal, une nécrose papillaire chez un diabétique, des séquelles de tuberculose ou de bilharziose. L'UIV est ici un examen majeur. Pour aller plus loin, il faut réaliser des explorations directes des voies urinaires, par radiographie (cystographie, urétérographie rétrograde) ou endoscopie (cystoscopie, urétéroscopie).

Recherche de facteurs favorisants urologiques

Les explorations radiographiques, essentiellement l'urographie intraveineuse, vont rechercher les anomalies anatomiques qui peuvent favoriser l'apparition de récidives. Il peut s'agir d'anomalies congénitales : hydronéphrose par maladie de la jonction, rein en fer à cheval, diverticule caliciel, maladie de Cacchi et Ricci, reflux vésico-urétéral, mégacalicose. Il peut aussi s'agir d'anomalies acquises en général après une intervention ou du fait de l'évolution anatomique du calcul : rétraction du bassinet, hydrocalice.

Évaluation métabolique de la maladie lithiasique

L'évaluation s'adresse à toute les lithiases, mais principalement aux malades présentant une maladie lithiasique active c'est-à-dire caractérisée par une formation rapide des calculs.

La recherche étiologique commence par l'analyse du calcul. Une orientation peut être donnée par l'opacité du calcul : opaque (oxalate, phosphate de calcium), peu opaque (cystine, phosphate ammoniaco-magnésien), radiotransparent (acide urique, médicaments). Elle se poursuit par la recherche d'une infection urinaire ou d'une stase urinaire et le bilan métabolique.

PHARMACOLOGIE

ANTI-INFLAMMATOIRES NON STÉROÏDIENS

Dénomination	Conditionnement	Posologie
KÉTOPROFÈNE *(Profénid)*	Flacon à 100 mg.	perfusion IV : 100 à 300 mg par j.

ACTION
Diminution de la tension des voies excrétrices provoquée par l'obstacle urétéral, et facilitation de l'élimination de la lithiase.

INDICATIONS
Traitement curatif de la colique néphrétique. L'urgence du traitement limite l'indication aux anti-inflammatoires à administration parentérale.

CONTRE-INDICATIONS
Allergie, ulcère digestif, insuffisances rénale et hépatique graves, femme enceinte.

EFFETS SECONDAIRES
Ulcères digestifs, allergie cutanée, insuffisance rénale.

SURVEILLANCE
Symptômes digestifs.

PHARMACOLOGIE

ANTALGIQUES

Dénomination	Conditionnement	Posologie
Niveau I (hors AINS)		
PARACÉTAMOL *(Doliprane,…)*	Comp. et suppo. à 500 mg.	0,5 à 3 g par j.
NORAMIDOPYRINE *(Novalgine,…)* ou associée à un antispasmodique *(Avafortan, Viscéralgine Forte)*	Comp. à 500 mg.	≤ 3 prises par j.
Niveau II		
DEXTROPROPOXYPHÈNE *(Antalvic,…)*	Comp. à 65 mg.	3 à 5 comp. par j.
PARACÉTAMOL + CODÉINE *(Dafalgan,…)*	Comp. à 500 mg de parac. + 30 mg de codéine.	≤ 6 prises par j.
Niveau III		
BUPRÉNORPHINE *(Temgésic)*	Comp. à 0,2 mg. Amp. à 0,3 mg.	IM SC : 3 à 4 amp. par j. *per os* : 3 à 6 comp. par j.

ACTION
Analgésie périphérique (niveau I) ou centrale (niveaux II et III).

INDICATIONS
Traitement curatif de la colique néphrétique, en association avec les anti-inflammatoires, lorsque la douleur est très intense.

CONTRE-INDICATIONS
Insuffisance respiratoire sévère.

EFFETS SECONDAIRES
Nausées, vomissements, dépression respiratoire. Faible risque d'accoutumance. Pour la buprénorphine, interaction contre-indiquée avec la morphine.

Celui-ci est fait sans modification d'alimentation, sans traitement, en l'absence d'obstruction ou de déshydratation et s'il s'avère négatif, on le répètera 2 à 3 mois plus tard.

IL COMPORTE AU MINIMUM :

– sur les urines de 24 heures : la mesure du volume, 2 dosages de calcium, acide urique, créatinine et un dosage de sodium et d'urée ;

– dans le sang : deux mesures de calcémie, phosphorémie, et un dosage de créatinine et d'acide urique ;

– une mesure de pH sur urines fraîches.

L'interrogatoire diététique évalue l'hydratation, l'apport calcique, sodé et protéique.

DÉMARCHE INFIRMIÈRE

PRISE EN CHARGE D'UN PATIENT HOSPITALISÉ POUR COLIQUE NÉPHRÉTIQUE

Le point le plus important est de calmer rapidement la douleur.

Actions propres de l'infirmier(e)

– rassurer le malade, expliquer le déroulement des soins ;
– débuter une surveillance de température et diurèse ;
– tamisage des urines ;
– restriction hydrique initiale, puis adaptée selon l'évolution.

Sur prescription

Traitement par antalgiques puissants et anti-inflammatoires, en général par voie IV.

Traitement

Traitement médical et diététique

Traitement de la colique néphrétique

Le traitement de la douleur, de l'infection, le traitement chirurgical du calcul s'imposent dans tous les cas compliqués. La prévention des récidives s'impose dans tous les cas puisque les récidives sans traitement sont fréquentes : la moitié des patients après 5 ans d'évolution.

Le traitement de la colique néphrétique fait appel, selon l'intensité des signes, aux anti-inflammatoires, aux antalgiques les plus puissants (niveaux II et III), et aux antispasmodiques. Si l'échographie montre un retentissement de l'obstacle avec dilatation des cavités, la dérivation de l'urine (néphrostomie percutanée) aura un effet antalgique immédiat.

La colique néphrétique impose un traitement antalgique rapide et puissant.

DÉMARCHE INFIRMIÈRE

PRESCRIPTIONS DIÉTÉTIQUES POUR LA PRÉVENTION DES RÉCIDIVES LITHIASIQUES

Ces prescriptions s'appliquent à tout patient ayant présenté une lithiase urinaire, mais elles doivent être d'autant plus strictes et surveillées que la maladie lithiasique est active (plusieurs lithiases, plusieurs récidives).

Il faut systématiquement commencer par une enquête diététique et corriger les excès avant d'instituer un régime restrictif.

Lithiase oxalo-calcique

Cure de diurèse : ≥ 2 L par jour ;
– apports hydriques répartis régulièrement sur la journée ;
– utiliser préférentiellement des eaux pauvres en calcium (Volvic, Évian) ;
– limiter les jus de fruits qui augmentent la calciurie du fait de leur apport en sucre ;
Apports en sel, en protéines, en sucre :
– sel : restriction modérée à 6 g par jour ;
– protéines : normalisation des apports à 1 g de protéines par kg de poids idéal et par jour ;
– sucres : normalisation des apports à 50 % de l'apport énergétique total, sous forme préférentiellement de sucres lents.
Diminution des apports en oxalate : il faut limiter la consommation des aliments riches en oxalate : oseille, rhubarbe, épinards, blettes, betteraves, asperges, fraises, chocolat en grande quantité, cacahuètes, *Coca-Cola*, café, thé, jus de fruit, ris de veau, cervelle, vitamine C.
Restriction modérée des apports calciques : 1 000 mg de calcium par jour.
Voir fiche diététique, pages 215 et suivantes.

Lithiase d'acide urique

Cure de diurèse : comme la lithiase oxalo-calcique, limiter la bière qui stimule la synthèse d'acide urique.
Alcalinisation des urines : le but est d'obtenir un pH urinaire entre 6,5 et 7. On conseille habituellement la consommation d'eau riche en bicarbonate de sodium (Vichy St-Yorre, Vichy Grande Source), mais l'apport en sodium ainsi réalisé est ici un inconvénient majeur. Il est préférable d'utiliser du citrate de potassium *(Foncitril, Alcaphor, Kalicitrine)*. Apprendre au malade à surveiller lui-même le pH urinaire par bandelette.
Régime pauvre en purines : limiter la consommation des aliments riches en purines : abats (ris de veau, foie, cervelle, rognon), anchois, saumon, sardines, porc, chevreuil.
Normalisation des apports protéiques : comme la lithiase oxalo-calcique.

PHARMACOLOGIE

PRÉVENTION DES RÉCIDIVES LITHIASIQUES

Ces prescriptions reposent sur les résultats de l'évaluation métabolique. Selon les cas, elles complètent ou remplacent les prescriptions diététiques.

Lithiase oxalo-calcique :

Dans les cas d'hyperabsorption intestinale de calcium, la restriction (modérée) en calcium alimentaire peut être complétée par des chélateurs : phosphore.

En cas d'hypercalciurie par fuite rénale, les diurétiques thiazidiques réduisent la calciurie et donc le risque de récidives.

Lithiase d'acide urique :

Alcalinisation des urines : citrate de potassium *(Foncitril, Alcaphor, Kalicitrine).*

Diminution de la production d'acide urique : allopurinol *(Zyloric).*

PHARMACOLOGIE

DIURÉTIQUES THIAZIDIQUES

Dénomination	Conditionnement	Posologie
HYDROCHLOROTHIAZIDE *(Esidrex)*	Comp. à 25 mg.	1 à 4 comp. par j.
BENDROFLUMÉTHIAZIDE *(Naturine)*	Comp. à 5 mg.	1/2 à 1 comp. par j.

NB : De nombreuses spécialités antihypertensives contiennent un diurétique thiazidique en association à un épargneur de potassium, un bêta-bloquant, un inhibiteur de l'enzyme de conversion.

ACTION (dans la prévention de la lithiase)

Diminution de l'absorption digestive et de l'excrétion urinaire de calcium.

INDICATIONS

Traitement préventif de la lithiase calcique quand celle-ci est associée à une hypercalciurie idiopathique.

CONTRE-INDICATIONS

Allergie, insuffisances rénale et hépatique graves.

EFFETS SECONDAIRES

Hypokaliémie, déshydratation avec hyponatrémie, hyperuricémie, hyperglycémie.

SURVEILLANCE

Calciurie, uricémie, kaliémie, natrémie, glycémie.

PHARMACOLOGIE

ALCALINISANTS URINAIRES

Dénomination	Conditionnement	Posologie
CITRATE DE SODIUM ET DE POTASSIUM *(Foncitril)*	Granulé en sachet.	2 à 4 sachets par j.
TROMÉTAMOL *(Alcaphor)*	Solution buvable.	2 à 4 cuillères à soupe par j.
CITRATE DE CHOLINE ET DE POTASSIUM *(Kalicitrine)*	Solution buvable.	2 à 4 amp. par j.

ACTION

Alcalinisation des urines.

INDICATIONS

Traitements préventif et curatif des lithiases d'acide urique.

CONTRE-INDICATIONS

Alcalose, insuffisance rénale grave, insuffisance cardiaque grave.

EFFETS SECONDAIRES

Apport de sodium et de potassium, risque de surcharge sodée et d'hyperkaliémie.

SURVEILLANCE

pH urinaire : $pH \geq 6,5$ pour un traitement préventif, $pH \geq 7$ pour un traitement curatif.

PHARMACOLOGIE

HYPO-URICÉMIANTS ORAUX

Dénomination	Conditionnement	Posologie
ALLOPURINOL *(Zyloric)*	Comp. à 100, 200 et 300 mg.	100 à 300 mg/j.

ACTION
Diminution de la synthèse d'acide urique par inhibition de la xanthine-oxydase.

INDICATIONS
Traitement de l'hyperuricémie symptomatique (goutte, lithiase) ou asymptomatique (au-delà de 400-500 μmol), prévention de la lithiase urique ou calcique (en cas d'hyperuricurie).

CONTRE-INDICATIONS
Allergie, grossesse, allaitement, traitement concomitant par *Imurel* (risque de leucopénie sévère).

EFFETS SECONDAIRES
Éruption cutanée, hypersensibilité généralisée, hépatotoxicité (cytolyse), leucopénie, néphrite interstitielle allergique.

SURVEILLANCE
En début de traitement, associer de la colchicine (1 mg/j.) afin d'éviter le déclenchement d'une crise de goutte. Surveiller uricémie, uricurie, pour adapter la posologie.

PHARMACOLOGIE

HYPO-URICÉMIANTS INJECTABLES

Dénomination	Conditionnement	Posologie
URATE-OXYDASE *(Uricozyme)*	Ampoules à 1 000 unités.	1 amp./j. en IM, IV, ou perf., pendant 3 à 12 j.

ACTION
Transformation de l'acide urique en allantoïne.

INDICATIONS
Traitement de l'hyperuricémie sévère symptomatique (goutte) ou asymptomatique (au-delà de 700 μmol), particulièrement dans le contexte de chimiothérapies pour cancers.

CONTRE-INDICATIONS
Allergie, grossesse, allaitement, déficit en G6PD.

EFFETS SECONDAIRES
Éruption cutanée, hypersensibilité généralisée : la voie IV est à éviter chez les sujets allergiques.

SURVEILLANCE
En début de traitement, associer de la colchicine (1 mg/j.) afin d'éviter le déclenchement d'une crise de goutte. Surveiller uricémie tous les 2 jours, pour adapter la durée de traitement.

Traitement chirurgical

Méthodes

CHIRURGIE OUVERTE

Elle est de moins en moins utilisée du fait de l'apparition ces dernières années d'autres traitements moins invasifs. Elle reste cependant utilisée soit pour réaliser une chirurgie d'exérèse soit pour réaliser l'ablation d'un calcul.

- **L'exérèse** : il s'agit de l'ablation du rein dans sa totalité quand celui-ci est détruit. L'évaluation de la destruction du parenchyme rénal repose sur la scintigraphie rénale et la sécrétion du rein après mise en place de la néphrostomie. La néphrectomie pour lithiase est souvent difficile car on opère un organe détruit souvent déjà opéré et ayant subi de nombreuses infections. Lorsque la destruction du parenchyme est localisée à un pôle, une néphrectomie partielle peut être réalisée. Son risque est la survenue d'une hémorragie ou d'une fistule postopératoire.
- **L'ablation des calculs du rein** peut se faire par une pyélotomie (ouverture du bassinet) ou une néphrotomie (ouverture du parenchyme rénal). Si

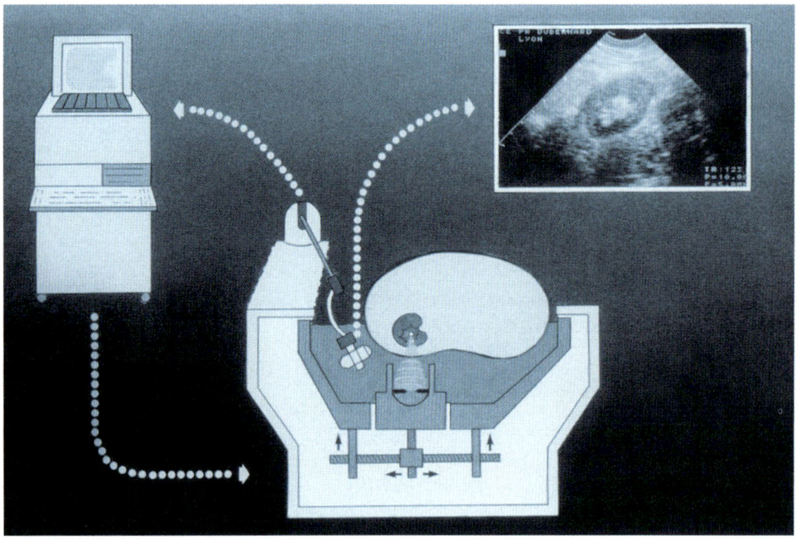

Fig. 9.9 Principe de fonctionnement d'un lithotriteur extracorporel. Repérage du calcul par échographie; calcul par l'ordinateur de la position de la pierre; déplacement du générateur d'ondes de choc.

le calcul est situé dans l'uretère, on peut effectuer une urétérostomie, lombaire, iliaque ou pelvienne en fonction de la localisation du calcul. Dans le cas de calculs vésicaux, une taille de la vessie peut être réalisée (ouverture).

ENDO-UROLOGIE (voir chapitre 5, *Méthodes d'explorations*)

Il s'agit de procédés moins invasifs que la chirurgie traditionnelle. Les calculs sont enlevés, soit par les voies naturelles, soit par l'intermédiaire d'un accès percutané limité (de la taille d'une boutonnière par lequel on introduit le néphroscope).

- **La chirurgie percutanée** permet ainsi de réaliser l'ablation de calculs de grosse taille situés dans le rein. Arrivé au contact du calcul, le chirurgien utilise des ultrasons, des ondes de choc pour fragmenter celui-ci, et les débris sont aspirés.
- **L'urétéroscopie** permet de remonter par les voies naturelles dans l'uretère jusqu'au calcul puis

DÉMARCHE INFIRMIÈRE

SURVEILLANCE D'UN PATIENT APRÈS CHIRURGIE PERCUTANÉE POUR LITHIASE

La chirurgie percutanée pour lithiase permet, par un trajet artificiel créé entre la peau et les cavités excrétrices, de réaliser l'ablation ou la fragmentation d'un ou de plusieurs calculs, à l'aide de pinces ou d'ultrasons.

- **Les dangers principaux de cette chirurgie** sont :

– la perforation de la voie excrétrice (soit sous-péritonéale, sans gravité alors, soit intrapéritonéale pouvant se compliquer d'uro-péritoine);
– l'hémorragie par lésion d'un gros vaisseau parenchymateux;
– la perforation au cours de la ponction d'un autre viscère (intestin, plèvre) est beaucoup plus rare.

En fin d'intervention, une sonde de néphrostomie est souvent laissée en place, elle permet de drainer sang et urine, favorisant éventuellement la cicatrisation d'une brèche de la voie excrétrice. Si l'urine est très sanglante, un lavage par du sérum physiologique permet d'éviter un caillotage.

- **Après l'arrivée du patient en provenance du bloc opératoire,** l'infirmier(e) doit penser à :

– vérifier le pouls, la tension artérielle, rechercher une pâleur excessive, témoins d'une hémorragie;
– s'assurer que les drains fonctionnent correctement et qu'ils ne sont ni obstrués ni coudés;
– vérifier que le patient ne présente pas de symptômes anormaux en relation avec une perforation d'un autre viscère (dyspnée, douleurs abdominales);
– cantiner l'urine provenant de la néphrostomie.

Dans la majorité des cas, le patient, s'il est bien conscient, peut avoir un repas léger le soir.

- **Dans les jours suivants :**

– à la reprise du transit, vérifier qu'il n'y a pas de sang dans les selles;
– toujours s'assurer que la sonde de néphrostomie fonctionne correctement; une réaction fébrile peut être le témoin d'une sonde bouchée ou d'un extravasa d'urine.

Après avoir réalisé les contrôles radiologiques, la sonde de néphrostomie est enlevée. Lors de l'ablation des sondes, il faut toujours s'assurer que la sonde est intacte et qu'une partie n'est pas restée à l'intérieur du patient.

Après l'ablation de la néphrostomie, il n'est pas rare d'observer une fistule pendant quelques heures. Dans ce cas, l'infirmière appareille l'orifice de néphrostomie avec une poche pour que le malade soit bien au sec.

de le fragmenter ou d'en pratiquer l'ablation à l'aide d'une sonde panier.

LES ONDES DE CHOC EXTRACORPORELLES : LITHOTRITIE (figure 9.9)

Il s'agit d'une méthode encore moins invasive puisque aucune effraction pariétale n'est réalisée. Des ondes ultrasonores convergeant sur le rein sont administrées provoquant une minime fissuration du calcul à chaque impulsion.

L'ensemble d'un train d'ondes permet de réduire un calcul en une multitude de débris pouvant être évacués par les voies naturelles.

Pour viser le calcul, l'appareil, un lithotriteur extracorporel, possède un système radiologique et/ou échographique. Ces traitements s'effectuent avec une anesthésie minime et peuvent être répétés. Cette méthode est maintenant utilisée chez plus de 95 % des patients.

Indications

La chirurgie d'exérèse est indiquée dans le cas de reins détruits, compliqué d'infection ou de douleurs.

Dans la majorité des calculs du rein et de l'uretère dont la taille n'excède pas 2 cm, un traitement par ondes de choc extracorporelles est utilisé. Dans le cas de calculs provoquant une stase importante, *a fortiori* quand elle est infectée, une néphrostomie de décharge est placée avant tout traitement.

Lorsque la taille des calculs excède 2 cm, et lorsque la lithotritie extracorporelle a été un échec, un traitement endoscopique est indiqué, soit par les voies naturelles pour les calculs du bas uretère, soit par voie percutanée pour les autres calculs. La chirurgie ouverte n'est réalisée que pour les calculs géants, lorsqu'il existe une anomalie anatomique que l'on veut corriger ou en cas d'échecs répétés des autres méthodes.

Infections et parasitoses

Infections urinaires

Définition

Elle est simple : infection (pullulation microbienne et réaction inflammatoire) pouvant siéger en n'importe quel point du tractus urinaire.

Suivant la zone anatomique atteinte, on distingue l'urétrite (urètre), la prostatite (prostate), la cystite (vessie), et la pyélonéphrite (rein).

L'infection urinaire (IU) peut toucher hommes et femmes à n'importe quel âge de la vie, mais elle est :

– globalement plus fréquente chez la femme ;

– avec des pics de fréquence chez le nourrisson, l'adulte jeune et le sujet âgé.

Si, le plus souvent, il s'agit de pathologies faciles à diagnostiquer et simples à traiter, il peut en aller différemment lorsqu'elles surviennent sur des terrains particuliers (femmes enceintes, sujets âgés), ou du fait de leurs complications (lésion rénale, septicémie).

Il s'agit d'une pathologie fréquente, aux implications sanitaires et économiques lourdes.

Différentes formes cliniques

Formes typiques habituelles

CYSTITE AIGUË

- **Apparition rapide des signes classiques d'infection urinaire** (IU) :

– brûlures urétrales permictionnelles ;

– pesanteur pelvienne entre les mictions ;

– pollakiurie avec parfois une hématurie terminale ;

– urines troubles.

- **Absence de fièvre ou présence d'une fièvre modérée.**

PYÉLONÉPHRITE AIGUË

On retrouve les mêmes symptômes d'IU, auxquels s'associent :

- **Un syndrome infectieux :** fièvre élevée, frissons, tachycardie.
- **Des signes de localisation rénale de l'infection :** douleur lombaire et/ou du flanc, continue avec paroxysmes et parfois irradiation descendante, moins intense qu'une colique néphrétique. La palpation abdominale et lombaire douce provoque une douleur identique.

▶ **Schématiquement,** une fièvre associée à des signes d'infection urinaire témoigne d'une localisation parenchymateuse de l'infection, rénale ou prostatique.

Prostatite aiguë

Il s'agit d'un abcès prostatique réalisant un tableau fébrile aigu avec douleurs périnéales, brûlures mictionnelles et parfois signes d'obstruction. Le diagnostic est affirmé cliniquement par le toucher rectal qui est très douloureux. L'évolution peut se faire localement vers la constitution d'un abcès prostatique ou généralement vers la septicémie.

Orchiépididymite aiguë

Il s'agit d'une infection pouvant survenir de façon isolée, dans le décours d'une prostatite ou bien d'une urétrite gonococcique. Elle se caractérise par des douleurs intenses de la bourse qui est inexaminable, des signes locaux inflammatoires, des signes urinaires associés (brûlures mictionnelles) et des signes généraux à type de température.

L'urétrite aiguë

Elle peut être gonococcique ou à *Chlamydiae* et réalise le classique tableau d'écoulements purulents par la verge, et de brûlures mictionnelles intenses. Il s'agit d'une affection sexuellement transmissible nécessitant des explorations virales complémentaires.

Formes cliniques particulières

Bactériurie asymptomatique

Elle est particulièrement fréquente chez le sujet âgé et ce d'autant plus que celui-ci est placé en institution gériatrique. Chez ces patients, elle dégénère rarement en infection symptomatique et, sauf s'il existe une anomalie anatomique de l'appareil urinaire, elle ne doit pas être traitée.

Son diagnostic est fait par dépistage systématique.

Sa fréquence est augmentée en cas d'anomalies anatomiques de l'appareil urinaire.

Infections urinaires récidivantes

La récidive d'une infection urinaire est une éventualité fréquente. Elle est un des problèmes principaux causés par l'infection urinaire car elle a une répercussion psychique et un coût économique importants.

Il faut distinguer la rechute de la récidive :

▶ **Rechute :** réinfection par le même germe dans un délai inférieur à 1 mois, dû à un traitement insuffisant ou à l'existence d'un foyer infectieux permanent, en général rénal ou prostatique.

▶ **Récidive :** nouvelle infection par un germe identique ou différent. On parle d'infection récidivante à partir de 3 infections par an. On individualise les infections urinaires récidivantes car elles posent des problèmes particuliers quant aux investigations à faire (recherche de la cause) et au traitement (prévention des rechutes).

Pyélonéphrite aiguë en amont d'un obstacle

Une pyélonéphrite peut se développer alors qu'il existe déjà un obstacle à l'écoulement de l'urine, par exemple une lithiase urétérale, et aboutir à une pyonéphrose. La symptomatologie est celle d'une pyélonéphrite aiguë mais la **gravité est particulière** car les urines infectées en amont de l'obstacle ne peuvent s'écouler et sont sous pression : risque important d'abcédation rénale et de septicémie.

Formes survenant sur un terrain particulier

Infection urinaire au cours de la grossesse :

C'est une complication fréquente de la grossesse. Elle peut prendre les différents formes cliniques décrites plus haut, mais a quelques aspects particuliers :

– contrairement au sujet âgé, la bactériurie asymptomatique est souvent le point de départ d'infections symptomatiques, cystites ou pyélonéphrite ;

– l'infection urinaire entraîne une augmentation du risque maternel et fœtal.

D'où la nécessité d'un dépistage systématique de l'infection urinaire chez la femme enceinte et d'un traitement précoce de l'infection urinaire même au stade asymptomatique.

Formes compliquées

En présence de facteurs favorisants (diabète, déficit immunitaire, obstacle sur les voies urinaires), une pyélonéphrite aiguë peut se compliquer de suppuration du parenchyme rénal. Si cette suppuration n'est pas collectée, on parle de néphrite bactérienne focale, sinon d'abcès rénal. Si elle s'étend à l'extérieur du rein aux tissus avoisinants, on parle d'abcès périrénal ou périnéphrétique. Ces foyers infectieux sont souvent le point de départ d'une septicémie.

Les symptômes sont ceux d'une pyélonéphrite aiguë, très marqués, avec une altération de l'état général.

Physiopathologie

Propagation de l'infection et microbiologie

Le plus souvent, l'infection se propage par voie ascendante à partir d'une source microbienne digestive : les germes de la région anale colonisent le bas urètre, d'où ils peuvent remonter à l'ensemble du tractus urinaire si les conditions locales permettent leur développement.

Les bactéries retrouvées sont donc essentiellement des bactéries intestinales dont la fréquence varie suivant que l'infection a été contractée à domicile ou à l'hôpital.

Beaucoup plus rarement, l'infection se propage par voie hématogène : un germe présent dans la circulation sanguine passe dans le tractus urinaire en général au niveau du rein. L'infection urinaire ainsi créée n'est pas isolée mais s'intègre dans une infection généralisée (septicémie) dont elle est une localisation secondaire.

Facteurs favorisants et causes de l'infection urinaire

Certaines conditions favorisent le développement de l'infection urinaire.

Il s'agit de :

FACTEURS PROPRES À L'HÔTE, tels que :

- **Sexe féminin,** du fait de la brièveté de l'urètre.
- **Infections gynécologiques** (vaginite et vulvovaginite).
- **Mauvaise hygiène périnéale, rapports sexuels.**
- **Boissons insuffisantes et mictions peu nombreuses.**

FACTEURS PROPRES À LA BACTÉRIE : certaines souches sont plus virulentes que d'autres car elles adhèrent plus fortement à la muqueuse urothéliale et ne sont pas chassées par le flux urinaire.

TOUTE PATHOLOGIE UROLOGIQUE CRÉANT UN OBSTACLE SUR LES VOIES URINAIRES, une gêne à l'écoulement de l'urine, une stase d'urine, crée des conditions favorables au développement d'une infection urinaire.

Tableau 9.2 Infections urinaires. Types de bactéries.

	Domicile	*Hôpital*
Escherichia coli	80 %	50 %
Proteus mirabilis	4 %	15 %
Klebsiella et *Enterobacter*; autres (pseudomonas, entérocoque, staphylocoque...)	5 %	15 %

CERTAINES SITUATIONS OU MALADIES

- **Le diabète,** du fait de la présence de glucose dans l'urine et de la neuropathie vésicale.
- **La grossesse,** du fait du ralentissement du flux d'urine dans les voies excrétrices secondaire aux modifications hormonales et à la compression urétérale par l'utérus gravide.

Diagnostic

Affirmer l'infection urinaire

Plusieurs circonstances :

– soit on veut confirmer l'infection urinaire chez un patient présentant des symptômes évocateurs ;

– soit on recherche systématiquement une bactériurie asymptomatique dans certaines circonstances (telles que femme enceinte, diabète, ou tout patient avant un geste chirurgical ou endoscopique sur les voies urinaires).

Dans tous les cas, la preuve du diagnostic repose sur un seul examen : l'examen cytobactériologique des urines (ECBU).

RÉALISATION D'UN ECBU (voir chapitre 5, *Méthodes d'explorations*).

INTERPRÉTATION D'UN ECBU

L'urine est normalement stérile. La présence d'une bactérie dans un prélèvement d'urine correspond à une infection urinaire ou à une contamination des urines prélevées. Le problème est donc de différencier les deux.

- **L'infection urinaire est certaine** s'il y a présence de bactéries en quantité suffisante ($\geq 10^5$/mL chez la femme, 10^3/mL chez l'homme), associée à une pyurie ($\geq 10^4$ leucocytes altérés/mL).
- **La contamination est certaine** si les bactéries sont présentes en faible quantité ($< 10^3$/mL) sans pyurie, ou s'il y a plusieurs espèces bactériennes sans pyurie.

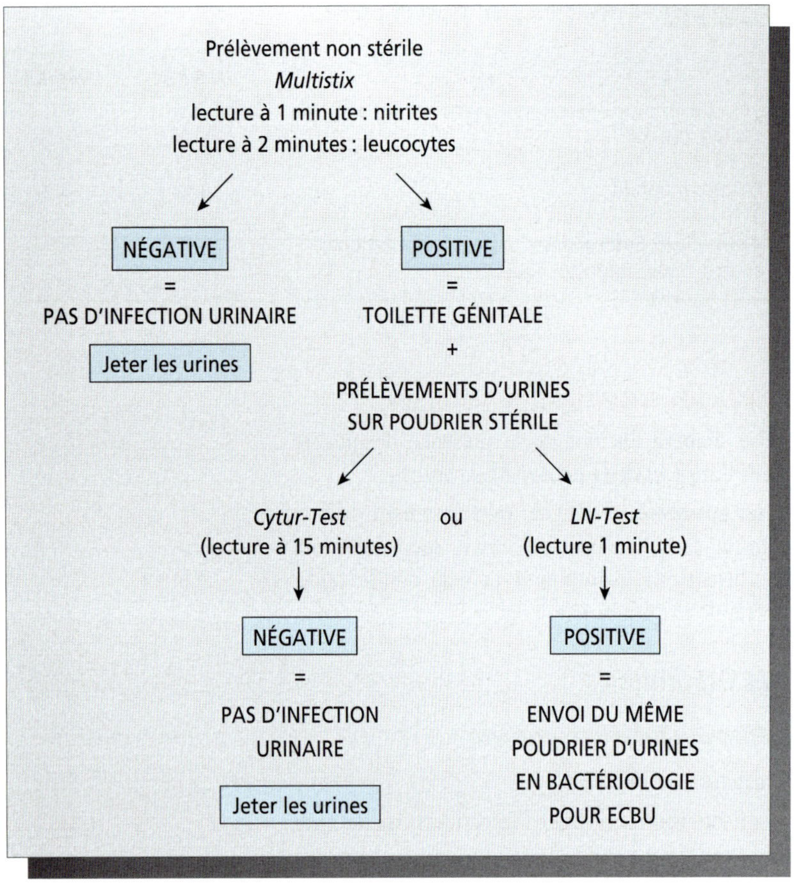

Fig. 9.10 Exemple d'utilisation des bandelettes pour le dépistage de l'infection urinaire.

• **Entre les deux,** l'interprétation de l'ECBU est moins catégorique. Il faut retenir le diagnostic d'IU s'il y a des symptômes évocateurs, et refaire l'examen en l'absence de symptômes.

Tout ECBU positif doit donner lieu à la réalisation d'un antibiogramme.

LES HÉMOCULTURES

Elles doivent être systématiques en cas d'IU fébrile. Parfois positives en cas de pyélonéphrite aiguë, elles le sont très souvent en cas de formes compliquées.

Dépister l'infection urinaire

Dans certaines circonstances (grossesse, sujet âgé, surveillance des patients présentant des IU récidivantes), il est utile de pouvoir dépister rapidement, facilement, et à faible coût, la présence d'une IU (figure 9.10). On utilise pour cela des bandelettes qui détectent, par coloration, la présence dans les urines de leucocytes et de nitrites (corps chimiques présents dans les urines uniquement en cas d'IU). Si la bandelette se colore (bandelette +), il y a une infection urinaire et il faut faire l'ECBU pour connaître la bactérie et en déterminer l'antibiogramme.

Recherche de la cause ou des facteurs favorisants

Elle est indiquée uniquement dans les circonstances suivantes : pyélonéphrite aiguë, homme, enfant jeune, IU récidivante. La cystite simple de la femme, non compliquée, non récidivante, ne nécessite pas la recherche d'une cause.

LA RECHERCHE ÉTIOLOGIQUE est faite essentiellement par :

- **Échographie rénale** qui peut montrer une lésion du parenchyme rénal (abcès, tumeur, kyste), une obstruction des voies urinaires (visualisation directe de l'obstacle, dilatation des voies urinaires en amont de l'obstacle).
- **UIV avec ASP et clichés permictionnels** pour mieux voir tout obstacle sur les voies urinaires (lithiase, tumeur, hypertrophie prostatique…), un reflux vésico-urétéral.
- **D'autres examens,** en fonction des symptômes et des anomalies retrouvées (cystographie, cystoscopie et calibrage du méat…).

Recherche d'une complication

Elle est indispensable en cas de pyélonéphrite aiguë, d'autant plus qu'il existe des symptômes évocateurs.

C'est la **place privilégiée de l'échographie**, à la recherche d'un foyer de néphrite bactérienne, d'une abcédation intrarénale ou périrénale, éventuellement complétée par la tomodensitométrie qui donne des images plus précises.

Peu d'examens biologiques sont nécessaires

Uniquement en cas de pyélonéphrite aiguë simple ou compliquée :

– NFP : hyperleucocytose ;

– VS ou CRP : élevées du fait du syndrome inflammatoire, utiles pour suivre l'évolution ;

– ionogramme sanguin : poussée d'insuffisance rénale aiguë, en général modérée et transitoire.

Traitement et surveillance sous traitement

Le principe du traitement est simple : antibiothérapie pour l'infection, associée si possible au traitement de la cause et à la suppression des facteurs favorisants.

Antibiothérapie

Antibiothérapie en cas de cystite

Classiquement : monothérapie de durée brève (≤ 7 jours).

On souligne maintenant l'intérêt des traitements rapides (« traitement minute ») : un antibiotique à plus forte dose pris en une ou deux fois sur 24 heures seulement : moins d'effets secondaires pour une efficacité similaire à court terme. Ce type de traitement est strictement réservé à la cystite simple non récidivante non compliquée de la femme.

Antibiothérapie en cas de pyélonéphrite aiguë

Bithérapie intraveineuse jusqu'à l'obtention de l'apyrexie, monothérapie *per os* par la suite avec un antibiotique choisi selon l'antibiogramme. La durée totale du traitement est de 3 semaines au minimum, plus longue en cas de forme compliquée.

Antibiothérapie pour prostatite aiguë. Une association d'antibiotiques pendant une semaine suivie d'une antibiothérapie adaptée est utile pendant au moins trois semaines de façon à éviter la récidive, souvent plus difficile à traiter.

Les orchites et les épididymites doivent également recevoir une antibiothérapie adaptée pendant au moins 15 jours, associée à un repos strict et au port d'un suspensoir.

Antibioprophylaxie des cystites récidivantes. Elle est destinée à prévenir la récidive de l'infection, après qu'elle a été traitée. Elle consiste en la prise d'un antibiotique à faible dose, en général le quart de la dose prise pour le traitement curatif, pendant une durée minimum de 6 mois.

Prévention de l'IU au cours de tout geste endoscopique ou chirurgical sur les voies urinaires.

Pour éviter l'apparition d'une IU dans de telles circonstances, on prescrit une antibiothérapie 24 heures avant et 3 jours après le geste sur les voies urinaires.

Quels antibiotiques choisir ?

Le choix est guidé par des arguments pharmacocinétiques (il faut choisir un antibiotique éliminé préférentiellement dans les urines) et microbiologiques (l'antibiotique doit être actif sur les principaux

PHARMACOLOGIE

ANTI-INFECTIEUX URINAIRES (BÊTA-LACTAMINES)

Dénomination	Conditionnement	Posologie
AMOXICILLINE + ACIDE CLAVULANIQUE *(Augmentin)*	Comp. à 500 mg. Poudre à 100, 250 et 500 mg. Sol. injectable à 500 mg, 1 et 2 g.	adulte : 1,5 g par j. enfant : 50 mg/kg par j. nourrisson : 80 mg/kg par j. perf IV : adulte 2 à 4 g par j. enfant : 100 mg/kg par j.
CEFTAZIDIME *(Fortum)*	Sol. injectable à 250, 500 mg, 1 et 2 g.	adulte : 3 g par j. enfant : 50 mg/kg par j.

ACTION
Antibiotiques de la famille des bêta-lactamines.

INDICATIONS
Pyélonéphrites aiguës à germe sensible (pyocyanique : *Fortum*), toutes infections urinaires *(Augmentin)*.

CONTRE-INDICATIONS
Allergie. Adapter la posologie en cas d'insuffisance rénale.

EFFETS SECONDAIRES
Allergie, élévation des transaminases, intolérance digestive.

PHARMACOLOGIE

ANTI-INFECTIEUX URINAIRES (QUINOLONES 1re GÉNÉRATION)

Dénomination	Conditionnement	Posologie
ACIDE NALIDIXIQUE *(Négram)*	Comp. à 1 g. Suspension 1 mesure à 75 mg.	adulte : 2 comp. par j. enfant : 30 mg/kg par j.
FLUMÉQUINE *(Apurone)*	Comp. à 400 mg.	3 comp. par j.
ACIDE PIPÉMIDIQUE *(Pipram)*	Gel à 200 mg. Comp. à 400 mg.	4 gel par j. 2 comp. par j.

ACTION
Anti-infectieux de la famille des quinolones de 1re génération.

INDICATIONS
Infections urinaires basses non compliquées à germe sensible.

CONTRE-INDICATIONS
Femme enceinte, allergie, enfant de moins de 15 ans. Le *Négram* peut être utilisé chez des enfants à partir de 30 mois.

EFFETS SECONDAIRES
♠♠♠ Risque de photosensibilisation : éviter l'exposition solaire.

PHARMACOLOGIE

ANTI-INFECTIEUX URINAIRES (QUINOLONES 2e GÉNÉRATION)

Dénomination	Conditionnement	Posologie
CIPROFLOXACINE *(Ciflox)*	Comp. à 250, 500, 750 mg. Sol. injectable à 200 mg.	*per os* : 1 à 1,5 g par j. inj. : 400 à 600 mg par j.
PÉFLOXACINE *(Péflacine)*	Comp. à 400 mg. Sol. injectable à 400 mg.	*per os* : 800 mg par j. inj. : 800 mg par j.
LOMÉFLOXACINE *(Logiflox)*	Comp. à 400 mg.	1 comp. par jour.
NORFLOXACINE *(Noroxine)*	Comp. à 400 mg.	2 comp. par j.
OFLOXACINE *(Oflocet)*	Comp. à 200 mg. Sol. injectable à 200 mg.	*per os* : 2 comp. par j. inj. : 400 mg par j.

ACTION
Antibiotiques de la famille des quinolones de 2e génération.

INDICATIONS
♥♥♥ Toutes infections urinaires à germe sensible. Les formes injectables sont utilisées pour débuter le traitement des pyélonéphrites aiguës. Les formes orales sont utilisées pour le traitement des infections urinaires basses ou après traitement injectable des pyélonéphrites aiguës.

CONTRE-INDICATIONS
- Insuffisance rénale : réduire la posologie de ciprofloxacine, ofloxacine, norfloxacine.
- Insuffisance hépatique : réduire la posologie de péfloxacine.
- Femme enceinte, allergie, enfant de moins de 15 ans.

EFFETS SECONDAIRES
♠♠♠ Risque de photosensibilisation : éviter l'exposition solaire.
Douleurs musculaires et articulaires, ruptures tendineuses.

PHARMACOLOGIE

ANTI-INFECTIEUX URINAIRES (AMINOSIDES)

Dénomination	Conditionnement	Posologie
AMIKACINE *(Amiklin)*	Sol. injectable à 250 et 500 mg.	IM et perfusion IV : 15 mg/kg par j.
NÉTILMICINE *(Nétromicine)*	Sol. injectable à 25, 50, 100, 150 mg.	IM et perfusion IV : 5 mg/kg par j.

NB : D'autres molécules sont utilisables, avec des posologies différentes : dibékacine, gentamycine, sisomicine, tobramycine : elles partagent les mêmes spectres antibactériens et les mêmes effets secondaires.

ACTION
Antibiotiques de la famille des aminosides.

INDICATIONS
Pyélonéphrites aiguës à germe sensible, la toxicité rénale de ces produits en limite l'utilisation.

CONTRE-INDICATIONS
Allergie, insuffisance rénale.

EFFETS SECONDAIRES
♠♠♠ Néphrotoxicité et ototoxicité. La néphrotoxicité impose une durée de traitement courte (maximum 8 j.) avec de préférence une dose unique quotidienne.

SURVEILLANCE :
Taux sérique de l'antibiotique et fonction rénale.

germes rencontrés). Ainsi, on utilise surtout des produits de la famille des bêta-lactamines (pénicillines A, céphalosporines de 3e génération) ou des quinolones (de 1re et 2e générations), exceptionnellement des aminosides.

Traitement de la cause

Sans rentrer dans le détail du traitement de chaque cause, il faut insister sur le cas des infections urinaires développées en amont d'un obstacle : parallèlement à l'antibiothérapie, il faut mettre en place un drainage des urines infectées, par néphrostomie. Le traitement spécifique de l'obstacle (ablation d'une lithiase urétérale par exemple) n'intervient qu'après plusieurs jours d'antibiothérapie.

Correction des facteurs favorisants

Dans tous les cas, des mesures simples s'imposent telles que boissons abondantes et mictions fréquentes, miction après rapport sexuel, hygiène périnéale soigneuse. Elle doivent faire l'objet d'une éducation du patient.

Surveillance sous traitement

Elle porte sur :

- **Les symptômes,** qui doivent disparaître rapidement, en 3 à 4 jours au plus.
- **Les anomalies biologiques** si elles existent (normalisation de la polynucléose en cas de pyélonéphrite aiguë), ou morphologiques (disparition d'une image d'abcès à l'échographie).
- **L'ECBU :** il faut vérifier la stérilité des urines après traitement de toute infection urinaire, par un ECBU réalisé quelques jours après l'arrêt du traitement. De plus, en cas de pyélonéphrite aiguë et en l'absence de disparition rapide des symptômes, il faut faire un ECBU en cours de traitement.

Tuberculose uro-génitale

Introduction

Après le poumon, le tractus urinaire est la deuxième localisation de l'infection par le bacille de Koch (BK). Elle est rare, mais peut occasionner des dégâts irréversibles des voies urinaires, d'autant plus si elle est découverte ou traitée avec retard.

Symptomatologie

Il faut penser systématiquement à la maladie, et donc la rechercher, lorsqu'un patient présente :

Des manifestations urinaires

– une cystite traînante et résistante au traitement antibiotique habituel, d'autant plus si l'examen cytobactériologique des urines ne trouve qu'une pyurie sans germe ;

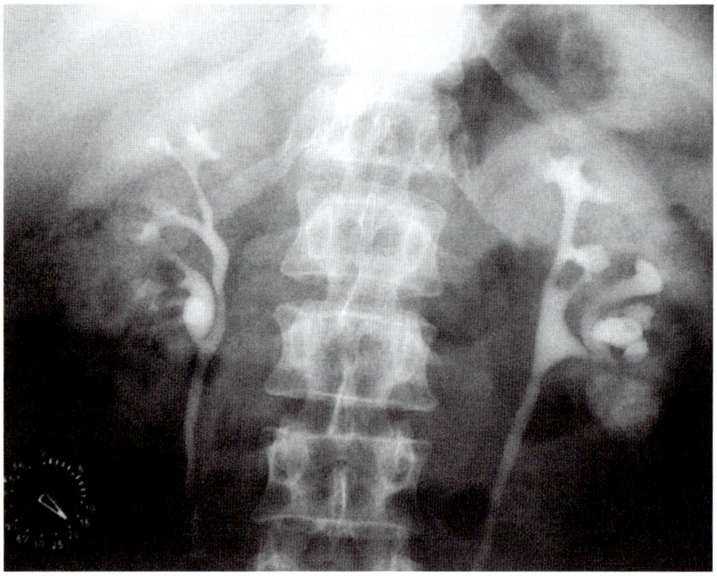

Fig. 9.11 Tuberculose du rein gauche : tige calicielle étirée et caverne.

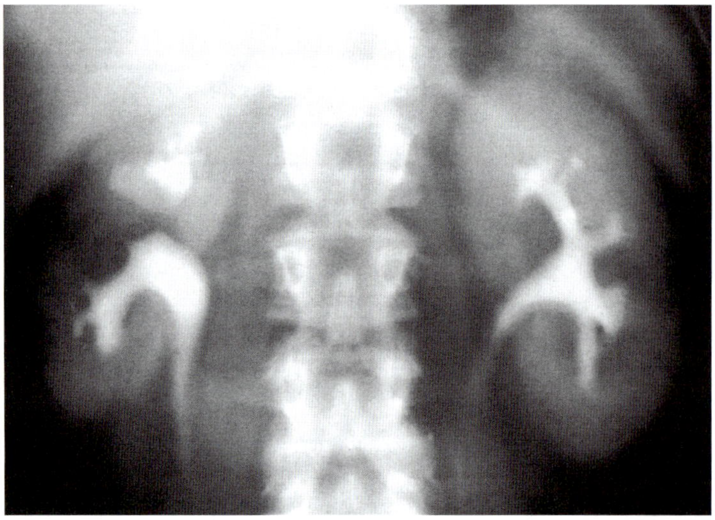

Fig. 9.12 Urographie d'une patiente présentant une tuberculose rénale. Notez l'aspect rétréci de la tige calicielle supérieure droite.

– une pollakiurie ou une dysurie rebelles conséquences de lésions de la vessie ou de l'urètre ;

– des douleurs lombaires, d'origine non univoque (pyélonéphrite aiguë, obstruction urétérale).

Leucocyturie sans bactériurie : penser à la tuberculose.

Des manifestations génitales

– épididymite ou orchiépididymite.

Des manifestations extrarénales et générales

– tuberculose pulmonaire, osseuse…

– fièvre au long cours, altération de l'état général.

Diagnostic

Il repose sur la mise en évidence du bacille de Koch dans les urines (la recherche du BK n'est en général pas faite par le laboratoire au cours d'un examen cytobactériologique standard, il faut donc la spécifier).

Cette recherche doit être répétée (en général 3 fois) pour augmenter les chances de retrouver le BK.

La réponse du laboratoire peut être tardive (jusqu'à un mois de délai) car le bacille tuberculeux est un germe à pousse lente, et si les symptômes apportent une forte suspicion du diagnostic, il est possible de démarrer le traitement avant d'avoir la confirmation par le laboratoire.

Recherche des complications

La gravité de la tuberculose uro-génitale est liée à son retentissement sur l'état général et aux lésions occasionnées sur les voies urinaires. Il faut rechercher celles-ci au moment du diagnostic et les surveiller après la mise en route du traitement car elles peuvent continuer à évoluer.

Ces lésions sont :

– des cavernes dans le parenchyme rénal (figure 9.11) pouvant aboutir à la caséification complète du rein (rein mastic) ;

– des sténoses multiples des voies excrétrices (figure 9.12) avec au maximum obstruction et dilatation d'amont, pyonéphrose ;

– une sclérose de la paroi vésicale, avec constitution d'une petite vessie rétractée ;

– au maximum, destruction rénale et insuffisance rénale.

LES EXAMENS aidant à l'évaluation de la maladie sont :

– échographie et scanner pour le parenchyme rénal ;

– UIV pour les voies excrétrices hautes (calices, bassinet uretère) ;

– cystographie et cystoscopie pour les voies excrétrices basses (vessie, urètre) ;

– exploration fonctionnelle rénale.

Traitement

Il repose sur les antibiotiques antituberculeux adaptés à l'antibiogramme que l'on utilise toujours en association pendant une durée minimale de 6 mois (par exemple : rifampicine + éthambutol + isoniazide + pyrazinamide pendant 2 mois puis rifampicine + isoniazide pendant 4 mois).

Le traitement chirurgical des lésions rénales a longtemps consisté à réaliser des néphrectomies pour rein détruit.

Le traitement des lésions urétérales comporte le simple modelage, éventuellement l'endo-urétérostomie ou la résection suture ou le remplacement total de l'uretère par un segment intestinal (urétéro-plastie).

Les lésions de la jonction urétéro-vésicale peuvent être traitées par modelage ou réimplantation urétéro-vésicale.

Les lésions vésicales (petite vessie tuberculeuse) ont été traitées longtemps par iléocytoplastie selon la technique de Cibert, plus récemment, des segments intestinaux détubulisés sont utilisés.

Bilharziose uro-génitale

Introduction

Maladie parasitaire secondaire à l'infestation par un parasite appelé schistosome. La bilharziose est endémique et parfois très fréquente en Afrique, dans certaines zones du Moyen-Orient, de l'Extrême-Orient et du continent américain. Elle est par contre quasiment absente de l'Europe.

Parasitologie

Le parasite est présent dans l'eau car il infecte un petit mollusque d'eau douce, et l'homme se contamine par baignade au cours de laquelle le schistosome traverse directement la peau.

Après un cheminement intravasculaire complexe, le parasite se fixe définitivement dans les veines périvésicales et périgénitales. Là, la femelle pond des œufs qui traversent la paroi vésicale à l'origine de lésions spécifiques.

PHARMACOLOGIE

ANTITUBERCULEUX (ISONIAZIDE)

Dénomination	Conditionnement	Posologie
ISONIAZIDE *(Rimifon)*	Comp. à 50 et 150 mg. Amp. à 500 mg.	*per os* ou perf IV : adulte : 5 mg/kg par j. enfant : 10 mg/kg par j.

ACTION
Antibiotique antituberculeux.

INDICATIONS
Traitement curatif ou préventif de la tuberculose.

CONTRE-INDICATIONS (relatives)
Allergie, insuffisance hépatique sévère. Diminuer la posologie en cas d'insuffisance rénale.

EFFETS SECONDAIRES
Allergie, toxicité hépatique, toxicité neurologique, possibilité de convulsion en cas de surdosage.

SURVEILLANCE
Concentration sérique et tests biologiques hépatiques.

PHARMACOLOGIE

ANTITUBERCULEUX (RIFAMPICINE)

Dénomination	Conditionnement	Posologie
RIFAMPICINE *(Rifadine)*	Gel à 300 mg. Suspension buvable à 50 et 100 mg par cuiller-mesure.	8 à 12 mg/kg par j. en une prise le matin à jeun.

ACTION
Antibiotique antituberculeux.

INDICATIONS
♥♥♥ Traitement de la tuberculose, selon les schémas suivants :
– pendant les 3 premiers mois de traitement en association avec 2 autres antituberculeux (rifampicine + isoniazide + éthambutol), puis en association avec 1 autre antituberculeux pendant 6 mois (rifampicine + isoniazide), ou
– pendant les 2 premiers mois de traitement en association avec 3 autres antituberculeux (rifampicine + isoniazide + éthambutol + pyrilène), puis en association avec 1 autre antituberculeux pendant 4 mois (rifampicine + isoniazide).

CONTRE-INDICATIONS (relatives)
♠ Allergie. Adapter la posologie en cas d'insuffisance rénale.

EFFETS SECONDAIRES
Allergie cutanée, troubles digestifs, toxicité hépatique en association avec l'isoniazide, néphrite aiguë, thrombopénie. Coloration rouge des urines.

SURVEILLANCE
Surveiller l'apparition des effets secondaires. S'assurer que le médicament est pris de façon régulière sans interruption.

PHARMACOLOGIE

ANTITUBERCULEUX (ÉTHAMBUTOL)

Dénomination	Conditionnement	Posologie
ÉTHAMBUTOL *(Myambutol)*	Comp. à 400 mg.	20 mg/kg par j.
ÉTHAMBUTOL *(Dexambutol)*	Comp. à 250 et 500 mg.	20 mg/kg par j.

ACTION
Antibiotique antituberculeux.

INDICATIONS
Traitement curatif ou préventif de la tuberculose.

CONTRE-INDICATIONS (relatives)
Allergie, névrite optique. Diminuer la posologie en cas d'insuffisance rénale.

EFFETS SECONDAIRES
♠♠♠ Névrite optique.

SURVEILLANCE
Examen ophtalmologique avant et pendant traitement.

Symptomatologie et complications

Symptômes

Ils sont surtout représentés par une hématurie microscopique avec des poussées macroscopiques.

Les autres symptômes (infections urinaires, pollakiurie, dysurie, douleurs lombaires) témoignent déjà de l'existence de complications.

Complications

Elles font toute la gravité de la bilharziose.

PHARMACOLOGIE

ANTITUBERCULEUX (PYRAZINAMIDE)

Dénomination	Conditionnement	Posologie
PYRAZINAMIDE *(Pirilène)*	Comp. à 500 mg.	30 mg/kg par j.

ACTION
Antibiotique antituberculeux.

INDICATIONS
Traitement curatif de la tuberculose, en général en association avec 3 autres antituberculeux pendant les 2 premiers mois du traitement.

CONTRE-INDICATIONS (relatives)
Allergie, insuffisance hépatique. Diminuer la posologie en cas d'insuffisance rénale.

EFFETS SECONDAIRES
Hépatite, hyperuricémie.

SURVEILLANCE
Tests hépatiques, uricémie.

PHARMACOLOGIE

ANTIPARASITAIRES

Dénomination	Conditionnement	Posologie
PRAZIQUANTEL *(Biltricide)*	Comp. à 600 mg.	1 dose unique de 40 à 60 mg/kg selon le parasite.

ACTION
Antiparasitaire actif sur les parasites de type trématode.

INDICATIONS
Traitement de la bilharziose.

CONTRE-INDICATIONS (relatives)
3 premiers mois de la grossesse.

EFFETS SECONDAIRES
Douleurs abdominales, nausées, vertiges, poussées thermiques.

Le passage des œufs à travers la muqueuse des voies excrétrices urinaires provoque une réaction inflammatoire suivie d'une cicatrice fibreuse qui transforme une muqueuse urologique normale, souple et extensible, en paroi rigide et inextensible. Du fait de l'inflammation, la vessie devient petite et perd ses capacités fonctionnelles de réservoir, les uretères et l'urètre sont le siège de multiples sténoses avec obstruction. Au maximum, ces lésions entraînent une insuffisance rénale.

Diagnostic

Il repose sur la mise en évidence d'œufs de bilharzies dans les urines : analyse au microscope d'un échantillon d'urine recueilli après effort (pour décrocher les œufs de la paroi vésicale).

Cet examen peut être négatif et il faut faire alors une cystoscopie avec biopsie de la paroi vésicale.

Enfin, il existe un test sérologique (recherche d'anticorps dans le sang).

Comme pour la tuberculose, la recherche des complications doit être systématique au moment du diagnostic et après le traitement. Elle utilise les moyens d'imagerie suivants : échographie, scanner, cystographie, UIV.

Traitement

Plusieurs médicaments sont disponibles, en particulier le praziquantel *(Biltricide)* donné en cure unique de 24 heures.

Le problème est celui des lésions anatomiques urologiques qui peuvent continuer à évoluer après traitement et nécessiter des corrections chirurgicales.

Insuffisance rénale aiguë

Définitions

L'insuffisance rénale aiguë (IRA) est caractérisée par la diminution rapide de la filtration glomérulaire (de quelques heures à quelques semaines) suivie d'une rétention des déchets azotés. Une oligurie (débit urinaire < 400 mL par jour) est fréquente mais pas obligatoire. Si la diurèse est inférieure à 100 mL par jour, le patient est dit anurique.

La fonction rénale initiale peut être normale, ou déjà altérée.

Bien qu'habituellement réversible, l'IRA est un facteur important de morbidité et de mortalité hospitalière en raison de la gravité des pathologies sous-jacentes et de l'incidence élevée des complications. Ce syndrome représente 5 % des admissions hospitalières et jusqu'à 30 % des admissions en unités de soins intensifs. L'IRA est un facteur de risque pour la survenue d'une insuffisance rénale chronique.

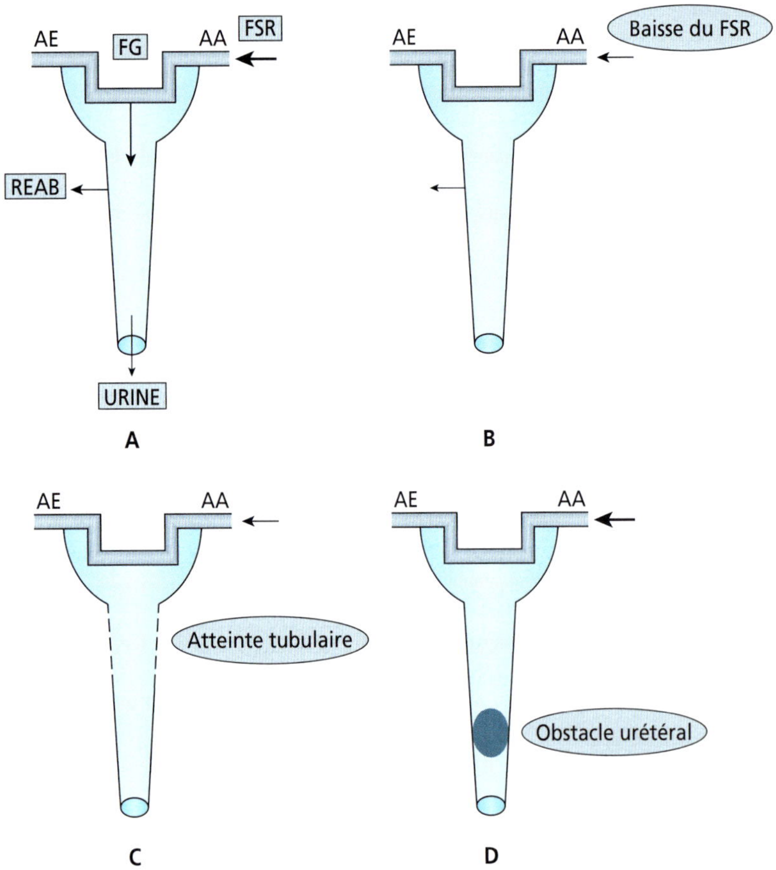

Fig. 9.13 Représentation des différents types d'insuffisance rénale aiguë. FSR : flux sanguin rénal, AA : artère afférente glomérulaire, AE : artère efférente glomérulaire, FG : filtration glomérulaire, REAB : réabsorptions tubulaires. A : fonctionnement normal ; B : IRA fonctionnelle ; C : IRA organique ; D : IRA obstructive.

Physiopathologie

Dans un but de diagnostic et de traitement, l'IRA est divisée en trois groupes (figure 9.13) :

IRA fonctionnelle (figure 9.13B)

Les anomalies de la perfusion rénale dans lesquelles le rein est intrinsèquement normal (IRA prérénale ou fonctionnelle) (≈ 55 %). La plupart du temps, elle est rapidement réversible après restauration du débit sanguin rénal. Cependant une hypoperfusion sévère ou prolongée peut entraîner une atteinte parenchymateuse rénale ischémique et ainsi des lésions organiques. La diminution de la « volémie efficace » résulte de nombreuses situations : hémorragie (chirurgicale, traumatique, gastro-intestinale), brûlures, déshydratation, pertes digestives (vomissements, diarrhées, drainage chirurgical), pertes urinaires (médicamenteuses ou osmotiques), séquestration de liquide dans le compartiment extravasculaire (péritonite, pancréatite, traumatisme, brûlures, hypoalbuminémie sévère). L'IRA prérénale survient aussi lorsqu'il existe des états de bas débit cardiaque ou des maladies caractérisées par une vasodilatation systémique (sepsis, médicaments vasodilatateurs, anesthésie, anaphylaxie, insuffisance hépatique).

IRA organique (figure 9.13C)

Ce sont les maladies du parenchyme rénal (IRA rénale ou intrinsèque) (≈ 40 %). Cette situation peut compliquer beaucoup de maladies qui affectent le parenchyme rénal (tableau 9.3). En fait, la plupart des cas (70 %) sont à rattacher soit à une ischémie secondaire à l'hypoperfusion rénale (IRA ischémique) soit à un toxique (IRA néphrotoxique). Comme les IRA ischémiques ou néphrotoxiques sont associées avec une nécrose des cellules tubulaires, ce syndrome est souvent appelé nécrose tubulaire aiguë (NTA). À côté de ces lésions tubulaires, tous les autres composants du rein peuvent être atteints. En fonction des éléments touchés, l'IRA peut être d'origine glomérulaire (glomérulonéphrite extracapillaire), vasculaire (artère rénale ou vaisseaux intrarénaux) ou interstitielle (néphropathie interstitielle). C'est, en général, la biopsie rénale ou l'artériographie qui permettent de différencier ces diverses affections.

IRA obstructive (figure 9.13D)

C'est l'obstruction aiguë du tractus urinaire (IRA postrénale ou obstructive) (≈ 5 %). L'obstruction de la partie basse du tractus urinaire entre vessie et méat urétral définit la rétention aiguë d'urine qui est à isoler des véritables IRA obstructives. En effet, dans ces cas, le traitement par sondage urinaire ou cathétérisme vésical sus-pubien permet de résoudre le problème.

L'obstruction du tractus urinaire haut (à partir du méat urétéral) se rencontre dans seulement 5 % des IRA. En effet, un seul rein est suffisant pour excréter les déchets organiques produits. L'IRA obstructive requiert une atteinte bilatérale ou un rein fonctionnellement unique. L'obstruction urétérale peut être intraluminale (calculs, caillots sanguins, papilles rénales), une infiltration de la paroi urétrale (néoplasie : prostate, col utérin) ou une compression externe (fibrose rétropéritonéale, néoplasie, abcès, ligature chirurgicale). Une cause néoplasique est retrouvée dans plus de 70 % des cas. Une distension graduelle de l'uretère proximale, du bassinet et du calice peut apparaître, visible sur l'échographie rénale (voir figure 9.8).

Clinique

Sur un plan clinique, trois phases successives sont notées.

Phase de constitution

Elle est variable selon l'étiologie où la scène clinique est en général dominée par l'affection causale. Il faut s'efforcer de retrouver les éléments physiopathologiques entraînant une IRA (choc, infection, hémolyse, myolyse, pertes hydroélectrolytiques importantes, troubles de coagulation). La diurèse diminue en dehors de tout traitement symptomatique, les clairances chutent rapidement et, selon l'intensité du catabolisme, l'urée et la créatinine s'élèvent plus ou moins vite dans le plasma.

Tableau 9.3 Principaux mécanismes et causes d'IRA organique.

Obstruction des artères rénales
Thrombose
Traumatisme
Emboles de cholestérol
Atteintes réno-vasculaires et glomérulaires
Glomérulonéphrite
Vascularite
Syndrome hémolytique et urémique (SHU)
Purpura thrombotique thrombocytopénique (PTT)
Toxémie gravidique
Hypertension
Sclérodermie
Lupus érythémateux
Atteintes tubulaires
Ischémique
Hypovolémie, diurétiques
Anti-inflammatoires non stéroïdiens
Inhibiteurs de l'enzyme de conversion
Toxiques
Produits de contraste
Antibiotiques
Ciclosporine
Chimiothérapie
Solvants organiques (éthylène glycol).
Rhabdomyolyse, hémolyse
Myélome
Néphrites interstitielles
Allergique
Antibiotiques
Anti-inflammatoires non stéroïdiens
Infection bactérienne
Infiltration : lymphome, leucémie, sarcoïdose

Phase d'état

Elle est marquée par :

- **Un syndrome biologique** comprenant une élévation de l'urée et de la créatinine sanguines, une acidose métabolique et souvent une hyperkaliémie, une hyperuricémie, une hyperphosphorémie et une hypocalcémie. L'excrétion urinaire des déchets organiques est abaissée et l'élimination des électrolytes est variable selon l'étiologie de l'IRA.

- **Des complications** liées à l'IRA dont le traitement s'efforce de diminuer la fréquence (voir ci-dessous).
- **Des manifestations cliniques** liées à la pathologie initiale ou à ses complications.

La durée de cette phase est variable (de 1 à 6 semaines) en fonction des différentes étiologies et des possibilités thérapeutiques. C'est généralement au cours de cette phase que les séances de dialyse seront débutées.

Phase de récupération

Elle est caractérisée par une amélioration de la fonction rénale notée par l'augmentation progressive de la diurèse en cas d'IRA oligo-anurique. Grâce aux dialyses, les grandes polyuries ne se voient plus que dans les levées d'obstacle des anuries obstructives après le drainage des urines. Dans ces cas, les fuites électrolytiques peuvent être importantes et la réanimation doit être précise pour éviter tout déséquilibre.

Les chiffres plasmatiques d'urée et de créatinine, après un plateau, descendent vers la normale, en même temps que les urines se concentrent et que la quantité de déchets éliminés s'élève. Les délais de récupération après le début de la maladie sont variables et dépendent de l'étiologie et des complications de la phase d'état. Cette phase dure de 4 à 10 jours.

Des séquelles fonctionnelles et anatomiques sont possibles.

Nécrose corticale

C'est une forme suraiguë d'IRA où la gravité du tableau clinique (choc, troubles de coagulation…) est telle que la partie corticale du rein où se trouvent les glomérules se nécrose entraînant ainsi une insuffisance rénale terminale.

Complications

Les complications sont soit directement liées à l'IRA, soit associées à l'atteinte rénale. Le terrain et l'état pathologique préexistant influencent la fréquence des complications.

- **L'hyperhydratation** : hypertension artérielle, œdèmes, épanchements des séreuses, troubles de la conscience, œdème aigu du poumon. Le poids est l'élément de surveillance essentiel.
- **L'hyperkaliémie** est fréquente. Elle se manifeste par des troubles ECG (augmentation des ondes T, prolongation de l'intervalle PR, élargissement du complexe QRS et déviation de l'axe cardiaque à gauche). Les troubles du rythme compromettent le pronostic vital (arythmies, bradycardies, blocs, tachycardies ventriculaires ou des asystolies).
- **L'hypokaliémie** est beaucoup moins fréquente et se rencontre lors de pertes digestives importantes en phase de reprise de diurèse.
- **L'acidose métabolique** est constante et aggrave l'hyperkaliémie.
- **L'anémie** est fréquente : défaut de production de globules rouges, pertes sanguines par prélèvements au cours des dialyses ou hémorragies intestinales, favorisées par les troubles de la coagulation avec allongement du temps de saignement et troubles des fonctions plaquettaires.
- **Dénutrition** : en particulier, un déficit en protéines favorise les hémorragies digestives et une immunodépression peut être une cause d'infections, surtout lorsqu'il faut maintenir très longtemps des cathéters veineux centraux pour les séances d'épuration extrarénale.

Diagnostic

Le diagnostic d'une IRA se fait en 3 temps :

AFFIRMER L'IRA est en général facile, sur la baisse de la diurèse ou les résultats des tests biologiques. Il est facile d'éliminer une rétention aiguë d'urine par un examen clinique ou un sondage vésical. Il est plus difficile d'éliminer une insuffisance rénale chronique évoluée.

LORSQUE L'IRA EST AFFIRMÉE, il faut déterminer son type : fonctionnelle, organique ou obstructive. Trois éléments sont fondamentaux :

- **L'échographie** qui permet de déceler les IRA par obstacle en montrant une dilatation des cavités excrétrices (voir figure 9.8).
- **La clinique** qui permet de différencier le plus souvent les IRA parenchymateuses des IRA fonctionnelles en recherchant les signes de déshydratation ou de bas débit cardiaque. Un test thérapeutique prudent (remplissage vasculaire) peut être réalisé si le diagnostic d'IRA fonctionnelle est suspecté.

Il est important alors de déterminer le mécanisme de l'IRA rénale. En dehors des cas où le contexte est évocateur d'une lésion vasculaire et où l'angiographie s'impose d'urgence (traumatisme rénal), c'est l'analyse du sédiment urinaire et la ponction biopsie du rein (PBR) qui permettent de préciser le siège anatomique de l'atteinte rénale.

Principe du traitement

LES MESURES PRÉVENTIVES sont extrêmement importantes. Lorsqu'un geste ou un traitement potentiellement néphrotoxique doit être prescrit, il faut :

- se demander s'il est absolument nécessaire ;
- ajuster la dose en fonction du malade et de ces constantes (âge, fonction rénale…) ;
- contrôler la thérapeutique par des dosages sanguins lorsque ceux-ci existent ;
- surveiller la fonction rénale par des examens sanguins répétés et savoir arrêter le médicament si des signes d'intolérance apparaissent ;
- éviter toute déshydratation.

LORSQUE LA FONCTION RÉNALE EST GRAVEMENT ALTÉRÉE, un traitement de suppléance est nécessaire pour éliminer les déchets de l'organisme et maintenir l'homéostasie. Une dialyse est prescrite devant un ou plusieurs des signes suivants :

- surcharge hydrosodée avec signes cliniques (OAP, œdème, anasarque) ;
- hyperkaliémie > 6,5 mmol/L ;
- acidose grave avec réserve alcaline < 15 mmol/L sans possibilité de compenser ;
- chiffres d'urée et/ou créatinine élevés (respectivement > 30 mmol/L et > 500 µmol/L).

Il faut alors choisir entre les trois grandes modalités de dialyse [épuration extrarénale (EER) : soit hémodialyse (HD), soit hémofiltration continue artério-veineuse (HAVC) ou veino-veineuse (HVVC), soit dialyse péritonéale (DP)]. Le choix entre ces diverses techniques dépend de l'état du patient et des possibilités du service.

Les IRA dues à une atteinte glomérulo-vasculaire peuvent bénéficier de traitements corticoïdes et immunosuppresseurs (voir *Néphropathies glomérulaires*, page 69).

Les IRA obstructives sont traitées le plus souvent par néphrostomie percutanée (voir *Méthodes d'exploration*, page 39). Un cathéter est placé radiologiquement dans le bassinet du (des) rein(s), ce qui permet d'évacuer l'urine. C'est dans ces circonstances qu'une polyurie de levée d'obstacle peut survenir. Il convient de surveiller très attentivement le débit urinaire après l'examen.

Insuffisance rénale chronique 10

Définition

L'insuffisance rénale chronique (IRC) correspond à la diminution progressive et irréversible des fonctions excrétrices et endocriniennes du rein en rapport avec la destruction d'un certain nombre de néphrons quel que soit le processus lésionnel.

La réduction du nombre de néphrons peut être plus ou moins intense et rapide selon la nature de la néphropathie initiale. Ses conséquences apparaissent tardivement (filtration < 30 mL/min) en raison de l'adaptation des néphrons sains au déficit fonctionnel. Cependant, dès lors que la réduction est importante, il y a progression inéluctable de l'IRC, indépendamment du processus lésionnel jusqu'à un stade où un traitement de suppléance devra être envisagé (moins de 5 % des néphrons restants). La vitesse de progression peut être réduite par l'instauration d'un traitement onservateur adapté.

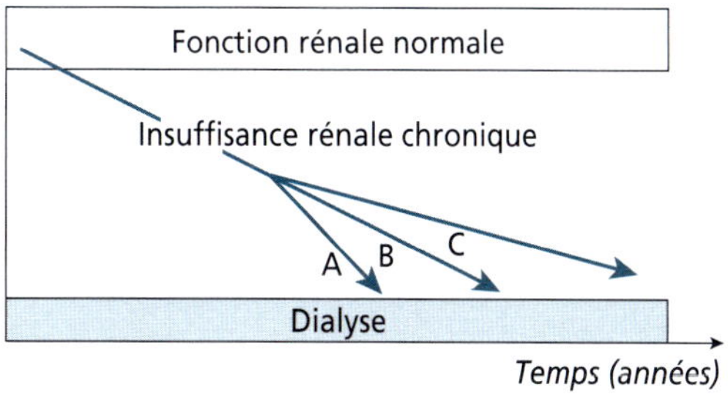

Fig. 10.1 Évolution de la fonction rénale au cours du temps (ligne noire). Lorsque la fonction rénale est très réduite, le traitement par dialyse doit débuter (bas de la figure).
Les trois lignes A, B, C représentent des vitesses d'aggravation différentes de l'insuffisance rénale. La ligne B peut être considérée comme habituelle.
La ligne A représente une aggravation trop rapide (rôle de médicaments néphrotoxiques, de l'hypertension artérielle mal contrôlée, de régime diététique mal suivi).
La ligne C représente une meilleure évolution permettant un début de la dialyse plus éloigné (consultations régulières en néphrologie, bon contrôle tensionnel, médicaments néphroprotecteurs [IEC], suivi régulier du régime).

Physiopathologie de l'insuffisance rénale chronique

Réduction néphronique et adaptation glomérulo-tubulaire

Jusqu'à un stade très avancé de l'IRC, le rein reste capable d'assurer ses fonctions d'excrétion et de maintenir l'équilibre du milieu intérieur grâce à la compensation assurée par les néphrons sains dont le fonctionnement va être modifié : augmentation du débit de filtration glomérulaire (DFG) individuel (hyperfiltration), adaptation des fonctions tubulaires.

Anomalies métaboliques de l'insuffisance rénale chronique

Métabolisme azoté non protidique

L'IRC induit une accumulation de déchets azotés : urée, créatinine, acide urique, par réduction de la filtration glomérulaire :

- **Urée** : son élimination au cours de l'IRC se fait au prorata d'une élévation du taux sanguin. La production quotidienne d'urée est variable : elle augmente avec l'apport protidique, le catabolisme.
- **Créatinine** : la production quotidienne de créatinine est stable, l'élévation de la créatininémie est un bon reflet de la réduction de la filtration glomérulaire.

◗ **Acide urique** : l'uricémie reste normale jusqu'à un DFG ≤ 20 mL/min grâce à une sécrétion tubulaire.

Sel

L'équilibre sodé est maintenu par augmentation de la quantité de sodium filtrée au niveau des néphrons intacts et diminution de la réabsorption tubulaire. **Les possibilités d'adaptation sont réduites** et une surcharge hydrosodée pourra survenir en cas d'apport sodé excessif, ou une déplétion hydrosodée en cas d'apport insuffisant.

Potassium

Jusqu'à un stade très avancé de l'IRC (DFG > 10 mL/min), l'adaptation de la sécrétion tubulaire permet le maintien d'une kaliémie normale. Cependant l'équilibre reste fragile et une hyperkaliémie dangereuse peut survenir à la faveur d'une **erreur diététique** (apport de potassium), de **prise médicamenteuse** (diurétique antialdostérone, inhibiteur de l'enzyme de conversion de l'angiotensine...), d'une **acidose**, ou d'un **épisode catabolique aigu**.

Eau

Très tôt, en IRC, surviennent des troubles de concentration avec polyurie surtout nocturne. La surcharge hydrique n'est habituellement rencontrée qu'au stade **tout à fait terminal** de l'IRC.

Équilibre acide-base

Il est maintenu jusqu'à un DFG > 25 mL/min. Ultérieurement, une acidose métabolique s'installe en rapport avec une accumulation d'acides inorganiques.

Troubles endocriniens

Seront observés au cours de l'IRC :

◗ **Un déficit de synthèse de l'érythropoïétine** responsable de l'anémie.

◗ **Un déficit de synthèse de la vitamine D** active par défaut de l'hydroxylation en 1 du 25-$(OH)D_3$. S'y associe une hyperparathyroïdie secondaire réactionnelle à l'hypocalcémie et l'hyperphosphorémie.

◗ **Une activation du système rénine-angiotensine-aldostérone** responsable de l'hypertension.

◗ **Une hyperlipidémie** avec augmentation des triglycérides et du cholestérol.

Étiologie et épidémiologie de l'IRC

La prévalence de l'IRC est appréciée par le nombre de patients qui arrivent chaque année en traitement de suppléance. Ainsi, en France, chaque année, 110 patients par million d'habitants arrivent en IRC terminale (IRCT). Environ 25 000 sont traités par dialyse en France et 15 000 sont porteurs d'un greffon rénal fonctionnel.

Les étiologies de l'IRC sont actuellement chez les patients arrivant au stade d'IRC terminale :
- maladies glomérulaires : 20 % ;
- pyélonéphrites chroniques : 10 % ;
- néphropathies vasculaires : 24 % ;
- polykystose : 7 % ;
- néphropathies diabétiques : 24 % ;
- autres néphropathies : 15 %.

À noter, le **vieillissement** de la population arrivant en IRCT, la fréquence croissante des néphropathies de cause **vasculaire** et liées au **diabète.**

Syndrome d'insuffisance rénale chronique

Le syndrome urémique est l'ensemble des manifestations cliniques et métaboliques provoquées par l'IRC. L'IRC reste **longtemps asymptomatique** :
- il n'y a pas de valeurs biologiques à partir desquelles survient ce syndrome ;
- les premiers signes cliniques surviennent lorsque plus de 70 % des néphrons sont détruits.

Manifestations neurologiques

Atteintes périphériques

Au stade avancé de l'IRC survient la polynévrite urémique : d'abord latente (dépistée par l'électromyographie), les manifestations cliniques sont ensuite observées aux membres inférieurs avec crampes nocturnes, paresthésies, sensation de jambes sans repos.

Manifestations centrales

Observées au stade terminal de l'IRC, souvent prévenues par l'instauration d'un traitement de suppléance, elles associent somnolence, troubles de l'attention, de la mémoire, du sommeil. Le coma urémique est devenu exceptionnel. *Il est important d'éliminer un surdosage en psychotropes, un accident vasculaire cérébral.*

Troubles digestifs

Ils sont tardifs mais signent la nécessité de débuter le traitement de suppléance :

- **Nausées, vomissements.**
- **Hémorragies digestives** en rapport avec une œsophagite, une gastrite ou une duodénite érosive plus souvent qu'un ulcère gastro-duodénal vrai.
- **Infection chronique par les virus des hépatites B et C,** liée à un déficit immunitaire spécifique et une forte exposition au risque dans les services spécialisés.

Troubles hématologiques

Sont observés :

- **Une anémie normochrome normocytaire** par déficit en érythropoïétine mais souvent aggravée par une carence martiale et/ou une tendance hémorragique.
- **Des anomalies fonctionnelles plaquettaires** avec allongement du temps de saignement.
- **Des anomalies immunologiques** avec diminution de l'immunité cellulaire et non spécifique, et augmentation du risque d'infections bactérienne et virale.

Troubles endocriniens

Les anomalies les plus fréquentes sont :

- **Une intolérance au glucose** favorisant la genèse des lésions athéromateuses.
- **Des troubles lipidiques** : hypercholestérolémie et hypertriglycéridémie.
- **Un retard de croissance** chez l'enfant.
- **Des troubles fonctionnels gonadiques** moins bien corrigés par la dialyse que par la transplantation :
  – impuissance chez l'homme par insuffisance périphérique ;
  – anomalies du cycle menstruel, stérilité, baisse de la libido chez la femme.

Manifestations cardio-vasculaires

Hypertension artérielle

Due à une stimulation du système rénine-angiotensine-aldostérone et à un défaut d'excrétion sodée, sa fréquence dépend du type de néphropathie. *L'HTA est un des principaux facteurs de progression de l'IRC.*

Insuffisance ventriculaire gauche

Elle peut être favorisée par la surcharge hydrosodée, l'HTA ou l'hyperdébit (anémie, fistule artério-veineuse). Elle est bien corrigée par le contrôle de la volémie et/ou la dialyse.

Athérome accéléré

Il est à l'origine d'accidents ischémiques coronariens et cérébraux (favorisés par l'HTA), d'artériopathie des membres inférieurs. *L'athérome est le* ***premier facteur de mortalité*** *des patients en IRC traités par dialyse ou transplantation.*

Péricardite

La péricardite urémique est devenue rare car elle est prévenue par la dialyse. Son traitement nécessite une augmentation du temps de dialyse et une déplétion hydrosodée, et en cas de tamponade, désormais devenue exceptionnelle, la réalisation d'une fenêtre péricardique. La présence d'un épanchement péricardique par surcharge hydrosodée au stade de la dialyse n'est pas rare.

Manifestations ostéo-articulaires : l'ostéodystrophie rénale

L'ostéodystrophie rénale (ODR) résulte des perturbations du métabolisme phosphocalcique induites par l'IRC. Seront observées :

- **Principalement les lésions de l'hyperparathyroïdie secondaire.**
- **Plus rarement des lésions d'ostéomalacie** par diminution du $1,25(OH)_2D_3$.
- **Des anomalies liées à la mobilisation des tampons osseux** due à l'acidose rénale.

Physiopathologie

(Voir figure 10.2.)

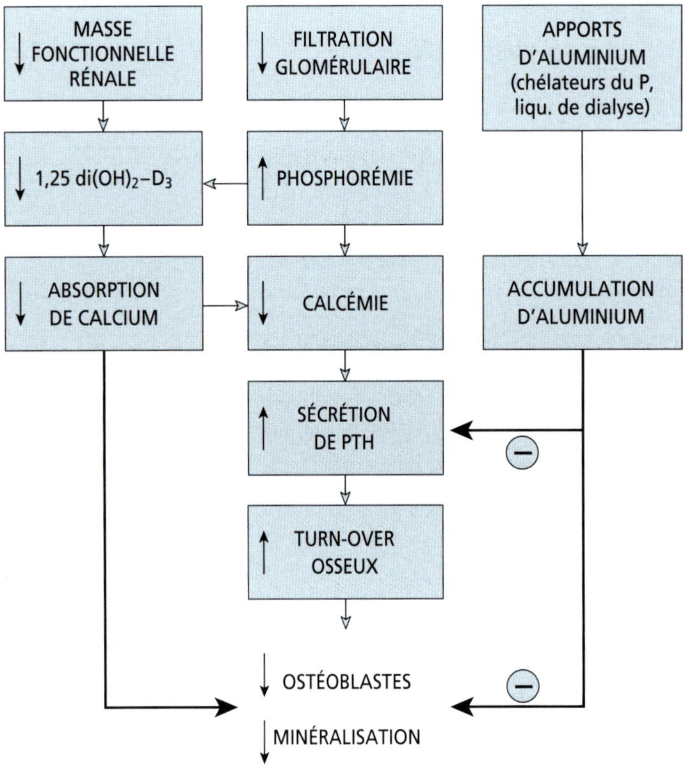

Fig. 10.2 Schéma physiopathologique de l'ostéodystrophie rénale.

Clinique

LE TABLEAU D'ODR ASSOCIE DES SIGNES :

- **Cliniques :** douleurs osseuses, fractures.
- **Biologiques :** hypocalcémie, hyperphosphorémie, augmentation des phosphatases alcalines, diminution du 1,25-$(OH)_2D_3$, élévation de la parathormone.
- **Radiologiques :** résorption sous-périostée, érosion périarticulaire des interphalangiennes distales, aspect piqueté de la voûte crânienne et, éventuellement, signes d'ostéomalacie, fractures sous-périostées et stries de Looser-Milkman.
- **Histologiques :** la ponction biopsie osseuse avec étude histomorphométrique et marquages vérifie le diagnostic.

POURRONT ÊTRE ASSOCIÉES :

- **Des calcifications « métastatiques »** quand le produit phosphocalcique est élevé : dépôts de cristaux dans les tissus mous, les tissus périarticulaires (chondrocalcinose), la peau (prurit), et les vaisseaux. Au maximum, elles constituent des pseudotumeurs phosphocalciques.
- **Une ostéoarthropathie,** essentiellement après de nombreuses années de dialyse. Il s'agit de dépôts d'amylose à bêta-2-microglobuline dans les tissus mous ou dans les synoviales des grosses articulations. Ils entraînent des douleurs ou une gêne fonctionnelle parfois accessibles à la chirurgie (canal carpien).

Circonstances de découverte de l'insuffisance rénale chronique

L'IRC est caractérisée par sa **latence**, parfois extrêmement prolongée (plusieurs années ou dizaines d'années).

LA STRATÉGIE devant la découverte d'une insuffisance rénale (élévation de l'urée et de la créatinine sanguines) se résume en 4 questions :

1. S'agit-il d'une insuffisance rénale chronique ou d'une insuffisance rénale aiguë ?

Les arguments en faveur du caractère chronique de l'insuffisance rénale sont les antécédents néphrologiques du patient, la notion de polyurie nocturne, l'anémie normochrome normocytaire arégénérative, l'hypocalcémie avec hyperphosphorémie, la petite taille des reins sur l'ASP et/ou l'échographie rénale, les signes radiologiques d'ostéodystrophie rénale.

2. Quel est le degré de l'IRC et ses conséquences ?

Le degré de l'IRC sera apprécié par un paramètre facilement accessible visant à estimer la filtration glomérulaire : de façon simple, on choisira la clairance de créatinine estimée par la formule de Cockroft (voir ci-dessous) plutôt que sur 24 heures, du fait des difficultés d'une collecte rigoureuse de la diurèse des 24 heures. Formule de Cockroft :

clairance de la créatinine en mL par minute =

$$\frac{(140 - \text{âge en année}) \times (\text{poids en kg})}{\text{créatinine en } \mu\text{mol/L}}$$

Le résultat doit être multiplié par 1,04 chez la femme et 1,24 chez l'homme.

3. Existe-t-il un facteur de surcroît de l'IRC ?

– déplétion volémique (pression artérielle, fuites urinaires ou digestives, etc.) ;
– phénomène obstructif (prostate, lithiase…) : échographie ;
– infection (pyélonéphrite chronique, syndrome douloureux unilatéral fébrile…) : ECBU, hémocultures, échographie ;
– hypertension artérielle non contrôlée ;

– sténose de l'artère rénale : HTA d'aggravation récente, IR sous inhibiteurs de l'enzyme de conversion, ou IR progressive chez le sujet âgé ;
– insuffisance cardiaque congestive ;
– toxiques et médicaments.

4. Y a-t-il une cause curable ou en partie accessible à un traitement étiologique ?
– néphropathies obstructives et uropathies ;
– maladies vasculaires rénales ;
– néphropathies toxiques améliorées par l'arrêt du toxique ;
– néphropathies métaboliques : hypokaliémie, hypercalcémie, diabète ;
– maladies de système et gammapathies monoclonales (dysglobulinémies).

Traitement conservateur

L'évolution spontanée de l'IRC se fait vers l'aggravation progressive, jusqu'au stade terminal où un traitement de suppléance devra être instauré. Elle peut être ralentie par un traitement conservateur adapté.

Éléments essentiels de suivi d'un patient insuffisant rénal pour l'IDE en néphrologie (figure 10.3)

Prises de sang

Préserver le capital veineux des patients insuffisants rénaux qui nécessiteront la pose d'une voie d'abord vasculaire, en vue de séances d'hémodialyse dans un avenir plus ou moins proche.

Piquer le plus souvent possible sur le dos des mains (si c'est douloureux, on peut, dans certains cas, proposer d'utiliser une pommade anesthésique).

Préférer les épicrâniennes aux cathlons et les enlever à chaque fois.

Expliquer au patient de garder le bras droit ou gauche (= non dominant) indemne de toute ponction.

Surveillances

Annuelle : de la taille.

Journalière : du poids.

De la tension artérielle (selon la rigueur nécessaire et dans de bonnes conditions, c'est-à-dire : patient au repos depuis 15 minutes assis ou couché, puis en position debout après un temps

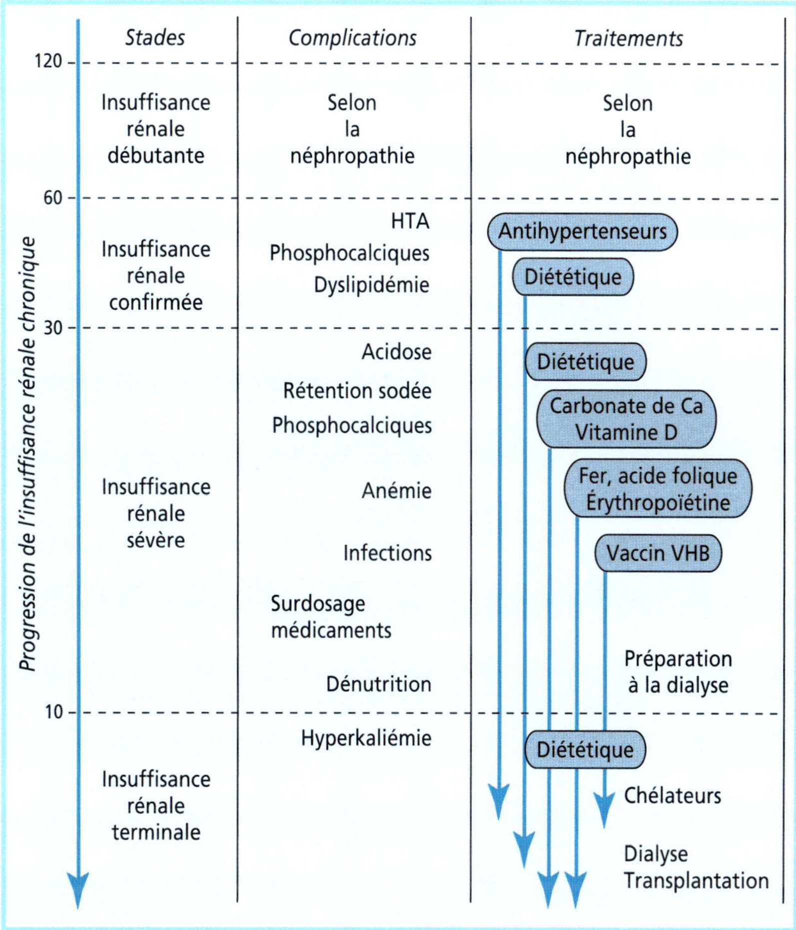

Fig. 10.3 Schéma de prise en charge de l'insuffisance rénale chronique.

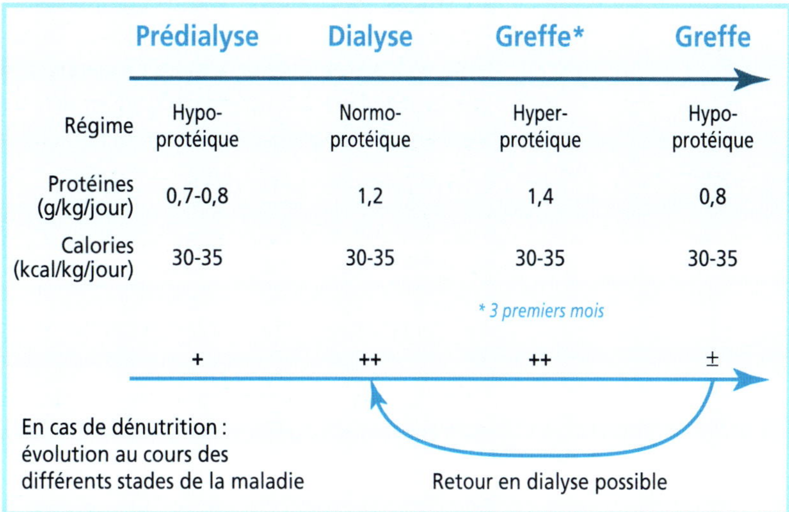

Fig. 10.4 Parcours nutritionnel de l'insuffisant rénal chronique.

d'attente d'1 minute à la recherche d'une hypotension orthostatique).

- **De la diurèse :** tout patient qui entre en service de néphrologie doit *collecter* ses urines *pendant son hospitalisation*.
- **Du traitement médicamenteux.**
- **Du régime diététique** selon le stade d'insuffisance rénale ou du traitement de dialyse (voir fiches diététiques en fin d'ouvrage et figure 10.4).

Ralentissement de la vitesse de progression de l'insuffisance rénale

La vitesse de progression dépend de différents facteurs dont :

– le potentiel évolutif de la néphropathie initiale;

– les facteurs de progression indépendants de l'étiologie parmi lesquels :

L'hyperfiltration glomérulaire, adaptation des néphrons sains résiduels

On peut réduire cette hyperfiltration par :

- **La restriction protidique.**

Débuté pour un DFG < 50 mL/min, l'apport protidique recommandé est de 0,8 g/kg/jour. Dans tous les cas 50 % de la ration protidique devra être assurée par des protéines d'origine animale. L'adhérence au traitement sera surveillée par l'excrétion d'urée urinaire sur 24 heures (1 g de protéine ingérée = 5 mmol/L d'urée urinaire).

- **Certains médicaments** tels les inhibiteurs de l'enzyme de conversion et les antagonistes de l'angiotensine II, susceptibles de réduire l'hyperpression intraglomérulaire. Leur effet bénéfique est démontré dans la néphropathie diabétique et dans l'IRC.

L'hypertension artérielle

Le contrôle de l'HTA est impératif et doit viser à la normalisation tensionnelle (PAS < 140 mmHg, PAD < 90 mmHg). La restriction sodée est de règle sauf pour les néphropathies avec pertes de sel. Parmi les médicaments utilisables :

- **Les diurétiques** : diurétiques de l'anse exclusivement (furosémide : *Lasilix*, ou bumétanide : *Burinex*).
- **Les inhibiteurs de l'enzyme de conversion** : avec le risque d'aggravation de l'IRC en cas de lésions vasculaires ou déplétion sodée. La posologie initiale sera minimale et augmentée progressivement sous surveillance biologique (créatinémie, kaliémie).
- **Les bêta-bloquants** : susceptibles de réduire le flux plasmatique rénal mais souvent utiles dans l'IRC.
- **Les inhibiteurs calciques.**
- **Les vasodilatateurs périphériques.**
- **Les antihypertenseurs centraux.**

Traitement des conséquences métaboliques de l'insuffisance rénale

L'apport calorique doit être normal afin d'éviter la dénutrition du patient : 35 à 45 cal/kg/j. compte tenu de la restriction protidique.

L'eau et les électrolytes

- **L'apport d'eau** doit être de 1 à 3 litres par jour : les patients doivent *« boire à leur soif »* de façon à avoir une diurèse de l'ordre de 1,5 à 2 litres par jour. Une restriction hydrique peut entraîner une aggravation de l'IR.

L'apport sodé sera de l'ordre de 4 g par jour, augmenté en cas de perte de sel, réduit en cas d'HTA, d'œdèmes ou d'apport de bicarbonate de sodium.

- **Dans l'IRC évoluée, l'apport potassique** doit être très réduit avec restriction en fruits secs, chocolat, fruits frais, légumes. Tout médicament susceptible d'induire une hyperkaliémie (antialdostérone, acidifiant, inhibiteur de l'enzyme de conversion) sera proscrit. En cas d'hyperkaliémie résistante, seront prescrites des résines échangeuses d'ions (*Kayexalate*).

L'acidose métabolique est longtemps bien tolérée. Du bicarbonate de sodium (2 à 4 g en gélules ou eau bicarbonatée) sera prescrit si la réserve alcaline est < 20 mmol/L, avec surveillance de la PA du fait de l'apport de sodium.

L'hyperuricémie est négligeable en l'absence de crises de goutte ou si elle est < 600 µm/L. Elle sera traitée par urico-inhibiteurs (allopurinol : *Zyloric*) au-delà de ce chiffre, même si elle reste asymptomatique.

Traitement préventif de l'ostéodystrophie rénale

Les troubles du métabolisme phosphocalcique doivent être corrigés très précocement en portant une attention particulière au *contrôle des apports en phosphore* :

DÉMARCHE INFIRMIÈRE

PRESCRIPTIONS DIÉTÉTIQUES À UN INSUFFISANT RÉNAL NON DIALYSÉ

Objectif

– Économiser la fonction rénale restante.
– Maintenir un état nutritionnel satisfaisant.
– Adapter l'alimentation aux capacités d'épuration des reins.

Conseils donnés

• ***Pour épargner la fonction rénale résiduelle,*** il faut limiter l'apport de protéines par un régime hypoprotidique : la ration quotidienne conseillée est 0,8 g P/kg de poids idéal (PI) : (N ≈ 1 g à 1,2 P/kg).
En pratique, le patient ne doit manger qu'une portion « standard » de viande ou poisson ou œufs/jour. La consommation de lait, laitage, fromage sera d'une part par repas.

• ***Si l'état nutritionnel est maintenu,*** si l'apport calorique (35 kcal/kg PI) est atteint, si l'équilibre lipides-glucides est respecté, il faut également protéger l'état vasculaire et donc préférer les graisses végétales (tournesol, soja, maïs, colza, soja) aux graisses animales, et limiter les sources de graisses animales (charcuterie, fromage gras...).

• ***Il faut contrôler***
– les apports hydriques : si le patient présente des œdèmes, si sa diurèse diminue, la consommation de boissons est contrôlée voire réduite (en cas de restriction stricte, apport = diurèse + 500 mL (pertes nécessaires) ;
– les apports de chlorure de sodium : si HTA, œdèmes, insuffisance cardiaque, l'apport conseillé est de 4 g de chlorure de sodium (NaCl) ;
– apport de potassium : si hyperkaliémie, diminution des apports (suppression des aliments riches en K) ;
– apport phosphocalcique : l'apport d'aliments très riches en phosphore peut être déconseillé si le taux sanguin est élevé. Mais il est difficile d'augmenter les apports de calcium en raison de la restriction en protéines et une supplémentation médicamenteuse est nécessaire.

• ***IRC et diabète***
Si l'IRC est une complication du diabète, il est souvent nécessaire d'augmenter la ration de sucres lents (féculents, pains...) pour compenser la restriction en protéines et garder le même taux calorique. Il faut éviter les régimes riches en protéines (taux ≥ à 1-1,2 g) chez tout patient diabétique même si la fonction rénale est normale.

• ***Modifications du régime***
L'insuffisance rénale d'un patient évolue, il est donc indispensable de signaler toute modification de la fonction rénale à la diététicienne qui adaptera le régime aux capacités d'épuration des reins. Il est également important pour l'infirmier(e) de signaler à la diététicienne les repas non terminés, ou au contraire les apports extérieurs d'aliments ou de boissons.

• ***Début de la dialyse***
L'alimentation de l'insuffisant rénal non dialysé va être modifiée lorsqu'il approche ou débute la dialyse. C'est une période de transition, où l'apport protidique est adapté à chaque cas : le régime est provisoirement encore hypoprotidique, ou d'emblée hyperprotidique, selon l'état physiologique, les modalités de dialyse, la tolérance psychologique du malade.

AU STADE D'INSUFFISANCE RÉNALE CHRONIQUE DÉBUTANTE OU MODÉRÉE (clairance de créatinine de 80 à 40 mL/min) :

– réduction de l'apport de phosphore ;
– apport de calcium sous forme de carbonate de calcium 3 à 6 g par jour ;
– l'intérêt de la vitamine D_3 à ce stade d'IRC n'est pas démontré.

À UN STADE D'INSUFFISANCE RÉNALE ÉVOLUÉE (clairance de la créatinine < 30 mL/min).

– contrôle de la phosphorémie (< 1,5 mmol/L) : diététique et chélateurs du phosphore : préférer les sels de calcium (carbonate ou acétate), à la dose de 6 à 10 g par jour après les repas, aux gels d'alumine ;
– contrôle de la calcémie (par les sels de calcium) ;
– apport de vitamine D : 1,25-$(OH)_2D_3$ ou calcitriol (*Rocaltrol* : 0,25 à 0,5 µg/jour) ou 1-alpha-calcidiol (*Un-Alfa* : 0,25 à 1 µg/jour), plus efficaces que 25-OHD_3.

Traitement de l'anémie

Les premières étapes sont la réduction des prélèvements sanguins, le traitement d'une carence en fer ou en acide folique.

Puis, si l'hémoglobine reste inférieure à 80 g/L, ou si la tolérance cardio-vasculaire de l'anémie est médiocre, l'érythropoïétine *(Eprex, Recormon, Aranesp)* sera prescrite à la dose de 50 à 150 unités/kg/semaine répartie en trois injections SC ou IV. Cette posologie sera adaptée sur 6 à 8 semaines sous couvert de la surveillance clinique (pression artérielle et biologique, numération formule sanguine, fer sérique, saturation de la transferrine).

Les transfusions doivent être évitées (risque d'immunisation anti-HLA gênant une greffe ultérieure) et si elles sont impératives, elles sont constituées de sang déleucocyté.

Vaccination contre l'hépatite B

On utilise désormais des vaccins recombinants en répétant les injections jusqu'à obtenir un taux protecteur d'anticorps anti-HBs (> 50 mUI/L).

PHARMACOLOGIE

VITAMINE D

Dénomination	Présentation – Posologie
ALFACALCIDOL *Un alfa*	Solution buvable 0,1 µg/goutte. *Per os* : capsules 0,25 à 1 µg/j. IV : solution 1 µg/à 0,5 mL et 2 µg/1 mL. Débuter par 0,5 µg en fin d'EER et augmenter selon résultats.
CALCITRIOL *Rocaltrol*	*Per os* capsule de 0,25 µg à 0,5 µg.
CALCIFÉDIOL *Dédrogyl*	Solution buvable. – 0,005 mg/goutte. – 5 à 30 gouttes par jour.

ACTION

Augmente l'absorption intestinale du calcium et du phosphore.

Corrige l'ostéomalacie de l'insuffisance rénale.

À forte dose, *per os* ou par voie injectable, freine la sécrétion de parathormone par une action de blocage direct au niveau de la cellule parathyroïdienne.

INDICATIONS

♥♥♥ Traitements préventif et curatif de l'ostéomalacie de l'insuffisance rénale dialysée et non dialysée.

♥ À fortes doses, *per os* ou IV, traitement de l'hyperparathyroïdie secondaire non freinable de l'hémodialysé.

EFFETS SECONDAIRES

♠♠♠ Hypercalcémie.

Hyperphosphorémie.

SURVEILLANCE

Calcémie.

Phosphorémie.

Phosphatases alcalines.

Parathormone.

PHARMACOLOGIE

CALCIUM

Dénomination	Présentation – Posologie
CARBONATE DE CALCIUM	*Calcidia* — sachet 3,85 g $CaCO_3$. *Eucalcic* — sachet 3,85 g $CaCO_3$. *Orocal* — comprimé à sucer 1,25 g $CaCO_3$. *Caltrate* — comprimé sécable 1,5 g $CaCO_3$. *Calperos* — comprimé à croquer 1,25 g $CaCO_3$.

ACTION

Sel de calcium avec des propriétés chélatrices du phosphore.

INDICATIONS

♥♥♥ Traitements préventif et curatif de l'ostéodystrophie rénale de l'insuffisance rénale dialysée ou non.

CONTRE-INDICATIONS

Hypercalcémie.

EFFETS SECONDAIRES

Hypercalcémie.
Troubles digestifs : constipation, flatulence, éructation, nausée.
Hypophosphorémie.

SURVEILLANCE

Phosphorémie.
Calcémie.
Parathormone.
Phosphatases alcalines.

PHARMACOLOGIE

ÉRYTHROPOÏÉTINE

Dénomination	Présentation	Posologie
ÉRYTHRO-POÏÉTINE *Eprex* *Recormon* *Aranesp*	Injectables IV ou SC – flacons 1 000 UI/0,5 mL; 2 000 UI/1 mL; 4 000 UI/1 mL; 10 000 UI/1 mL; – seringues préremplies 1 000 UI/0,5 mL; 2 000 UI/0,5 mL; 3 000 UI/0,3 mL; 4 000 UI/0,4 mL; – poudre pour usage parentéral; – flacons 1 000 UI; 2 000 UI; 5 000 UI.	• début de traitement : voie sous-cutanée à privilégier : – SC : 20 UI/kg 3 fois par semaine; – IV : 40 UI/kg 3 fois par semaine. • augmenter lentement sur un ou deux mois jusqu'à 100 UI/kg 3 fois par semaine selon résultat, pour atteindre une hémoglobine de 100 à 120 g/L; ne pas augmenter trop vite la posologie.

ACTION

Traitement de l'anémie de l'IRC par stimulation de la synthèse des cellules souches hématopoïétiques de la lignée rouge.

INDICATIONS

♥♥♥ Anémie de l'IRC en dialyse ou prédialyse.

CONTRE-INDICATIONS

HTA non contrôlée.

EFFETS SECONDAIRES

♠♠ – HTA;
– crise convulsive (si augmentation trop rapide des doses);
– thrombose accès vasculaire;
– très rares cas d'intolérance à l'injection.

RÉSISTANCES À L'EPO

– carence martiale;
– syndrome inflammatoire;
– hyperparathyroïdie;
– Intoxication aluminique;
– hémolyse ou toute autre cause de fuite sanguine.

PHARMACOLOGIE

VACCIN CONTRE L'HÉPATITE B	
Engerix B 20 µg/mL	Sujet non dialysé 20 µg à 0, 1 et 6 mois. Sujet dialysé 40 µg (deux doses) à 0,1, 2 et 6 mois.
Genhevac B	Sujet non dialysé une dose à 0,1, 2 et 12 mois. Sujet dialysé une dose à 0, 1, 2, 4 et 12 mois.

ACTION

Immunisation active contre l'infection par le virus de l'hépatite B.

INDICATIONS

♥♥♥ Sujet insuffisant rénal non protégé contre l'hépatite B.

♥ Population à risque d'exposition au virus.

CONTRE-INDICATIONS

Infections fébriles sévères.

EFFETS SECONDAIRES

Douleur locale.
Érythème.
Fièvre.
Syndrome pseudo-grippal.
Rarement accident grave d'intolérance.

SURVEILLANCE

Anticorps anti-HBs (doivent être > 10 U pour assurer une protection).

Prise en charge des patients en IRC

Problèmes psychologiques liés à l'IRC et à ses traitements

Il serait vain de dessiner un profil psychologique du dialysé ou du greffé : chaque patient vit sa maladie chronique à sa manière en fonction de sa structure psychologique et de l'organisation de ses relations sociales.

Le vécu psychologique de l'insuffisant rénal, tout d'abord en dialyse, puis après une transplantation rénale, est celui d'un malade qui vit dans le provisoire, en suspens.

L'incertitude devant l'avenir peut amener le patient à vivre dans un présent continuel, un présent absent, vide, répétitif, à l'intérieur duquel les projets deviennent impossibles.

Dialyse

Il ne s'agit pas du traitement au long cours d'un malade, mais plutôt d'une substitution, d'un palliatif à un manque qui entraînerait la mort.

Cette menace de mort est ravivée par le quotidien. Le malade est totalement dépendant d'une machine, d'une équipe soignante.

La dialyse péritonéale, l'hémodialyse à domicile permettent une autonomie du patient. Autonomie qui n'est pas exempte d'angoisse.

L'hémodialyse en institution accentue la dépendance, le malade est tributaire de l'administration, du personnel soignant et de ses horaires, et même d'ambulanciers.

Méthodes

L'HÉMODIALYSE À DOMICILE nécessite la participation et l'implication d'une tierce personne qui est souvent le conjoint ou un parent. Celui-ci devient le « soignant » et le patient peut alors se sentir dépendant de « ce familier qui se dévoue ». Mais cette méthode permet une autonomie de gestion des jours et des horaires, permettant ainsi de poursuivre une activité professionnelle et de préserver le cadre familial.

L'AUTODIALYSE se situe entre l'autonomie du domicile et la dépendance d'un lieu extérieur. Elle permet au patient de se prendre en charge sans impliquer sa famille, et souvent de poursuivre également une activité professionnelle. Elle est particulièrement adaptée en milieu urbain et en cas d'exiguïté du logement.

L'HÉMODIALYSE EN CENTRE, souvent réservée aux personnes plus âgées, entraîne une totale dépendance du patient vis-à-vis de l'équipe soignante. Celle-ci souvent devient « sa seconde famille » comme le disent certains hémodialysés.

LA DIALYSE PÉRITONÉALE n'implique pas de tierce personne, mais nécessite des séances quotidiennes. Le port permanent d'un cathéter peut avoir parfois des conséquences sur l'« image corporelle », voire l'intimité du patient. Celui-ci doit souvent adapter sa garde-robe et porter des vêtements plus amples. La fistule artério-veineuse de l'hémodialyse n'est pas exempte de ce type de contraintes (marches longues).

Ainsi le choix entre des méthodes diverses de dialyse doit être réfléchi avec plusieurs partenaires — malade, médecin, infirmier(e)s — et conjoint (ou parents) du patient.

Conséquences

La dialyse, quelle que soit la méthode, est un traitement à l'« extérieur » du sujet.

Pour les uns, la fistule, pour les autres, le cathéter permettent la jonction entre le dedans et le dehors. Fistule et cathéter peuvent être considérés comme « objet transitionnel ». Le malade est alors l'objet de cette ambivalence avec l'intérieur du corps comme lieu de plaisir mais aussi comme celui de la possession.

De plus, cette cicatrice (fistule) est une marque symbolique d'un rituel permettant aux insuffisants rénaux d'appartenir à une même famille.

La machine peut être le support de l'agressivité dirigée vers l'équipe soignante. Cette machine n'est tolérée que si elle est infaillible.

L'insuffisant rénal est également l'objet d'importantes frustrations orales. Tout plaisir alimentaire est immédiatement sanctionné par une prise de poids (rite du festin en séance d'épuration extrarénale).

Un malade en surcharge pondérale hydrique importante et régulière peut être considéré comme un malade à risque physique et psychique (attitude suicidaire).

L'insuffisance rénale entraîne une dysfonction de l'appareil urinaire qui pour certains patients va être associée à une dysfonction sexuelle.

Cette diminution physique touche les malades dans leur image corporelle et ceci peut entraîner une baisse de la libido, voire une impuissance ou une frigidité.

Bilan de prétransplantation

Il permet au patient de reprendre espoir en une vie plus « normale ». Mais il entraîne une réflexion personnelle sur le « comment vivre avec l'organe de l'autre ? » Cet Autre Mort ou cet autre « donneur familial ».

En ce qui concerne la greffe éventuelle avec un donneur familial, il est indispensable de proposer un entretien psychologique avec chacun des partenaires (donneur et receveur) individuellement, puis avec les deux afin de tenter de s'assurer qu'il s'agit bien « d'un don et non d'un vol ».

Après ce bilan de prétransplantation et l'inscription sur la liste d'attente, commence pour le patient cette période d'attente où chaque sonnerie téléphonique réveille cette angoisse et cet espoir en même temps. Certains patients vivent dans l'angoisse d'être absents ou non joignables au moment de cet appel — « appel sacré ».

Transplantation rénale

La greffe donne un « sentiment de renaissance » au malade.

Pour le patient ayant dialysé pendant une longue période, les rapports avec son corps vont changer.

Dans les premières semaines suivant la transplantation, la principale angoisse est liée au rejet. Quelquefois, des difficultés d'adaptation s'ajoutent, liées aux nouvelles contraintes et surtout aux régimes alimentaires. La boisson quasi interdite en EER devient obligatoire et à forte quantité.

Puis vient la période d'intégration du greffon. Du point de vue symbolique, c'est comme si le malade *« pouvait de nouveau gérer lui-même la dialectique du bien et du mal dans son corps et dans son être, sans devoir recourir à une intervention extérieure pour se défaire des scories et des produits de dégénérescence »* (G. Abraham).

Ce greffon fait parfois l'objet d'une surprotection que le patient associe lui-même à l'état de la grossesse (greffon « fœtus »).

En ce qui concerne la provenance du greffon, certains paraissent ne pas s'en soucier alors que d'autres questionnent et se sentent « redevables » (voire coupables d'avoir pensé attendre la mort d'un autre). L'anonymat (y compris du sexe et de l'âge) permet aux greffés de laisser aller leurs fantasmes et de se construire eux-mêmes l'histoire de cet organe, si nécessaire.

Pour la greffe à partir de donneur apparenté, la question est plus celle du « bon objet ». Le donneur espère transmettre un « bon organe » et le receveur espère être capable de le conserver. En cas de rejet, il devient le « mauvais objet ». D'où la nécessité, comme précisé précédemment, d'avoir pu réfléchir à cette situation par anticipation, même si cette réflexion, évidemment, ne supprime pas totalement un sentiment de culpabilité.

Quelle que soit la provenance de l'organe greffé, le malade reste toujours dans l'incertitude. Il ne sait pas combien de temps durera cette autonomie, et à chaque prise de médicaments antirejet, il se souvient qu'il est greffé.

Greffé ou dialysé, on ne doit pas oublier l'importance du rôle de l'entourage familial du patient. Cette situation remet souvent en cause toute l'organisation familiale.

Tableau 10.1 Couverture sociale des insuffisants rénaux.

Dépenses	*Taux de remboursement des frais médicaux*
Soins dans un hôpital	
– consultation externe	
honoraires des praticiens	70 %
analyse	60 %
– radiologie	70 %
– hospitalisation	
du 1er au 30e jour	80 %
à compter du 31e jour	100 %
intervention chirurgicale (KC* > 50)	100 %
ou traitement (> 50)	100 %
Soins liés à une affection de longue durée (liste des 30 maladies)	100 %
Traitements	
– médicaments irremplaçables très coûteux	100 %
– médicaments courants (à vignette blanche)	65 %
– médicaments à vignette bleue	35 %
Soins hors hôpital	
– honoraires praticiens	70 %
– honoraires des auxiliaires	60 %
– analyses et examens de laboratoire	60 %
– radiologie	70 %

* Lettre-clé.

Il ne faut pas négliger non plus l'importance de l'équipe soignante et la charge émotionnelle qu'entraîne le suivi de ces patients chroniques.

Prise en charge sociale des affections chroniques

Les problèmes sociaux qui se posent devant la maladie rénale, en particulier au stade de l'insuffisance rénale chronique terminale, sont sensiblement les mêmes que pour toute maladie de longue durée.

En effet, le traitement en hémodialyse ou en dialyse péritonéale provoque des bouleversements sur les plans familial et social nécessitant pour le patient une réadaptation familiale et professionnelle. Afin de préparer au mieux ces adaptations, il paraît primordial d'informer le patient sur ses droits et devoirs en terme de couverture sociale dès le démarrage du suivi médical.

Couverture sociale des insuffisants rénaux

Prestations en nature de l'assurance maladie

Principes généraux

Les taux de remboursement sont calculés sur la base du tarif de responsabilité des organismes de Sécurité sociale du régime général et non pas sur la totalité des dépenses.

La part des dépenses restant à la charge du patient, appelée « **le ticket modérateur** », peut être financée par une mutuelle.

De plus, le patient, en cas d'hospitalisation, bénéficie du « **tiers payant** » c'est-à-dire que les soins sont réglés directement par sa caisse primaire d'assurance maladie (CPAM) à l'hôpital. Ce qui lui évite de faire l'avance des frais.

Enfin, le patient hospitalisé devra payer le **forfait journalier** qui s'élève à **10,67 €**. Ce forfait journalier peut également être pris en charge par une mutuelle.

Procédure d'exonération du ticket modérateur

Le patient atteint d'une affection inscrite sur la liste des 30 maladies (ALD 30) énumérées par le décret du 31 décembre 1986 (*JO* du 1er janvier 1987) bénéficie d'**une exonération du ticket modérateur** c'est-à-dire que l'intégralité des frais engagés par cette affection sera prise en charge par son organisme de Sécurité sociale.

Il est important de préciser que la prise en charge à 100 % n'est valable que pour les soins et examens en rapport avec cette affection.

De plus, même si un patient est pris en charge à 100 % au titre d'une affection de longue durée (ALD), il devra régler le forfait journalier en cas d'hospitalisation complète.

L'hypertension artérielle sévère (n° 12), la néphropathie chronique grave et le syndrome néphrotique pur primitif (n° 19), le lupus érythémateux aigu disséminé (n° 21) ainsi que les suites de transplantation d'organe (n° 28) figurent sur cette liste.

Modalités pratiques d'attribution

1re demande : la maladie, pour être prise en charge à 100 %, doit être reconnue par le contrôle médical de l'organisme de Sécurité sociale dont dépend le patient. Un certificat médical rempli par le médecin traitant est envoyé au médecin conseil de la Sécurité sociale. La notification est adressée au patient dans un délai d'un mois à compter de la demande.

Le renouvellement : cette prise en charge est accordée pour une période limitée et par conséquent est à renouveler par un certificat médical du médecin traitant dans un délai d'un mois avant sa date d'expiration.

Actuellement, la législation et l'équipement permettent de soigner tout patient relevant du traitement par hémodialyse et par dialyse péritonéale.

En effet, le patient doit être rassuré sur le coût du traitement de la dialyse qui est pris en charge à 100 % par son organisme de Sécurité sociale. La Sécurité sociale attribue des avantages spécifiques aux dialysés et plus particulièrement aux malades dialysés à domicile ; les avantages accordés spécifiquement aux dialysés à domicile s'inscrivent dans une politique globale de maintien à domicile et de développement des soins extra-hospitaliers.

AVANTAGES ATTRIBUÉS AUX DIALYSÉS

Avantages attribués aux dialysés à domicile

Les associations de mise en dialyse assurent auprès du malade dialysé à domicile toute la technicité liée à la dialyse. Elles prennent le relais de la Sécurité sociale en ce qui concerne la livraison du matériel, l'entretien, la mise en place, la prise en charge et le versement des indemnités compensatoires.

Le dialysé à domicile, qu'il soit en hémodialyse ou en dialyse péritonéale, perçoit de la Sécurité sociale une indemnité de 60 € par semaine pour être versée à la personne aidant le patient. Il s'agit souvent du conjoint ou d'un autre membre de la famille. Elle peut être également versée à un professionnel intervenant, par exemple : infirmier(e) libéral(e).

De plus, la personne dialysée à domicile peut se voir attribuer une participation aux frais de raccordement au réseau et d'abonnement téléphonique lorsque ces frais sont motivés uniquement par les besoins du traitement.

Avantages attribués aux dialysés en centre d'hémodialyse ou d'autodialyse

Le dialysé se rend en général 2 à 3 fois par semaine en séances de dialyse en hospitalisation de jour. Il n'a donc pas à régler le forfait journalier.

Les avantages attribués aux patients dialysés en centre entrent dans le cadre de leur prise en charge à 100 % au titre d'une ALD.

Les transports en série du domicile du patient au centre de dialyse sont remboursés par son organisme de Sécurité sociale.

En application de l'article R 322-10-2 du Code de la Sécurité sociale, le médecin a l'obligation de prescrire **le moyen de transport le moins onéreux compatible avec l'état de santé du malade.** Par ailleurs, le médecin doit diriger le patient vers la structure **la plus proche en mesure d'apporter les soins nécessités par l'état de santé du patient.**

Sont soumis à l'accord préalable du contrôle médical de la Sécurité sociale les transports en série s'élevant au moins à 4 au titre d'un même traitement au cours d'une période de 2 mois vers un lieu distant de plus de 50 km.

Sont également pris en charge dans le cadre de leur exonération du ticket modérateur les transports en série du lieu de vacances du patient dialysé au centre d'hémodialyse le plus proche de ce lieu. Cette prise en charge est soumise à l'accord du centre de paiement de la Sécurité sociale dont dépend le patient. Le voyage aller et retour pour se rendre sur le lieu de vacances relève de la convenance personnelle.

Prestations en espèces de l'assurance maladie

Le patient qui est en arrêt de travail a droit au versement d'indemnités journalières par sa caisse primaire d'assurance maladie (CPAM) afin de compenser la perte de salaire due à l'arrêt maladie.

Trois conditions sont à remplir :
– envoyer l'arrêt de travail établi par le médecin traitant dans les 48 heures à son centre de paiement. En cas d'hospitalisation, le bulletin d'hospitalisation délivré par le bureau des entrées fait office d'arrêt de travail ;
– cesser effectivement toute activité salariale ;
– justifier d'une activité professionnelle ou d'une cotisation précédant l'arrêt de travail.

Montant de l'indemnité journalière. L'indemnité journalière maladie est égale à 50 % du gain journalier de base (GJB). Le GJB est calculé à partir des salaires bruts de référence qui sont, sauf cas particulier, ceux des 3 mois civils précédant l'arrêt de travail. Le montant maximal de l'IJ est de 36,76 €.

Paiement de l'indemnité journalière. Les trois premiers jours d'arrêt de travail ne sont pas indemnisés. L'indemnité est servie à compter du 4e jour d'arrêt jusqu'à la fin du repos, y compris dimanche et jours fériés.

Le centre de paiement fait le règlement de 15 jours en 15 jours. Le paiement de l'indemnité journalière n'est pas automatique : le patient doit en faire la demande.

Durée du paiement. Pour le patient atteint d'une affection de longue durée, les indemnités journalières peuvent être versées sans interruption pendant trois ans (article L 323-1-1°, R 323-1-1° du code de la Sécurité sociale). L'article L 324-1 du code de la Sécurité sociale prévoit pour ces affections un examen médical spécial du bénéficiaire, effectué conjointement par le médecin traitant et le médecin conseil de la caisse en vue de déterminer le traitement à suivre.

La Caisse peut suspendre, réduire ou supprimer cette prestation si le patient refuse de se soumettre aux traitements et mesures prescrits lors de cet examen spécial, aux visites médicales et contrôles de la caisse.

Pour le patient atteint d'une affection ne figurant pas sur la liste des ALD 30, le paiement des indemnités journalières sera poursuivi au-delà de 6 mois à condition qu'il remplisse des conditions médicales et d'ouverture de droits supplémentaires. Le patient recevra au maximum 360 indemnités journalières pour une période quelconque de trois années consécutives, au titre d'une ou plusieurs affections.

Quelques remarques. Tout patient en arrêt de travail est susceptible d'être contrôlé par un agent visiteur appartenant aux services du contrôle médical. Il est recommandé de prévenir le centre de paiement en cas d'absence du domicile.

Par ailleurs, le patient, en complément de cette indemnité journalière versée par son organisme de Sécurité sociale, a droit à une garantie de ressources assurée par son employeur, selon les conventions collectives (loi du 19 janvier 1978). Il doit avoir 3 ans d'ancienneté dans l'entreprise. Par conséquent, il recevra environ 90 % de sa rémunération brute les 30 premiers jours d'arrêt, puis 67 % de sa rémunération brute les 30 jours suivants.

Situation professionnelle et réinsertion des insuffisants rénaux

D'après l'Organisation mondiale de la santé (OMS), le handicap est le terme générique qui recouvre l'ensemble des désavantages résultant des déficits et des incapacités.

La maladie rénale ne constitue pas en elle-même un handicap. Par contre, les contraintes (la chronicité, la dépendance vis-à-vis de la machine et des personnels…) imposées par le traitement de la dialyse peuvent être vécues par le dialysé comme un handicap. Cependant, il ne faut pas enfermer le patient dialysé dans un statut de « handicapé ». La notion de handicap est à considérer en fonction du contexte professionnel, familial et socioculturel dans lequel vit le patient. C'est pourquoi l'accompagnement social du malade dialysé doit être personnalisé. De plus, il doit accorder une priorité au reclassement et à la réinsertion professionnelle, ce qui permettra au patient de conserver une utilité sociale et d'éviter des désavantages sur les plans économique et psychologique.

Aménagement des horaires de travail

Si le patient peut continuer à exercer son emploi, il demandera des aménagements d'horaires et n'aura pas de perte de salaire.

Reprise du travail en mi-temps thérapeutique

Si le patient travaille à mi-temps, il demandera une compensation de salaire à la Sécurité sociale qui lui sera versée sous forme d'indemnités journalières (c'est-à-dire 50 % du salaire manquant comme pour toute personne se trouvant en maladie). Cette disposition est accordée pour une période maximale de

6 mois, éventuellement renouvelable une fois (soit 12 mois au maximum).

Maladie et licenciement

La maladie de courte durée provoque la simple suspension du contrat de travail. Le salarié doit informer son employeur et lui fournir le certificat médical requis sous peine de licenciement légitime. Pendant cette période de suspension, le salarié en maladie bénéficie d'une protection à l'égard du licenciement. Le licenciement prononcé par l'employeur est nul et donne droit à des dommages et intérêts en faveur du salarié.

Par ailleurs, depuis la loi du 12 juillet 1990, *la maladie ne peut pas constituer à elle seule un motif réel et sérieux de licenciement*.

Par contre, la jurisprudence a montré que *les conséquences qu'elle engendre peuvent justifier une cause réelle et sérieuse de licenciement*. Une absence prolongée ou des absences courtes et fréquentes du salarié pour maladie peuvent, par les perturbations qu'elles causent à la bonne marche de l'entreprise et par la nécessité du remplacement du salarié malade, constituer une rupture du contrat de travail.

Dans ces hypothèses, le salarié pourra faire valoir son droit à une indemnité de licenciement légale et conventionnelle, à un préavis, et au respect de la procédure de licenciement (article L 122-32-6 du Code du travail).

Inaptitude physique du salarié au travail et reclassement professionnel

L'article L 122-24-4 du Code du travail stipule que l'employeur est tenu de proposer un autre emploi au salarié déclaré inapte par le médecin du travail à reprendre l'emploi qu'il occupait. L'employeur a donc **une obligation de reclassement** approprié aux capacités du salarié en se conformant aux indications du médecin du travail.

Ce n'est que si l'employeur justifie son impossibilité de reclasser le salarié inapte ou le refus par le salarié de l'emploi proposé qu'il peut procéder à un licenciement. Ce licenciement donne droit à :

– une indemnité compensatrice de rupture d'un montant égal à l'indemnité légale de préavis (article L 122-32-6 du Code du travail) ;

– une indemnité spéciale de licenciement d'un montant égal au double de l'indemnité légale de licenciement (sauf dispositions conventionnelles plus favorables) (article L 122-32-6 du Code du travail).

Enfin, en cas d'impossibilité pour l'employeur de reclassement, s'il ne licencie pas le salarié, il est tenu de lui verser le salaire correspondant à l'emploi qu'il occupait avant la suspension de son contrat de travail (articles L 122-24-4 et L 122-32-5 du Code du travail).

Le patient pourra être orienté par le biais de la Commission technique d'orientation et de reclassement professionnel (COTOREP) qui est compétente en matière de formation, de réinsertion professionnelle et de reconnaissance de la qualité de « travailleur handicapé ».

État d'invalidité et droit à une pension

La pension d'invalidité peut être demandée par le patient lui-même. L'organisme de Sécurité sociale peut également en prendre l'initiative. En général, la pension d'invalidité prend le relais des indemnités journalières maladie à l'expiration du délai de trois ans.

Conditions d'ouverture

UNE CONDITION MÉDICALE (article L 341-1 du Code de la Sécurité sociale).

Le patient doit justifier d'**un état d'invalidité** réduisant d'**au moins 2/3 sa capacité de travail ou de gain** c'est-à-dire un état le mettant dans l'impossibilité de se procurer dans une profession quelconque un salaire supérieur au 1/3 de la rémunération normale, perçue dans la même région, par les travailleurs de la même catégorie, dans la profession qu'il exerçait avant la date de l'arrêt de travail.

UNE CONDITION D'ÂGE

Le patient doit être âgé de **moins de 60 ans.**

UNE CONDITION D'IMMATRICULATION

Le patient doit être immatriculé à son organisme de Sécurité sociale **depuis au moins 12 mois** au premier jour du mois au cours duquel survient l'arrêt de travail.

UNE CONDITION DE SALARIAT

Le patient doit justifier d'**une durée d'activité professionnelle minimale** accomplie au cours d'une période de référence (décret du 27 mars 1993).

Calcul et montant de la pension d'invalidité

La pension est calculée en fonction :

– du salaire annuel moyen des 10 meilleures années ;

– du taux d'invalidité reconnu par le médecin conseil de la Sécurité sociale.

IL EXISTE TROIS CATÉGORIES DE PENSION D'INVALIDITÉ :

- **Pension de première catégorie égale à 30 % du salaire annuel moyen.** Par ailleurs, le patient est capable d'exercer une activité professionnelle à temps partiel :

– montant mensuel minimum : 237,48 € ;

– montant mensuel maximum : 729,60 € (mise à jour au 9 juillet 2003).

- **Pension de deuxième catégorie égale à 50 % du salaire annuel moyen.** Le patient est reconnu inapte au travail :

– montant mensuel minimum : 237,48 € ;

– montant mensuel maximum : 1 216 €.

- **Pension de troisième catégorie égale à 50 % du salaire annuel moyen plus une majoration mensuelle** de 930,06 € pour tierce personne (au 9 juillet 2003).

Le patient est reconnu inapte au travail et a un état de santé nécessitant l'assistance d'une tierce personne pour effectuer les actes ordinaires de la vie.

Durée de la pension d'invalidité

En aucun cas, la pension d'invalidité n'est attribuée de façon définitive. Chaque trimestre, un contrôle médical est effectué auprès des titulaires de pension d'invalidité afin de vérifier si les conditions d'attribution sont toujours réunies et si la catégorie est toujours la bonne.

En effet, l'état de santé du patient à la hausse ou à la baisse peut entraîner un changement de catégorie soit à la demande de l'intéressé soit à l'initiative du contrôle médical de la Sécurité sociale.

Par conséquent, la pension d'invalidité peut être suspendue, révisée, ou supprimée.

Toutes les décisions prises par la Sécurité sociale peuvent faire l'objet d'un recours devant le contentieux technique.

La pension d'invalidité est en principe versée jusqu'à l'âge de 60 ans, âge à partir duquel elle sera remplacée par la pension vieillesse suivie au titre de l'inaptitude au travail.

Prestations et avantages accordés par la COTOREP

L'ALLOCATION ADULTE HANDICAPÉ est une prestation correspondant à la pension d'invalidité (AAH) de deuxième catégorie. Mais elle est accordée au malade qui, soit n'a jamais travaillé, soit n'a plus droit aux indemnités journalières maladie. Elle a pour but de donner au patient reconnu handicapé un minimum de ressources lui permettant de mener une vie plus autonome. Elle répond à des conditions administratives et médicales.

- **Conditions administratives :**

– résider en France ;

– être de nationalité française (ou ressortissant d'un pays ayant une convention avec la France) ;

– bénéficier de ressources modestes (plafond annuel de ressources : célibataire, 6 997,74 € ; couple, 13 995,48 € ; 3 498,87 € par enfant à charge).

- **Conditions médicales.**

Le handicap est apprécié par la COTOREP du département de résidence du patient qui statue sur le taux d'incapacité. Le taux d'incapacité doit être au moins égal à 80 % ou le patient doit être reconnu dans l'impossibilité de travailler (si le taux est inférieur à 80 %). Le montant de l'allocation adulte handicapé est égal à 577,92 € par mois.

Le minimum en cas d'hospitalisation est égal à 98,25 €. Cette allocation est versée mensuellement à terme échu par la caisse d'allocations familiales dont dépend le patient.

La durée de versement fixée par la COTOREP est de 12 mois minimum.

LA CARTE D'INVALIDITÉ est délivrée par la COTOREP à la personne reconnue au taux de 80 % d'invalidité. Elle procure des avantages fiscaux et en nature (station debout pénible…).

L'ALLOCATION COMPENSATRICE correspond à la pension d'invalidité de troisième catégorie. Elle est délivrée par la COTOREP à *la personne dont l'état de santé nécessite l'assistance d'une tierce personne pour accomplir les actes de la vie quotidienne*.

Son montant, qui est déterminé en fonction des ressources familiales, peut être de 372,02 € à 744,05 € par mois.

Conclusion

Le service social, en liaison avec les services médico-sociaux extérieurs, peut fournir des informations complémentaires au patient et l'orienter à travers l'élaboration du projet de sortie.

Traitements de suppléance : dialyse et transplantation

11

Introduction

Le traitement par dialyse ou transplantation rénale, instauré au stade terminal de l'IRC, permet désormais une survie prolongée : le recul est actuellement supérieur à 25 ans pour l'hémodialyse, 20 ans pour la transplantation, 10 ans pour la dialyse péritonéale. Aussi, le traitement de l'IRCT doit désormais être conçu comme l'alternance de périodes faisant appel aux diverses méthodes, chacune avec ses propres contraintes. La préparation des malades à ces diverses possibilités thérapeutiques doit être débutée lorsque que la créatininémie est aux alentours de 300 à 500 μmol/L ou dès que la clairance de la créatinine se rapproche de 20 mL/min. L'étape d'information est essentielle, elle sera progressive et complète, afin que le patient accepte mieux sa maladie et son traitement. Secondairement (créatininémie > 500 μmol/L), la préparation physique sera programmée.

Le suivi médical de l'insuffisant rénal chronique dialysé n'est pas fondamentalement différent de ce qu'il était avant le stade de la dialyse.

Dialyse

Quand débuter un traitement de suppléance ?

Le traitement de suppléance devra être commencé après échec du traitement conservateur :

– devant des signes cliniques du syndrome urémique (troubles digestifs, asthénie, surcharge hydrosodée) résistant au traitement conservateur ;

– devant des signes biologiques (hyperkaliémie, acidose métabolique non contrôlée, urée supérieure à 40 mmol/L). Il n'y a pas de chiffre de créatininémie décisif pour la dialyse puisque celle-ci dépend de la masse musculaire.

Reste-t-il des contre-indications à la dialyse ?

Elles sont rares et se résument actuellement en la détérioration des fonctions supérieures (indépendamment du syndrome urémique). Le désir du patient et l'avis de l'entourage seront une aide précieuse à la décision de dialyse.

Le patient est-il prêt pour le traitement de suppléance ?

Une information suffisamment précoce, donnée en milieu néphrologique, suffisamment précoce (créatininémie = 300 μmol/L) permettra au patient d'effectuer le choix d'un programme de traitement adapté à son mode de vie.

Elle permettra la réalisation d'une fistule artério-veineuse quelques semaines avant la mise en hémodialyse ou la pose d'un cathéter de dialyse péritonéale 15 à 30 jours avant le début du traitement. Le bilan de prétransplantation en vue de l'inscription sur liste d'attente pourra être débuté. La vaccination contre l'hépatite B doit être effectuée le plus tôt possible au cours de l'évolution de l'IRC.

Principes de la dialyse

Il existe deux grands types de dialyse — hémodialyse et dialyse péritonéale — avec pour chacune différentes modalités pratiques (figure 11.1).

Quelle que soit la technique choisie, la dialyse consiste en la réalisation d'échanges à travers une membrane semi-perméable entre le sang du patient à traiter et un liquide de dialyse de composition connue. Les échanges concerneront les petites molécules (par diffusion, à la faveur d'un gradient de concentration), les moyennes molécules (par convection, provoquée par un transfert liquidien), les liquides (à la faveur d'un gradient de pression hydrostatique — ultrafiltration — en hémodialyse ou osmotique en dialyse péritonéale).

HÉMODIALYSE

- échange discontinu
- 4 à 5 h, 3 fois par semaine
- voie d'abord : fistule, cathéter

(accès au sang) veineux central

→ EN CENTRE : prise en charge par personnel médical et paramédical

→ AUTODIALYSE : semi-autonomie

→ DOMICILE : tierce personne

DIALYSE PÉRITONÉALE

- échange continu
- 24 heures sur 24, 7 jours sur 7
- voie d'abord : cathéter péritonéal

(accès au péritoine)

→ DP CONTINUE AMBULATOIRE : autonome ou assistée à domicile

→ DP CONTINUE CYCLIQUE : la nuit sur cycleur autonome ou assistée à domicile

→ DP INTERMITTENTE : 3 fois par semaine en centre ou à domicile

Fig. 11.1 Éléments de choix d'une méthode de dialyse.

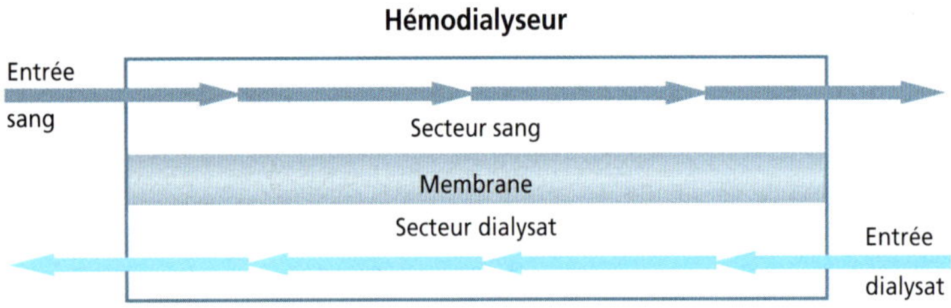

Fig. 11.2 Schéma d'un hémodialyseur.

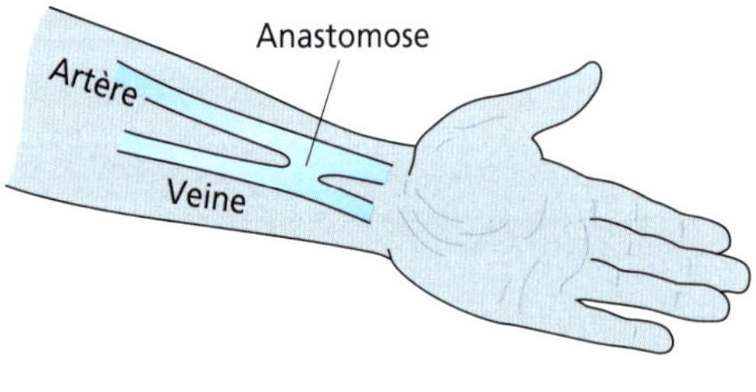

Fig. 11.3 Fistule radiale.

Il y aura donc correction de la fonction d'élimination, incomplète, plus ou moins sélective, plus ou moins intermittente, mais non des fonctions endocrines.

Hémodialyse

Ici, l'épuration est extracorporelle. Au sein de l'hémodialyseur, se trouve la membrane semi-perméable qui sépare deux compartiments dans lesquels se fait une double circulation de sang et de dialysat permettant les échanges (figure 11.2).

L'HÉMODIALYSE nécessite :

- **Un abord vasculaire :** classiquement une fistule artério-veineuse sur l'avant-bras non dominant (figure 11.3), ou un cathéter veineux profond jugulaire, sous-clavier ou fémoral (figure 11.4).
- **Une membrane de dialyse** définie par sa nature, sa surface, sa biocompatibilité, sa perméabilité à l'eau et aux diverses substances, sa structure au sein de l'hémodialyseur (capillaires, plaques) (figure 11.5).
- **Un circuit sanguin extracorporel** (figure 11.6) avec ligne, pompe (débit sang = 200 à 300 mL/min) et système de décoagulation (sites d'injection ou pompe d'héparine).
- **Un circuit de dialysat** fabriqué de façon extemporanée par un générateur, avec de l'eau traitée et des concentrés d'électrolytes (débit de l'ordre de 500 mL/min).
- **Des appareils de contrôle** continu des deux circuits.

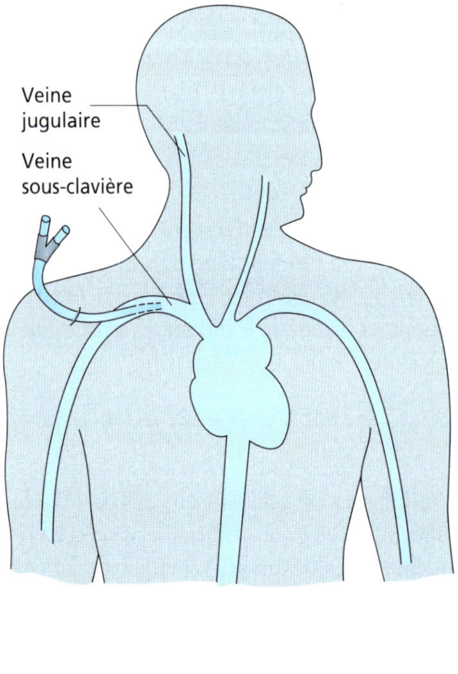

Fig. 11.4 Sites d'implantation des cathéters veineux en dialyse.

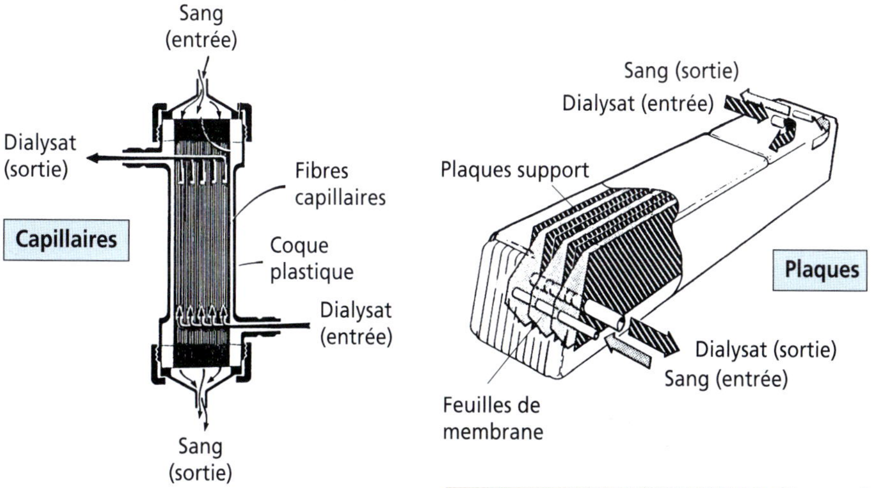

Fig. 11.5 Structure des hémodialyseurs.

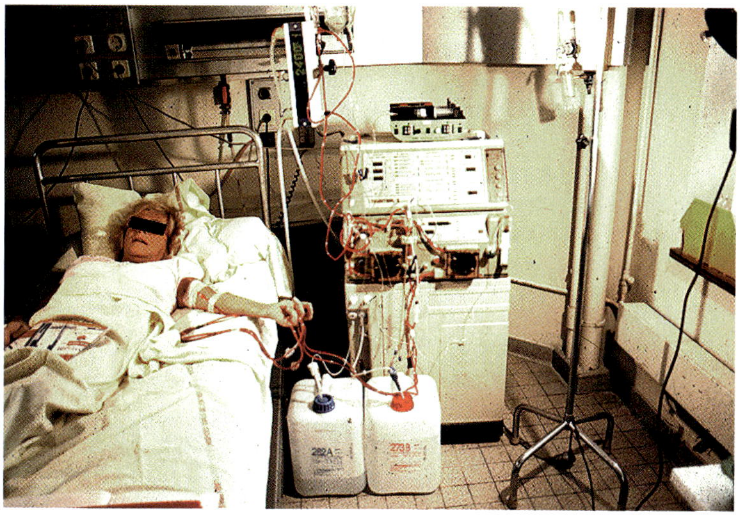

Fig. 11.6 Circulation extracorporelle pour hémodialyse.

PHARMACOLOGIE

HÉPARINE

Dénomination	Présentation	Posologie
HÉPARINE SODIQUE	333 UI/mL 2 500 UI/mL 5 000 UI/mL	50 à 100 UI/kg/séance de dialyse. – Utilisée soit en bolus soit en perfusion continue. – Une dose de charge est souvent préconisée.

ACTION
Anticoagulant d'action immédiate.

INDICATIONS
Décoagulation des circuits de dialyse.

CONTRE-INDICATIONS
Risque hémorragique.
Allergie à l'héparine.

EFFETS SECONDAIRES
Manifestation hémorragique.
Thrombopénie grave.

SURVEILLANCE
Selon les centres : temps de coagulation ou toute autre évaluation rapide de l'héparinisation.

PHARMACOLOGIE

HÉPARINES DE BAS POIDS MOLÉCULAIRE		
ENOXAPARINE *Lovenox*	2 ou 6 seringues 20 mg/0,2 mL 2 ou 6 seringues 40 mg/0,4 mL 2 ou 10 seringues 60 mg/0,6 mL 2 ou 10 seringues 80 mg/0,8 mL 2 ou 10 seringues 100 mg/1 mL	100 UI/kg dans la ligne artérielle du circuit de dialyse, ± 0,5 à 1 mg/kg à mi-dialyse si début de coagulation du circuit. Demi-dose si risque hémorragique.
NADROPARINE CALCIQUE *Fraxiparine* seringue	10 seringues 1 900 UI anti-Xa/0,2 mL 2 ou 6 seringues 2 850 UI anti-Xa/0,3 mL 10 seringues 3 800 UI anti-Xa/0,4 mL 2 ou 6 seringues 5 700 UI anti-Xa/0,6 mL 2 ou 10 seringues 7 600 UI anti-Xa/0,8 mL 2 seringues 9 500 UI anti-Xa/1 mL	65 UI/kg dans la ligne artérielle du circuit de dialyse. Demi-dose si risque hémorragique.

INDICATIONS

♥♥♥ Prévention de la coagulation du circuit d'hémodialyse.

CONTRE-INDICATIONS

Antécédents de thrombopénie sous héparine de bas poids moléculaire.
Syndrome hémorragique.
Allergie.

EFFETS SECONDAIRES

♠♠♠ Hémorragie.
Thrombopénie.

SURVEILLANCE

Activité anti-XA.
Plaquettes.

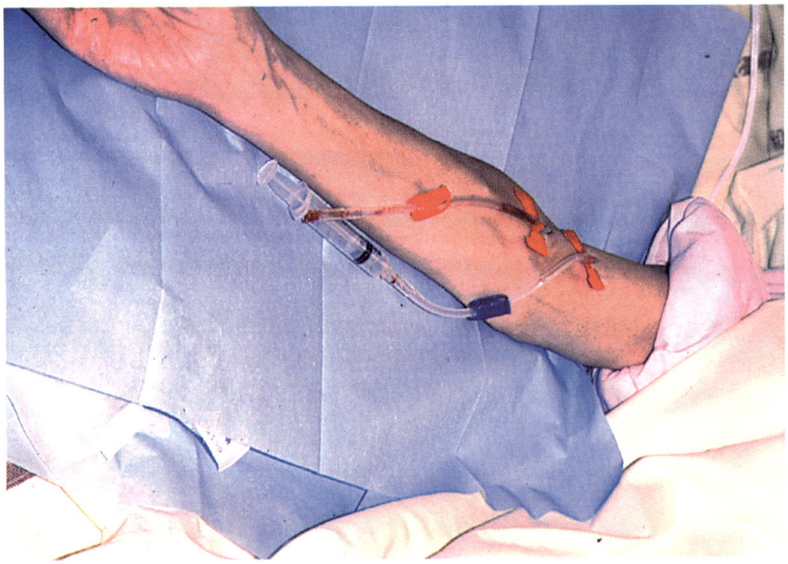

Fig. 11.8 Ponction de fistule.

Fistule artério-veineuse (FAV)

Il s'agit d'une anastomose sous-cutanée d'une artère et d'une veine (figure 11.7).

Le débit sanguin va augmenter dans le réseau veineux et permettre de dialyser plusieurs fois par semaine en utilisant des aiguilles de calibre approprié (figure 11.8).

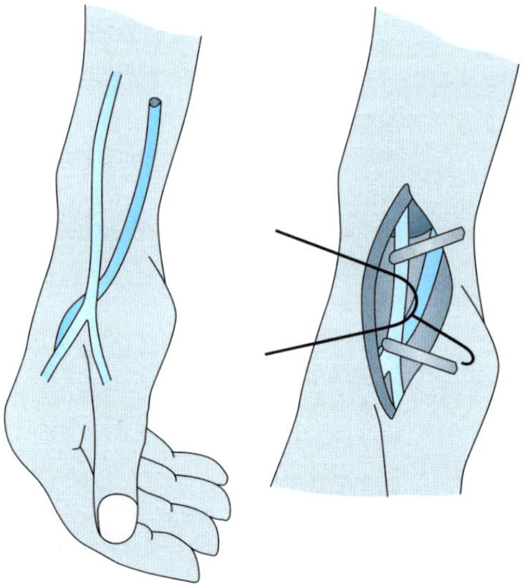

Fig. 11.7 Chirurgie de fistule.

PROTOCOLE DE SOINS

PRÉPARATION AU TRAITEMENT DE SUPPLÉANCE PAR HÉMODIALYSE

• ***Préserver le réseau veineux du bras*** qui sera porteur de la fistule artério-veineuse (en général bras opposé à celui de l'écriture) en interdisant toute ponction (informer le patient, mettre une pancarte au lit du malade, le signaler sur son dossier...) ou pose de voie d'abord (que ce soit pour une prise de sang, une perfusion, ou un examen...).

Préférer les ponctions distales, choisir des veines sur la main, même si cela est un peu douloureux pour le patient, utiliser du matériel de petit calibre, ne pas laisser l'aiguille en place.

• ***Organiser la mise en place de la fistule.*** Prévenir le patient, lui expliquer précisément le déroulement du geste chirurgical.

Bilan préopératoire :

• ***Planifier la consultation avec le chirurgien ou le néphrologue*** (selon les équipes) (pour le choix du siège de la FAV) une phlébographie pourra être demandée en cas de mauvais réseau veineux (cet examen présente un risque d'aggravation de la fonction rénale chez les gens non encore dialysés : l'indication est fonction du taux de créatinine, et si l'examen est nécessaire, il peut être utile de prévoir une dialyse dans les suites immédiates).

• ***Prévoir le bilan de coagulation, le temps de saignement, le groupage.***

• ***Noter le traitement médicamenteux.*** Si la réalisation de la fistule artério-veineuse doit être faite sous anesthésie générale : planifier la consultation avec l'anesthésiste.

Jour de l'intervention :

• ***Fistule réalisée sous AL :***

- le patient est hospitalisé la veille au soir, revu par le médecin qui effectuera la pose de fistule. Son bilan sanguin est contrôlé (ionogramme, numération formules plaquettes, bilan de coagulation, groupage sanguin, anticorps irréguliers, ECG et radio pulmonaire);
- le jour de l'intervention : Le patient est à jeun. Pratiquer une douche bétadinée ou à l'*Hibiscrub* avec lavage et taille des ongles si nécessaire. Une voie veineuse périphérique est posée sur le bras opposé avec un litre de glucosé 5 % et 2 g de *Perfalgan* en attente;
- tonte du bras si nécessaire et mise en place d'un pansement occlusif avec de la crème *Emla*, 3 heures avant l'intervention;
- une prémédication est administrée au patient, juste avant le départ au bloc opératoire, sur prescription médicale : *Atarax* 100 mg *per os* et *Actiskenan* 5 mg *per os.*

• ***Fistule réalisée sous AG***

Prévoir bilan préopératoire, selon la prescription :
- iono, NFS + plaquettes, coagulation;
- ECG, Rx pulmonaire.

Laisser le patient à jeun.

Le matin de l'intervention : demander au patient de se doucher avec un savon antiseptique, d'ôter ses bijoux et son appareil dentaire, lui donner une chemise de l'hôpital.

Se référer au protocole du bloc en ce qui concerne la préparation locale du bras.

Accompagner le patient au bloc dans son lit avec son dossier patient complet (bilan préopératoire, lettre du médecin prescripteur...).

• ***Surveillance immédiate au retour de bloc***

- Installation du patient.
- Surveillances habituelles d'un retour de bloc : conscience, tension artérielle.
- Surveillance de fistule artério-veineuse.
- État du pansement : recherche d'un saignement (faire un repérage s'il y a une tache de sang sur le pansement, afin d'évaluer l'évolution du saignement dans les heures qui suivent).
- Pouls radial.
- Le thrill (vibration à la palpation de la FAV) et le souffle au stéthoscope.
- Installer le patient, la main surélevée par un oreiller, afin de favoriser le retour veineux (pendant les 48 premières heures).
- Toute diminution du débit doit être immédiatement signalée à l'opérateur.
- Surveiller la couleur des doigts et l'apparition éventuelle d'un œdème.
- Calmer la douleur selon prescription médicale.

• ***Surveillance de la fistule artério-veineuse à moyen terme***

- Ablation des fils au douzième jour.
- *Évaluation du développement de la fistule artério-veineuse dans le mois qui suit, il est quelquefois nécessaire de superficialiser la veine, lorsque celle-ci est trop profonde.*

(Il s'agit du positionnement en sous-cutané de la veine qui sera ponctionnée.)

• ***Surveillance et précautions à long terme du bras porteur de la FAV***

- Pas de prise de sang : bien en informer le malade, qui doit refuser les ponctions sur le bras porteur de la FAV.
- Pas de prise de tension artérielle.
- Ne pas mettre de vêtements avec des manches serrées, ou de montre ou toute manipulation qui entraînerait un arrêt momentané de la circulation du sang dans la fistule et provoquerait ainsi la thrombose de celle-ci.
- Effectuer certains travaux ménagers ou jardinage en protégeant la FAV avec un gant pour éviter des infections ou des coupures (risque hémorragique).

Complications à long terme :

- Risque d'insuffisance cardiaque par développement trop important de la FAV, *nécessitant la ligature de celle-ci.*

La fistule artério-veineuse n'est jamais faite en urgence, elle nécessite un temps de développement veineux de 15 jours à 3 semaines. (Entretemps, si nécessaire, on utilisera un cathéter veineux central.)

Il s'agit le plus fréquemment de l'anastomose de l'artère radiale avec la veine radiale. Si la veine radiale n'est pas de bonne qualité (sténoses ou thromboses dues à des ponctions multiples), la fistule pourra être réalisée au niveau huméral. Des greffons veineux, en matériel le plus souvent synthétique, seront parfois utilisés. Les canules à demeure dans les vaisseaux (ou *shunts*) sont devenues exceptionnelles.

DÉMARCHE INFIRMIÈRE

PATIENTS HOSPITALISÉS ET TRAITÉS PAR HÉMODIALYSE AU COURS DE LEUR HOSPITALISATION

Avant la dialyse

• ***Planifier les 3 séances d'hémodialyse sur la semaine auprès du centre d'hémodialyse en fonction des examens prévus.***

Transmettre à l'équipe soignante de dialyse (médecins et infirmier(e)) les informations nécessaires au bon déroulement de la séance :

• **Informations médicales :** motif de l'hospitalisation, risque particulier (cardio-vasculaire, hémorragique...), traitement en cours, constantes de dialyse (cahier rempli par le médecin) afin que l'équipe de dialyse puisse préparer le générateur avant l'arrivée du patient (le type de dialyseur utilisé, le type d'héparine, le type de bain de dialyse...).

• **Informations infirmières :** examens faits ou à faire, état clinique, communiquer à l'infirmier(e) d'hémodialyse les événements particuliers qui ont pu survenir entre les deux séances d'hémodialyse (saignements, diarrhée, essoufflement, fièvre...).

Se renseigner pour la prise du traitement médicamenteux (certains sont à prendre les jours sans dialyse...) notamment les traitements hypotenseurs.

Respecter l'horaire de dialyse. (Il est préférable que le patient ait fait sa toilette et pris son petit-déjeuner avant sa séance d'épuration extrarénale.)

Faire prélever les examens de sang en début de dialyse, afin de préserver le capital veineux.

Au retour d'hémodialyse

– Installer le patient dans son lit, lui donner la sonnette.

– Lire les transmissions sur le cahier de dialyse : vérifier sa tension artérielle, sa perte de poids, le pansement de la voie d'abord.

– Lui proposer éventuellement un repas.

DÉMARCHE INFIRMIÈRE

QUELQUES RÈGLES À RESPECTER LORS D'UNE PREMIÈRE DIALYSE

Explication simple des gestes effectués lors du branchement; ne pas employer des termes trop techniques. Une fois le branchement effectué, proposer au patient une explication sur le déroulement d'une séance, le fonctionnement du générateur, ainsi que le principe de l'hémodialyse.

Ne pas donner trop de détails la première fois, qui risqueraient de rendre confuses les informations.

La prescription médicale sera différente pour une première séance : temps écourté (environ 3 heures) pour éviter le syndrome de déséquilibre de dialyse, débit de la pompe à sang diminué (180 mL/min au lieu de 200 à 250 mL/min), débit du bain de dialyse à 250 mL/min au lieu de 500.

Tous ces paramètres seront susceptibles d'être modifiés selon les habitudes de chaque centre de dialyse.

S'assurer de la prise en charge diététique du patient. A-t-il reçu une information complète sur le régime alimentaire particulier aux dialysés (adapté à chaque patient selon prescription médicale) ?

La FAV sera réalisée sous anesthésie locale en ambulatoire, ou sous anesthésie générale à l'occasion d'une hospitalisation.

L'HÉMODIALYSE est un traitement intermittent, habituellement trois fois par semaine à raison de 4 à 5 heures par séance (rarement 8 heures) pendant lesquelles sont assurées l'épuration et la perte du poids pris entre deux dialyses. L'efficacité est prouvée à long terme. La tolérance des séances est bonne depuis l'emploi du tampon bicarbonate. L'anémie n'est plus un problème depuis la prescription d'érythropoïétine (mais le surcoût induit par ce traitement en est un).

- **Différentes modalités pratiques** sont réalisables : dialyse à domicile, autodialyse pour les patients autonomes ne pouvant dialyser à domicile, dialyse en centre pour sujets non autonomes.
- **Les contraintes de l'hémodialyse** sont psychosociales (dépendance, perturbation de la vie socioprofessionnelle), diététiques (restriction hydrique, restrictions potassique et phosphorée), thérapeutiques (anticoagulation impérative) et économiques (coût élevé), l'aspect parfois inesthétique de l'abord vasculaire.
- **Les complications** sont l'intolérance lors de la séance, les thromboses et infections de l'abord vasculaire. À long terme, la morbidité cardio-vasculaire, infectieuse et ostéo-articulaire (hyperparathyroïdie secondaire, amylose à bêta-2-microglobuline) n'est pas négligeable.

PROTOCOLE DE SOINS

PRÉPARATION À UNE SÉANCE D'HÉMODIALYSE

Préparation

1. Avant l'arrivée du patient, vérifier que la machine est prête à être utilisée; placer le générateur, par rapport au lit ou fauteuil, du côté de la fistule artério-veineuse ou de la voie centrale.

2. Dialyseur conforme à la prescription médicale (différentes sortes de membranes); concentré acide conforme à la prescription médicale.

3. Accueil du patient : si nécessaire se présenter et vérifier l'identité du patient.

Dans tous les cas, interrogatoire du patient : prendre le temps de demander au patient s'il n'a pas eu de problèmes particuliers (saignement, extraction dentaire...) soit dans les jours précédant la séance de dialyse, soit prévus dans les jours à venir; ceci impliquerait une modification éventuelle de l'héparinisation par le médecin.

Dépister également les signes de surcharge hydrique (essoufflement, œdèmes).

4. Relever son poids à l'arrivée; prendre la tension artérielle en position debout puis couchée; noter ces différents paramètres sur le cahier de dialyse; calculer le poids à perdre en fonction des apports (collation en cours de séance et restitution au chlorure de sodium 0,9 %) par rapport au poids de base préalablement déterminé par le médecin :

poids à perdre = (poids d'arrivée + apports) – poids de base.

5. Installer confortablement le patient (plus aisé avant branchement).

6. Si le patient est porteur d'une FAV, choisir les aiguilles (longues ou courtes) en fonction des vaisseaux à ponctionner :

- si vaisseaux profonds = aiguilles longues;
- si vaisseaux superficiels ou sinueux = aiguilles courtes (possibilité également d'utiliser des cathlons prévus à cet effet).

7. Préparation du matériel de branchement selon les usages de l'unité.

Composition : 1 guéridon, 1 masque, 1 sarrau, 1 set de branchement (champ, compresses stériles), seringue de 5 mL pour héparine, seringue de 2,5 mL pour examen éventuel, *Stéri-Strip,* gants stériles, 2 aiguilles (longues ou courtes), antiseptique (*Bétadine* ou *Hibiscrub*), tubes si prélèvements.

8. Préparer l'anticoagulation : héparine — soit continue, soit discontinue — préparer la dilution prescrite par le médecin et placer la seringue dans le pousse-seringue du générateur, pour l'héparinisation du circuit extracorporel.

Héparine de bas poids moléculaire : à faire en IV au branchement.

9. Programmer le générateur : temps de dialyse, poids total à perdre (l'appareil calculera l'ultrafiltration horaire), débit horaire d'héparine, conductivité.

Tous ces paramètres seront appliqués selon une prescription médicale.

10. S'assurer de la disponibilité d'une aide (infirmier(e) ou aide-soignant(e) diplômé(e) formé(e) à la dialyse selon chaque centre).

DÉMARCHE INFIRMIÈRE

PRESCRIPTIONS DIÉTÉTIQUES À UN MALADE HÉMODIALYSÉ

Objectif

Éviter l'installation d'une dénutrition : catabolisme, fuite de protéines dans la dialyse (4 à 8 g par séance). Donc encourager le patient à manger suffisamment, en contrôlant les apports en aliments riches en potassium, en sodium, en phosphore, ainsi que les apports hydriques. Le régime va être modifié par rapport à celui qui était prescrit pendant la phase d'insuffisance rénale chronique non dialysée.

• ***Sur prescription médicale la diététicienne conseille un apport journalier de 1,2 à 1,5 g de protéines/kg de poids idéal, et 30 à 35 kcal/kg.***

Choix des protéines d'origine animale :

- viandes rouge ou blanche, volaille ;
- poissons ;
- œufs ;
- jambon ;
- fromages secs ;
- laitages.

• ***Chaque repas doit apporter 100 g de viande, poisson, œuf et un produit laitier*** pour restaurer la masse musculaire et maintenir un bon état nutritionnel.

Les lipides et les glucides, consommés en quantité suffisante, doivent couvrir les dépenses énergétiques pour permettre aux protéines de jouer leur rôle architectural des tissus.

• ***Apports en potassium limité à la moitié d'une ration moyenne :*** 2 g/jour. On limite essentiellement le potassium véhiculé par les végétaux (fruits, légumes). Mais il ne faut pas les éliminer d'emblée, car ils apportent des fibres, des vitamines et d'autres minéraux indispensables.

Précautions à prendre (utilisation de la loi d'osmose) :

- laver, éplucher, couper en morceaux ;
- faire tremper au moins deux heures ;
- cuire dans un grand volume d'eau ;
- changer l'eau à mi-cuisson car le potassium diffuse dans l'eau.

Éviter les cuissons à la vapeur, sauté, en papillotte, en friture, au micro-ondes.

• ***Apport en chlorure de sodium (NaCl)***

- *Si la tension artérielle est normale :* régime à 8 g de sel/jour. Réalisation facile, en pratique on évite les aliments riches en sel.
- *Si hypertension artérielle :* régime à 4 g de sel (voire 2 g si insuffisance cardiaque, œdèmes, surcharge). Concrètement, il faut éviter les aliments riches en sel, le sel ajouté pour la préparation des vinaigrettes et des plats chauds. Pain salé en quantité contrôlée.

• ***Limiter l'apport des liquides entre deux dialyses :***

- *Si diurèse conservée :* boisson = diurèse (mL) + 500 mL.
- *Si anurie :* boisson = 500 à 700 mL.

La prise de poids entre deux dialyses doit rester < 3 kg pour éviter des séances éprouvantes et plus longues.

Savoir qu'une ration de 500 mL/jour = 3/4 bol : 200 mL (petit déjeuner) + 2 verres/jour = 2 × 150 mL.

Conseil pratique : se rafraîchir avec un gant, sucer un petit glaçon, se rincer la bouche.

• ***Ne pas aggraver les troubles phosphocalciques***

La diététique, à elle seule, ne peut parvenir à corriger l'hypocalcémie et l'hyperphosphorémie, car les aliments riches en calcium le sont en phosphore ainsi que tous ceux qui apportent des protéines.

On peut ne pas accentuer l'hyperphosphorémie en conseillant la consommation de laitages plutôt que de fromages secs. La difficulté sera alors l'apport hydrique concomitant.

Rôle de l'infirmier(e)

La prise du *Kayexalate* sera plus judicieuse au moment des repas de midi et du soir car le petit déjeuner français n'apporte que très peu de potassium.

En cas d'anorexie passagère, en parler au médecin, à la diététicienne qui pourra suggérer d'enrichir l'alimentation avec des produits hyperprotidiques, les plus pauvres en potassium.

PROTOCOLE DE SOINS

BRANCHEMENT SUR FISTULE ARTÉRIO-VEINEUSE

Si le patient est valide, lui demander de se laver l'avant-bras à ponctionner.

Si le patient est non valide, le lavage sera fait par l'infirmier(e).

Parallèlement, l'aide se lave les mains et met des gants non stériles; sous contrôle de l'infirmier(e), celui-ci s'occupera de la mise en marche du générateur.

1. Mettre un masque (il est préférable de se protéger les yeux — lunettes, visières).

2. Effectuer un lavage chirurgical des mains pendant 3 minutes (*Hibiscrub* ou *Bétadine*).

3. Enfiler un sarrau stérile (si possible).

4. Installer un champ stérile sous le bras à ponctionner.

5. Mettre des gants stériles.

6. Effectuer l'asepsie de la zone à ponctionner. Utiliser la même gamme de produit que le savon précédemment utilisé.

7. Adapter une seringue sur l'aiguille artérielle et ponctionner après avoir effectué un soigneux repérage.

Si besoin est, l'aide fera un léger garrot avec la main (éviter le garrot en caoutchouc trop compressif), aspirer pour s'assurer d'un reflux sanguin, fixer soigneusement l'aiguille à l'aide de *Stéri-Strip* (la pression importante risquant d'éjecter l'aiguille), effectuer éventuellement les prélèvements sanguins prescrits (ionogramme, dextro...).

8. Adapter une seringue de dilution héparinée si dose de charge, d'héparine de bas poids moléculaire ou de sérum physiologique (dans les cas où le malade ne doit pas recevoir d'héparine — intervention chirurgicale par exemple) à l'aiguille veineuse. Ponctionner de manière identique à l'artère, s'assurer d'un retour veineux puis injecter pour éviter la coagulation dans l'aiguille pendant le remplissage du circuit, fixer l'aiguille.

9. Après désinfection du raccord artériel du circuit, l'aide le donne à l'infirmier(e) qui l'adapte à l'aiguille artérielle.

10. Mise en marche de la pompe débimétrique à 100 mL/min.

11. Après remplissage du circuit sang, arrêt de la pompe, désinfection de l'embout veineux puis raccordement à l'aiguille veineuse par l'infirmier(e).

Lors de ce branchement, s'assurer que l'air ait bien été chassé; remise en marche de la pompe progressivement jusqu'au débit désiré (obtenu en quelques minutes), lancement du programme de dialyse.

12. Fixer soigneusement les lignes au bras du patient.

13. L'infirmier(e) se débarrasse des différents champs et du matériel de ponction.

14. Vérification des différents paramètres du générateur, conformes à la prescription médicale (vitesse de pompe à sang, lancement du programme, conductivité, héparinisation, clamps de sécurité, dialysat, température du bain de dialyse).

15. Prise de tension artérielle postbranchement.

16. Approcher l'adapte-table, couvrir le patient, lui donner la sonnette.

PROTOCOLE DE SOINS

BRANCHEMENT SUR VOIE CENTRALE (CATHÉTER DE SHELDON OU DE CANAUD)

1. Prendre la température du patient avant branchement (si élevée = prélèvement d'hémocultures sur le premier prélèvement sanguin réalisé sur le cathéter). Le but est la diminution du risque infectieux, condition indispensable pour la longévité à court, moyen ou long terme des abords veineux centraux de plus en plus utilisés en dialyse.

– Mettre un masque et un calot au patient.

– L'aide et l'infirmier(e) mettent calot et masque puis procèdent à un lavage des mains [lavage chirurgical de 3 minutes pour l'infirmier(e)].

– Habillage stérile puis ouverture du pansement par l'aide sans toucher au cathéter.

– Gantée stérilement, l'infirmier(e) installe deux champs stériles pour délimiter une zone de sécurité et effectuer le branchement sans risque de contamination du cathéter.

– Après avoir retiré l'héparine des branches de la voie centrale, adapter des prolongateurs stériles préalablement purgés au chlorure de sodium à 0,9 %.

Si une intervention est nécessaire en cours de séance, cette mesure permettra d'éviter les risques de contamination du fait de l'éloignement du point de ponction. Effectuer ensuite le branchement de la même façon que pour la FAV, à savoir le raccord artériel du circuit sur la branche artérielle du cathéter et le raccord veineux sur la branche veineuse.

2. Lorsque le branchement est effectué, envelopper les raccords dans une compresse imbibée d'antiseptique puis dans un champ, fixer les lignes.

3. Débarrasser le patient du masque et du calot. Continuer de la même façon que pour les fistules.

DÉMARCHE INFIRMIÈRE

SURVEILLANCE D'UNE SÉANCE D'HÉMODIALYSE

Elle vise à prévenir d'éventuels incidents ou accidents, surveiller la tolérance au traitement, atteindre les objectifs fixés (perte de poids, quantité de dialyse optimale). Selon les prescriptions médicales consignées sur le dossier de soins infirmiers, une « conduite à tenir » adaptée à chaque patient est à respecter.

Il est à noter que l'anxiété d'un patient en cours de séance d'hémodialyse est majorée du fait de la technicité d'un soin qu'il ne maîtrise pas totalement. De ce fait, il est important de le rassurer, d'échanger, de prendre en compte ses angoisses qui peuvent être traduites par différentes attitudes (agressivité, agitation ou mutisme), ou symptômes (hypo- ou hypertension artérielle).

Le patient

Il existe un cahier de dialyse rempli par le médecin, ou prérempli par l'infirmier(e) avant l'arrivée du patient, avec comme support la prescription médicale transcrite dans le dossier de soins infirmiers.

Il est nécessaire de surveiller :

1. La pression artérielle et la fréquence cardiaque, classiquement horaire, pour prévenir une chute de tension artérielle signée par une fatigue, des troubles de la vue, des nausées, des vomissements, des douleurs abdominales et/ou une perte de connaissance.

Conduite à tenir dans ces cas : arrêt de l'ultrafiltration, prise de tension artérielle et pouls, lit en position proclive, appliquer prescriptions médicales (injection de sérum physiologique à 0,9 %, soluté de remplissage), prévenir le médecin.

2. L'état de conscience, dépister tout trouble de la vigilance, prévenir le médecin si anomalie.

3. Les points de ponction, la fistule, les aiguilles, la pression veineuse.

Conduite à tenir dans ces cas : vérifier la bonne fixation des lignes (risque de retrait accidentel des aiguilles).

4. La température en début et fin de séance pour les voies centrales : si élevée, prélever des hémocultures.

5. La glycémie chez les patients diabétiques.

Noter au fur et à mesure tous les incidents survenant en cours de dialyse : crampes, chutes de tension artérielle, nausées, vomissements, spasmes intestinaux...

Tous les actes effectués en cours de séances doivent être consignés dans le cahier de dialyse.

Le générateur

La surveillance consiste à noter les différents paramètres observés sur le générateur à l'instant programmé (habituellement chaque heure) ou lors du déclenchement d'une alarme sonore ou de tout autre incident.

1. Débit héparine : vérifier que le débit affiché correspond au débit prescrit.

2. Vitesse de pompe à sang : s'assurer que la vitesse inscrite est celle demandée par le médecin (180 à 300 mL/min selon prescription, mais varie selon les centres).

3. Surveillance de la pression veineuse. Elle doit être comprise entre 50 et 220 selon le débit artériel de la fistule ; une pression veineuse trop basse est signe d'un mauvais débit artériel ou d'une chute de TA du patient.

Conduite à tenir dans ces cas : vérifier la tension artérielle, vérifier qu'il n'y ait pas d'obstacle sur la ligne artérielle (clamp, ligne coudée), mobilisation éventuelle de l'aiguille artérielle (la lumière pouvant être en contact avec la paroi du vaisseau et empêcher l'aspiration correcte du sang).

Une pression veineuse trop élevée est signe d'un obstacle sur la ligne veineuse ou de la coagulation du circuit.

Conduite à tenir dans ces cas : diminuer la vitesse de pompe à sang, vérifier qu'il n'y ait pas d'obstacle sur la ligne veineuse, effectuer un rinçage du circuit avec sérum physiologique pour vérifier une éventuelle coagulation d'une partie de la CEC, vérifier la bonne perméabilité du vaisseau veineux du patient et une éventuelle diffusion (douleur, gonflement).

4. Ultrafiltration horaire : vérifier que l'ultrafiltration affichée correspond à celle demandée selon le poids total à perdre.

5. Perte de poids totale : vérifier que le poids perdu au moment de la surveillance est en rapport avec l'ultrafiltration programmée. Attention à une déshydratation trop rapide entraînant des crampes douloureuses !

6. Vérifier que la conductivité affichée correspond à la conductivité prescrite.

7. Température du bain de dialyse comprise entre 36 et 38 °C.

8. Piège à bulles : vérifier les niveaux.

À la demande, surveillance des temps de coagulation. Si héparine, les temps de coagulation (TC) doivent être compris entre 15 et 30 minutes pour une décoagulation standard.

PROTOCOLE DE SOINS

DÉBRANCHEMENT D'UNE FISTULE ARTÉRIO-VEINEUSE

Préparation du matériel composé de : 1 chariot, 1 masque, 1 sarrau stérile, gants non stériles, 1 set de débranchement (champs, compresses, seringue de 2,5 mL), gants stériles, compresses hémostatiques si besoin, pansement ou bande (selon habitude du patient), tubes pour éventuels prélèvements, eau oxygénée et *Hibitane* ou *Bétadine* dermique.

1. Prise de la tension artérielle.

2. Noter les derniers paramètres sur le cahier de dialyse (perte de poids totale...).

3. Mettre un masque.

4. Lavage des mains.

5. Mettre des gants non stériles.

6. Installer un champ stérile sous le bras du patient.

7. Arrêter l'ultrafiltration, la pompe à sang, et déconnecter la ligne artérielle de l'aiguille artérielle du patient. Procéder à la restitution avec sérum physiologique selon le protocole de service.

8. Injection par l'aiguille veineuse des médicaments prescrits.

9. Lavage chirurgical des mains.

10. Gants stériles.

11. Ablation des aiguilles tout en comprimant les points de ponction avec compresses sèches ou hémostatiques.

12. La compression dure selon chaque patient entre 5 et 15 minutes (héparine arrêtée 30 minutes avant fin de séance). Si la coagulation est trop longue, le notifier au médecin qui examinera la fistule (sténose) et/ou modifiera la prescription d'héparine.

13. Réaliser un pansement sec et stérile avec les produits préparés.

14. Prise de la tension artérielle en position couchée puis debout.

15. Vérification du poids du patient et signaler au médecin une perte de poids insuffisante ou trop importante.

16. Transmissions sur le cahier puis sur le dossier de soins : déroulement de la séance, problèmes de ponction (hématome, aspect de la peau...), temps de compression, état du dialyseur et des lignes de CEC (caillot), poids de sortie du patient, examens prélevés en cours de séance.

PROTOCOLE DE SOINS

DÉBRANCHEMENT : VOIES CENTRALES (CATHÉTER DE SHELDON OU DE CANAUD)

Préparation du matériel composé de : 1 chariot, 2 masques, 2 calots, 1 sarrau stérile, 1 champ de table, 1 set de débranchement, gants stériles, seringues pour sérum physiologique et héparine, sérum physiologique, héparine, bouchons, *Stéri-Strip*, compresses, gants non stériles, antiseptiques et eau stérile.

Si aide (selon les centres) : sarrau stérile, masque et calot.

1. Prise de la tension artérielle, prise de la température : si élevée, prélever hémocultures avant restitution.

2. Noter les derniers paramètres sur le cahier de surveillance (perte de poids totale, température, tension artérielle).

3. Donner masque et calot au patient.

4. Lavage des mains.

5. Restitution : glisser un champ sous les prolongateurs, port de gants non stériles, arrêter la pompe débitmétrique, clamper le raccord côté artère, déconnecter la ligne artérielle à l'extrémité du prolongateur, effectuer un prélèvement sanguin s'il y a lieu, rincer avec 10 mL de sérum physiologique, la restitution habituelle est effectuée avec du sérum physiologique selon la même technique que pour les FAV, rincer la branche veineuse de la même manière que la branche artérielle, après un lavage chirurgical et un habillage stérile, procéder à la réfection du pansement de voie centrale.

6. Prise de tension artérielle couché puis debout.

7. Vérification du poids de fin de dialyse.

8. Transmissions sur cahier et dossier de soins : déroulement de la séance, incidents, fonctionnement de la voie centrale, héparinisation du cathéter (type et quantité), aspect du point de ponction de la voie et état de la peau, température, poids de sortie.

Après chaque séance, le circuit sera jeté ainsi que le dialyseur, l'appareil nettoyé extérieurement et une désinfection interne sera programmée avec divers produits (variables selon les centres : javel, acide peracétique, etc.) ; la machine sera ensuite rincée puis remise en préparation, après avoir vérifié toute absence de trace de produit, les appareils seront révisés régulièrement par des techniciens et mis en réparation à la moindre panne.

Tableau 11.1 Incidents en cours de dialyse.

Incidents	*Causes*	*Traitement sur prescription médicale*
Hypotension	– Déplétion en eau ou en sel – Ultrafiltration trop forte – Hypovolémie	– Installer le patient en position proclive – Arrêt ultrafiltration – Perfusion salée hypertonique ou macromolécules ou oxygénothérapie
Hyperthermie	– Infection bactérienne – Erreur de température du dialysat	– Appel médecin – Prélèvement hémocultures – Réglage température – Mise en place de l'antibiothérapie prescrite
Crampes	– Troubles hydroélectrolytiques	– Apport de NaCl, glucosé hypertonique – Appel médecin
Troubles du rythme	– Hypovolémie – Hypercalcémie – Hypokaliémie	– Diminution ultrafiltration – Appel médecin
Circuit en pression négative	– Problème d'accès vasculaire – Obstacle sur la ligne	– Remplissage du circuit – Lever l'obstacle – Appel médecin

Tableau 11.2 Complications.

Complications	*Manifestations*	*Causes*	*Traitement*
Coagulation du circuit	– Pression veineuse augmentée	– Défaut d'anticoagulation	– Arrêt dialyse – Changement du circuit – Appel médecin – Revoir dose d'anticoagulant
Syndrome de branchement	– Prurit – Dyspnée – Hypotension – Fièvre – Arrêt respiratoire (cas graves)	– Allergie à la membrane et/ou à la stérilisation et/ou dialysat contaminé	– Appel médecin +++ – Arrêt de la pompe à sang – Selon la gravité la dialyse sera arrêtée et le circuit jeté
Fuite sanguine	– Sang extérieur au circuit ou dans le dialysat	– Défaut de fabrication – Matériel endommagé	– Arrêt dialyse – Appel médecin
Embolie gazeuse	– Hypotension – Polypnée	– Prise d'air sur le circuit – Restitution	– Patient couché tête et poitrine en bas sur côté gauche – Mise sous O_2 – Appel médecin +++

Dialyse péritonéale

C'est une dialyse continue : la membrane péritonéale, très vascularisée, permet les échanges entre le sang et le dialysat infusé dans la cavité abdominale régulièrement renouvelé. Les échanges se font par diffusion et ultrafiltration à la faveur d'un gradient osmotique induit par des quantités plus ou moins importantes de glucose.

LA DIALYSE PÉRITONÉALE nécessite :

- **Un abord péritonéal, le cathéter** (figure 11.9), accès permanent à la cavité (figure 11.10) posé en milieu chirurgical, sous anesthésie locale ou générale.
- **Des poches plastiques souples** de 2 litres, voire 3 litres, contenant un dialysat riche en glucose (effet osmotique).
- **Des systèmes de connexion performants entre cathéter et poches limitant** au maximum le risque infectieux, associant une ligne d'extension et des raccords spécifiques.

Après un apprentissage rigoureux (asepsie) de 8 à 15 jours, le patient en dialyse péritonéale continue ambulatoire (DPCA) effectue 3 à 4 échanges de dialysat par jour selon la fonction rénale résiduelle. L'introduction du liquide se fait par gravité (5 à 10 minutes), elle est suivie d'une stase de 3 à 8 heures, puis d'une vidange par gravité (20 à 30 minutes) (figure 11.11).

Les avantages sont la simplicité technique de la méthode, l'autonomie, le maintien prolongé d'une fonction rénale résiduelle (diurèse), la rareté de l'anémie et les moindres restrictions diététiques. La DP est devenue la principale technique de dialyse à domicile.

Le patient peut être assisté par un(e) infirmier(e) à domicile. Des modalités de DP nocturne avec machine sont réalisables (dialyse péritonéale automatisée). Cette technique nécessite une hygiène rigoureuse.

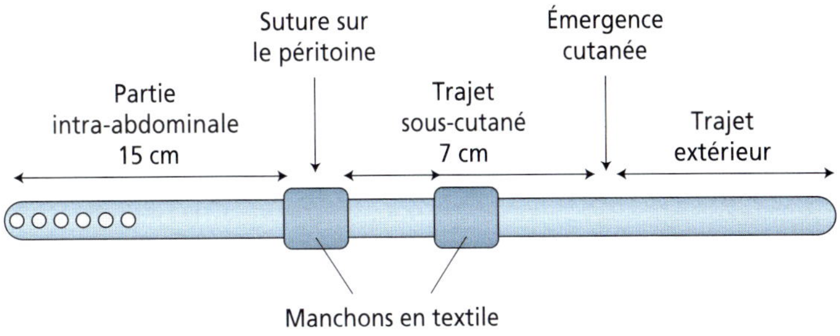

Fig. 11.9 Cathéter de dialyse péritonéale seul.

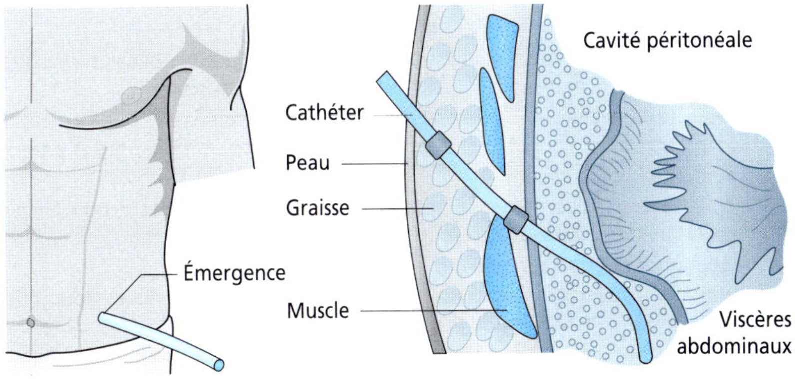

Fig. 11.10 Anatomie de la dialyse péritonéale.

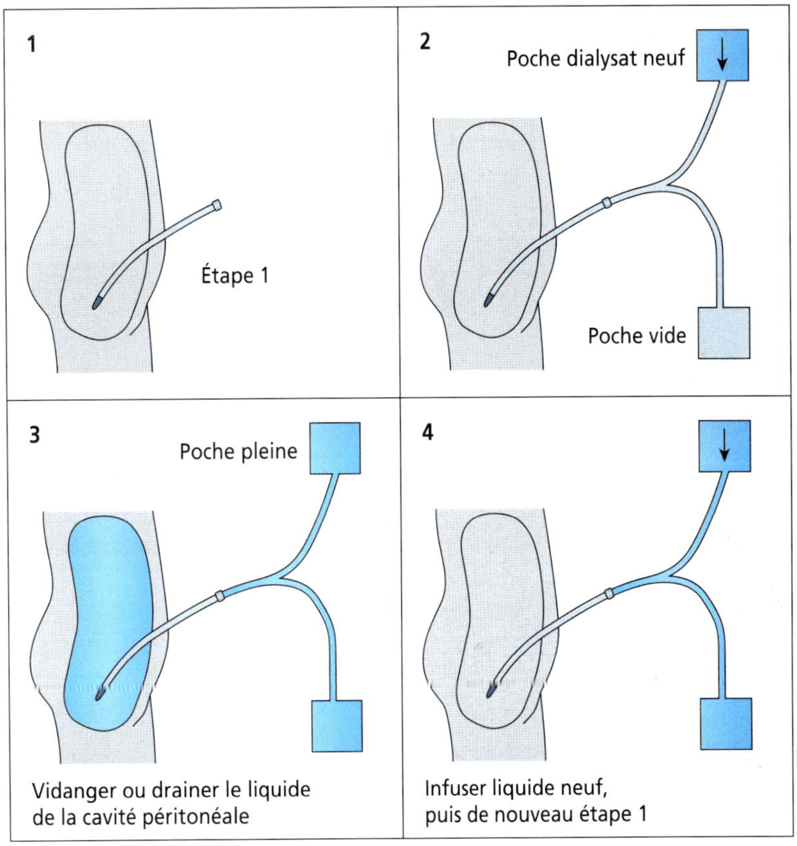

Fig. 11.11 Temps de la DPCA.

DÉMARCHE INFIRMIÈRE

FICHE DIÉTÉTIQUE POUR UN MALADE EN DIALYSE PÉRITONÉALE

Objectif

Éviter l'installation d'une dénutrition : pertes protidiques journalières de 4 à 10 g dans le dialysat, et apport de glucose dans le dialysat. Les patients sont souvent dénutris par des années d'évolution de l'insuffisance rénale.

• ***Régime hyperprotidique : 1,3 à 1,5 g/kg poids idéal/jour***

Stimuler le patient à bien manger en contrôlant les apports des aliments riches en sucres simples, en potassium, en sodium, en phosphore.

En cas de péritonite, augmenter cette ration protidique à 2 g/kg/jour avec le souci de choisir au moins 50 % de protéines animales. Concrètement chaque repas doit apporter un produit laitier et pour les deux principaux repas doivent s'ajouter 100-120 g de viande ou équivalent. La diététicienne a recours à des produits hyperprotidiques pour ajuster la ration. On peut aussi utiliser des poches de dialysat enrichi en acides aminés.

• ***Apport énergétique : 30 à 35 kcal/kg/jour***

Consommer des graisses d'origine végétale, limiter les graisses animales (charcuterie, fromages gras, beurre...).

Consommer suffisamment de féculents et éviter les produits sucrés.

Les poches de dialyse péritonéale apportent du sucre à raison de 120 g par jour dont 50 % seront absorbés (soit 15 morceaux de sucre).

Éviter : sucre, miel, confiture, pâtisserie en excès, bonbons, produits lactés sucrés, chocolat, boissons sucrées.

• ***Apport en potassium***

L'épuration est plus fréquente qu'en hémodialyse, ainsi la restriction alimentaire est moins importante, de l'ordre de 3 g/jour (une ration moyenne apporte environ 4 g K^+/jour).

• ***Apport en chlorure de sodium***

Si pas d'HTA, ni œdèmes, ni surcharge (poids sec retrouvé ventre vide), apport de 8 g sel, soit en évitant les aliments riches en sel.

Si DP associée à l'HTA : maximum 4 g de sel.

Si HTA, œdèmes : régime quelque temps à 2 g de sel ce qui correspond à un régime très strict (associer une restriction hydrique).

• ***Boissons***

La technique de DP préserve une diurèse résiduelle, ce qui élargit la ration hydrique.

Apport journalier (en mL) : diurèse (en mL) + 500 mL.

Le patient se pèse tous les jours et réajuste ses apports pour équilibrer le bilan hydrique.

• ***Le phosphore et le calcium***

Les troubles phosphocalciques dus à l'IR ne sont pas résolus par la DP. La diététique peut aider à éviter un excès d'apport de phosphore en conseillant la consommation de laitages (fromage blanc, petits suisses mais pas le yaourt) plutôt que les fromages secs.

Mais on ne peut pas éliminer de la ration les aliments riches en phosphore au risque de provoquer une dénutrition.

L'infirmier(e) a un rôle important pour informer la diététicienne des difficultés d'alimentation du malade.

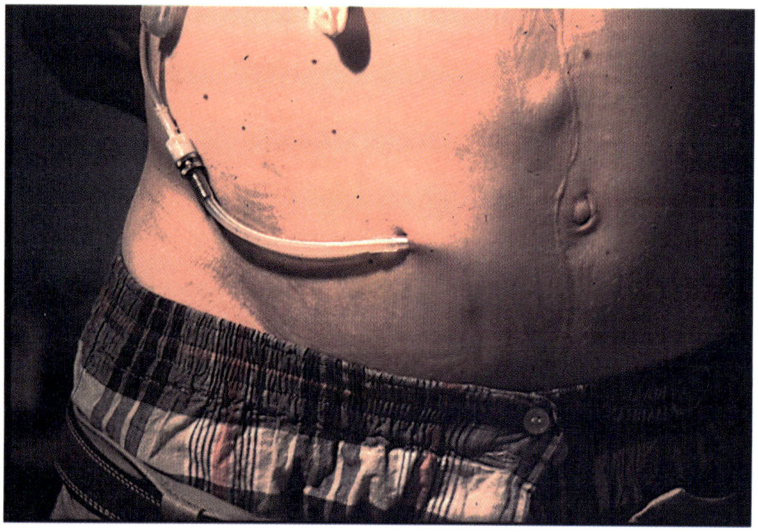

Fig. 11.12 Émergence d'un cathéter de dialyse péritonéale.

Objectifs des soins infirmiers en dialyse péritonéale

- **Maintenir l'accès à la cavité péritonéale :** en assurant un examen de l'orifice de sortie du cathéter qui doit toujours être propre, sec, sans croûte, sans rougeur, et du trajet sous-cutané qui ne doit pas être douloureux, ni inflammatoire (figure 11.12).
- **Assurer des soins réguliers, une hygiène corporelle** (les douches quotidiennes, après cicatrisation du trajet sous-cutané, sont fortement conseillées) afin d'éviter l'infection péritonéale.
- **Vérifier l'état d'équilibre hydrosodé et la perméabilité péritonéale.**

PROTOCOLE DE SOINS

PRÉPARATION DU MALADE À LA POSE D'UN CATHÉTER DE TENCKHOFF POUR DIALYSE PÉRITONÉALE

La pose du cathéter de dialyse péritonéale se fait au bloc, sous AG ou sous AL, et nécessite une hospitalisation de 48 heures.

La veille de l'intervention

• ***Préparation du patient***

– *préparer psychologiquement et réconforter le patient, en lui expliquant le déroulement des différentes actions;*
– prélever les examens sanguins et/ou radio du bilan préanesthésique selon la prescription médicale (coagulation, groupe,...);
– effectuer les prélèvements de nez et de gorge;
– donner un repas léger le soir;
– le matin de l'intervention, lui faire prendre une douche bétadinée;
– nettoyer l'ombilic à la *Bétadine* ou à l'*Hibiscrub*;
– effectuer un lavement évacuateur (type *Normacol*);
– débuter l'antibioprophylaxie selon la prescription médicale;
– peser le patient.

• ***Préparation du matériel***

Prévoir : un cathéter de dialyse péritonéale, un raccord, un introducteur, une ligne d'extension du système de dialyse prévu, une poche de dialysat *si la dialyse doit débuter immédiatement,* un bouchon bétadiné.

Le matin de l'intervention

– laisser le patient à jeun;
– lui faire prendre une douche bétadinée;
– poser une voie d'abord (type cathlon);
– préparer et injecter l'antibiothérapie selon la prescription médicale,
– lui donner une chemise hôpital, préparation habituelle d'un opéré...
– déterminer l'orifice de sortie du cathéter (pour cela, faire asseoir le patient jambes pendantes au bord du lit, lui demander où il a l'habitude de porter sa ceinture, dessiner un rectangle permettant d'avoir un emplacement sans replis, notamment, si la personne est obèse);
– prémédiquer le patient selon la prescription médicale;
– si celui-ci est diabétique, contrôler sa glycémie au dextro, installer une perfusion de glucosé 5 % selon la prescription médicale;
– s'assurer qu'il part au bloc la vessie vide;
– le patient est emmené au bloc dans son lit.

Rôle infirmier au retour du patient

– installer confortablement le patient dans sa chambre (sonnette...);
– surveillance de la TA, fréquence cardiaque, conscience selon le type d'anesthésie, température, douleurs abdominales;
– vérifier et surveiller l'état du pansement : le pansement sera refait au 5e jour, sauf si saignement;
Si le patient est diabétique, refaire des dextros de contrôle.
– faire prescrire par le médecin des calmants en cas de douleur.

Information au patient

• ***Lui expliquer***

– qu'il doit rester au lit au moins jusqu'au lendemain;
– de signaler s'il fait des gaz.
En plus des surveillances propres à la technique :
– dialyse immédiate;
– dialyse en différé;
il y a la surveillance habituelle du patient au retour du bloc opératoire (pulsation, tension artérielle, conscience...);
– un cliché de l'abdomen sans préparation peut être prescrit le même jour ou pour le lendemain (afin de vérifier que le cathéter est bien en place);
– le lendemain, l'alimentation commencera par des liquides, suivis d'une alimentation légère selon le transit : s'assurer de sa reprise, au départ du malade.

DÉMARCHE INFIRMIÈRE

LORSQUE LA DIALYSE COMMENCE IMMÉDIATEMENT

L'infirmier(e) commence par infuser selon la prescription médicale de petites quantités de dialysat (en général 500 mL) 7 à 8 fois dans la journée.

Surveillance de :

– l'état du pansement (humide) à la recherche d'une fuite extériorisée dont le siège peut être la plaie opératoire entre les points de suture ou l'orifice de sortie du cathéter ;

– du bon retour et de l'aspect *du liquide de dialyse péritonéale drainé* (le volume drainé doit être supérieur ou égal au volume infusé) ;

– l'absence de douleur, soit en phase de drainage ou de façon permanente ;

– la reprise de l'alimentation selon la prescription ;

– la transcription des différentes données sur un cahier de dialyse péritonéale.

DÉMARCHE INFIRMIÈRE

LORSQUE LA DIALYSE DÉBUTE EN DIFFÉRÉ

La dialyse débute 10 jours après la pose du cathéter.

- Le patient infusera un volume initial de 2 litres et sera éduqué sur le système choisi au départ.
- La surveillance portera sur l'aspect du pansement, le bon retour du liquide de dialyse péritonéale.
- L'éducation (l'apprentissage) commencera.

L'utilisation du cathéter en différé présente plusieurs avantages :

– une meilleure cicatrisation du trajet sous-cutané ;

– une planification de l'éducation au sein de l'unité de néphrologie ;

– une meilleure acceptation du cathéter ;

– une meilleure disponibilité psychologique pour l'apprentissage.

Surveillance quotidienne à instaurer

LA SURVEILLANCE JOURNALIÈRE HABITUELLE d'un patient en DP après la mise en route du traitement concerne :

– le poids ;

– la tension artérielle ;

– la planification des poches dans la journée ;

– le volume et/ou l'aspect du liquide de dialyse drainé ;

– l'aspect de l'émergence du cathéter et du trajet sous-cutané.

RÈGLES D'ASEPSIE ET D'HYGIÈNE

- **Avant de changer de liquide de dialyse :**

– nettoyage de la table à l'alcool ;

– une fois par jour passer de la javel sur la potence, la table, la bassine, la balance de ménage ;

– nettoyer les clamps plastiques avec de l'eau savonneuse.

- **Le port du masque** évite la projection de germes, en parlant, en toussant.
- **Le lavage des mains.**
- **Le respect du protocole de manipulation.**
- **Le respect du protocole d'injection dans la poche neuve de dialysat.**
- **Le respect des consignes des soins d'orifice de sortie du cathéter.**
- **Le lieu de la manipulation :**

– si possible éviter la moquette sur le sol ;

– fermer portes et fenêtres pour éviter les courants d'air, ainsi que des appareils soufflants (radiateurs, ventilateur, bouche d'aération...) ;

– pas d'animal pendant la manipulation ;

– pas de spectateurs inutiles ;

– toute personne qui assiste au change doit porter un masque ;

– le lavabo ne doit pas se trouver trop loin.

Complications

CE SONT LES INFECTIONS PÉRITONÉALES accessibles au traitement médical (antibiotiques administrés par voie intrapéritonéale ou intraveineuse, voire *per os*), les complications mécaniques (hernies),

DÉMARCHE INFIRMIÈRE

INCIDENTS ET ACCIDENTS DE DIALYSE PÉRITONÉALE AUXQUELS PEUVENT ÊTRE CONFRONTÉ(E)S LES INFIRMIER(E)S

Sur le plan général

• ***Prise de poids excessive***

– augmentation du poids sur le pèse-personne;

– apparition éventuelle d'une hypertension artérielle, d'œdèmes aux membres inférieurs;

– en pratique, selon la prescription médicale : diminuer l'apport d'eau et de sel, augmenter les diurétiques, utiliser une poche hypertonique.

• ***Perte de poids excessive***

– tension artérielle basse;

– apparition de crampes.

En pratique, vérifier qu'il n'y ait pas d'erreur de poche (utilisation intempestive de poches hypertoniques) ou que le patient ne présente pas un problème de diarrhée important.

Selon la prescription médicale : reprendre ou continuer les poches isotoniques, augmenter les boissons, saler l'alimentation.

Sur le plan local

• ***Le cathéter***

L'émergence du cathéter de dialyse péritonéale (peau qui entoure l'orifice) doit être propre, sèche, sans rougeur, sans inflammation, sans croûte, sans suintement.

Des soins locaux seront effectués avec un savon antiseptique, un rinçage avec de l'eau stérile, utilisation d'un antiseptique, puis pansement occlusif stérile.

Jusqu'à cicatrisation totale du trajet sous-cutané le pansement doit être fait selon des règles d'hygiène et d'asepsie rigoureuse.

Après ce délai de cicatrisation, si l'émergence est correcte, le patient peut prendre une douche tous les jours en terminant *celle-ci par un soin de son émergence avec une surveillance de l'aspect de l'orifice du cathéter.* Ensuite, le pansement pourra être refait tous les deux jours.

Si le patient présente des signes d'inflammation ou des croûtes au niveau de l'émergence, celui-ci doit contacter le centre où il a été éduqué.

• ***Les poches de drainage***

1. *Le liquide revient mal :*

Dès le début :

– problème de caillotage;

– mauvaise position du cathéter : changement de cathéter;

– cathéter inséré dans l'épiploon (le plus souvent chez le sujet jeune et mince) : *ablation de l'épiploon par cœlioscopie ou laparotomie.*

Plus tardif :

– obstruction par dépôt de fibrine;

– mobilisation secondaire du cathéter.

Actions à entreprendre :

a. Mobiliser le ventre du malade : changement de position : décubitus droit, gauche.

b. Accélérer le transit (*prescription médicale de laxatifs)* :

– vérification de la perméabilité du cathéter (conditions d'asepsie +++).

c. Actions en bloc opératoire :

– repositionnement du cathéter en cœlioscopie et éventuellement changement de cathéter.

2. *Aspect du liquide de drainage rosé ou hémorragique :*

– rosé : petite hémorragie pariétale ou menstruation : le liquide s'éclaircit progressivement;

– rouge : dans le cas d'hémorragie massive avec retentissement hémodynamique (utiliser des poches froides, appeler le médecin, surveiller pulsations, tension artérielle, température).

3. *Aspect du liquide trouble.*

Signe essentiel et précoce d'une inflammation du péritoine secondaire à l'introduction accidentelle de germes dans la cavité péritonéale. Il peut être accompagné d'autres signes tels que douleurs abdominales, température, troubles digestifs.

– Dans tous les cas, le patient doit venir au centre avec sa poche trouble (voir ci-dessous).

DÉMARCHE INFIRMIÈRE

DEVANT UNE SUSPICION DE PÉRITONITE

• ***Vérifier l'aspect de la poche, et prélever une cytologie, une bactériologie, une culture*** (*flacons à hémoculture)* du liquide péritonéal à envoyer en urgence au laboratoire.

• ***Appeler le médecin de garde.***

Débuter le protocole du service avec, selon les centres :

– prélèvements de sang : ionogramme, numération formule sanguine, hémoculture si la température est supérieure à 38 °C;

– prélèvement de nez (à la recherche d'un staphylocoque doré) et sur l'orifice d'émergence;

– préparer et effectuer l'antibiothérapie selon le protocole du service, intrapéritonéale ou intraveineuse avec adaptation de l'antibiothérapie en fonction du résultat de l'antibiogramme.

La surveillance journalière de l'efficacité du traitement s'effectuera en vérifiant l'aspect du liquide de drainage avec contrôle bactériologique et cytologie et la disparition des signes éventuellement accompagnateurs tels que : douleurs abdominales, fièvres…

les pertes d'ultrafiltration en cas d'infections péritonéales fréquentes (diagnostic par test de perméabilité péritonéale).

LE RISQUE DE DÉNUTRITION est à considérer si le régime hyperprotidique (> 1 g/kg/jour de protéines) est mal suivi en raison des fuites protidiques dans le dialysat et de l'anorexie induite par l'absorption de glucose. De nouveaux agents osmotiques sont en cours d'étude.

UNE LASSITUDE pourra survenir, liée aux manipulations pluriquotidiennes.

L'INSUFFISANCE DE DIALYSE sera jugée sur la réapparition de symptômes du syndrome urémique et confirmée par la mesure des clairances rénales et péritonéales de la créatinine. La clairance totale de créatinine, rénale et péritonéale, doit rester supérieure à 60 litres par semaine.

LES CONTRE-INDICATIONS À LA DPCA seront les déhiscences importantes de paroi abdominale inaccessibles à la chirurgie, les antécédents de chirurgie lourde abdominale septique.

LES INDICATIONS DE LA DPCA ont évolué : longtemps réservée aux patients âgés, contre-indiquée à l'hémodialyse, aux diabétiques porteurs de multiples pathologies associées, elle devient discutée dans ces indications car souvent lourde et psychologiquement mal tolérée.

En revanche, elle est actuellement une technique de première intention pour le sujet jeune en attente de transplantation qui souhaite conserver une autonomie sociale et professionnelle, l'efficacité de cette technique ne posant aucun problème tant qu'il persiste une fonction rénale résiduelle. Dès lors que la fonction rénale résiduelle s'annule, il faut envisager, si les résultats cliniques et biologiques sont médiocres, la dialyse péritonéale automatisée ou le transfert en hémodialyse. Une indication purement médicale reste la contre-indication à une décoagulation.

Tableau 11.3 Origine des infections.

- **D'origine exogène** (faute de manipulation au moment des connexions ou déconnexions, d'injection de produit dans la poche de dialysat neuf...).
- **Liées au cathéter** (généralement le germe en cause est le staphylocoque doré).
- **D'origine endogène,** le plus souvent digestive (sigmoïdite diverticulaire).

Transplantation

La découverte du système majeur d'histocompatibilité par Jean Dausset en 1952 et la mise au point de thérapeutiques permettant de déprimer les défenses immunitaires du receveur ont permis d'améliorer au fil des années les résultats de la transplantation rénale. En 1998, 5 344 patients étaient inscrits, en France, sur une liste d'attente de transplantation rénale. 1 883 malades ont pu bénéficier d'une greffe.

Indications

Tout patient au stade d'insuffisance rénale chronique terminale (IRCT) nécessite une prise en charge soit par un **traitement de suppléance**, la dialyse et ses diverses modalités, soit par un **traitement de remplacement,** la transplantation rénale. La greffe d'un seul rein est suffisante pour le rétablissement d'une fonction rénale normale. Le choix entre ces 2 méthodes dépend de nombreux critères : le souhait du malade, l'âge, la maladie rénale, l'offre de soins et le degré d'urgence. Habituellement, le malade est d'abord pris en dialyse et secondairement transplanté. Il peut parfois être transplanté d'emblée. Les techniques sont complémentaires. Tout patient en IRCT peut être candidat à une transplantation rénale sauf contre-indication évidente d'emblée ou révélée par le bilan prégreffe. Un même patient peut bénéficier de plusieurs transplantations successives. L'âge n'est pas une contre-indication à la transplantation. Dès qu'ils ont atteint un poids de 5 kg ou l'âge de 6 mois, les enfants en IRCT peuvent bénéficier d'une transplantation. Les adultes peuvent bénéficier d'une transplantation jusqu'à un âge avancé de 65, voire 70 ans.

Contre-indications absolues à la transplantation rénale :

– l'insuffisance rénale potentiellement réversible ;

– les maladies de système en activité (lupus érythémateux disséminé, maladie de Wegener) ;

– les cancers récents ou évolutifs ; si le patient a bénéficié d'un traitement radical de son cancer et n'a pas présenté de signe de rechute depuis 5 ans, la greffe est envisageable ;

– une sérologie VIH+ est pour la majorité des équipes une contre-indication absolue à la transplantation.

Contre-indications relatives :

– les hépatites B et C : le traitement immunosuppresseur peut aggraver la maladie hépatique ;

– la maladie neuro-psychiatrique grave, qui pourrait altérer l'observance du traitement représente *a priori* aussi une contre-indication à la greffe ;

– lorsque le patient présente une insuffisance cardiaque, une insuffisance hépatique ou une insuffisance respiratoire grave, une transplantation multi-organes peut être proposée ;

– l'ulcère gastro-duodénal en poussée, les infections bactériennes actives sévères comme la tuberculose ou les ostéites chroniques sont des contre-indications temporaires à la greffe tant que la guérison n'est pas obtenue.

Bilan prétransplantation

Il comporte une évaluation médicale et une évaluation chirurgicale. Le patient peut réaliser les différents examens biologiques et morphologiques en hospitalisation ou en externe. Il sera examiné par un médecin de l'unité de transplantation.

Il comprend :

Un bilan clinique

- **Interrogatoire précis sur ses antécédents médicaux personnels et familiaux** :

– *La nature de la maladie rénale* est importante à connaître. *Certaines maladies rénales peuvent récidiver sur le greffon (oxalose, certaines glomérulonéphrites comme la hyalinose segmentaire et focale). Des mesures thérapeutiques particulières pourront être prises en fonction de l'étiologie au moment de la transplantation afin d'éviter cette récidive. Les insuffisances rénales, secondaires à une uropathie congénitale malformative, peuvent nécessiter une préparation urologique comme la confection d'une néovessie.*

– *Les antécédents* d'infection sévère et profonde comme une tuberculose ou une primo-infection tuberculeuse doivent être connus. Il existe un risque de réactivation avec le traitement immunosuppresseur.

- **Examen clinique rigoureux.**
- **Électrocardiogramme.**
- **IDR à la tuberculine.**
- **Consultation avec un anesthésiste.**
- **Consultation urologique.**
- **Consultation avec un psychiatre ou un psychologue.**
- **Consultation gynécologique.**
- **Consultation ORL et stomatologique.**

Un bilan immunologique

- **Détermination du groupe sanguin A, B, O et du facteur Rhésus.**
- **Recherche d'anticorps irréguliers.**
- **Détermination du groupe HLA.**
- **Recherche d'anticorps anti-HLA.**

Un bilan biologique

- **Bilan général** : numération formule sanguine, VS, C reactive proteine, plaquettes, coagulation fibrinogène, bilan lipidique, glycémie à jeun et postprandiale, hémoglobine glycosylée.
- **Bilan hépatique,** calcémie, phosphorémie, parathormone.
- **Sérologies virales** : hépatites B, C et A ; sérologie CMV, EBV, herpès virus, HIV_1, HIV_2, $HTLV_1$, $HTLV_2$.

Un bilan morphologique

- **Radio de poumon.**
- **Cystographie.**
- **Écho-Doppler artériel ou artériographie des membres inférieurs.**
- **Échographie abdominale.**
- **Radio de sinus.**
- **Panoramique dentaire.**
- **Échographie cardiaque.**
- **Scintigraphie cardiaque.**
- **Coronorographie.**

En fonction du contexte clinique et des antécédents du patient, le bilan pourra être plus exhaustif.

Ce n'est qu'au terme de ce bilan et après discussion avec les différents membres de l'équipe de transplantation [anesthésistes, chirurgiens, néphrologues, psychologues, infirmier(e)s, et diététiciennes], que le patient est inscrit sur la liste d'attente de l'Établissement français des greffes.

Immunologie et transplantation

Groupe sanguin

La transplantation s'effectuera obligatoirement en isogroupe. Le groupe Rhésus est négligé.

Groupe HLA

Les antigènes HLA *(Human Leucocyte Antigen)* représentent la carte d'identité génétique de l'individu. Ils s'expriment sur la membrane de quasiment toutes les cellules nucléées. Ils correspondent aux antigènes d'histocompatibilité. La synthèse des ces antigènes est codée par le chromosome 6. Un individu hérite d'un chromosome 6, donc d'un haplotype HLA de chacun de ses parents. Comme il existe un grand nombre de gènes dans le complexe majeur d'histocompatibilité et un très grand polymorphisme de ces gènes, une population normale aura un très grand nombre d'haplotypes différents. Cela permet de caractériser sur le plan de l'histocompatibilité chaque individu d'une population.

Dans le cas de la transplantation, on étudie seulement les antigènes A et B ou antigènes de classe I et les antigènes DR ou antigènes de classe II. Chaque individu est caractérisé par 2 antigènes HLA A, 2 antigènes HLA B, 2 antigènes HLA DR. La compatibilité maximale d'un donneur vis-à-vis d'un receveur est donc de 6. Une telle situation est tout à fait exceptionnelle. Elle ne permet pas de se passer d'un traitement immunosuppresseur préventif du rejet car il existe d'autres antigènes dits « antigènes mineurs » susceptibles d'entraîner une réaction de rejet.

Anticorps anti-HLA

DÉFINITION. Les anticorps anti-HLA sont des anticorps que le patient a fabriqués contre des antigènes HLA différents des siens. Les anticorps sont produits dans les suites d'une transfusion sanguine, d'une transplantation ou bien dans les suites d'une grossesse.

LA RECHERCHE D'ANTICORPS ANTI-HLA (ou d'anticorps cytotoxiques) est systématique lors du bilan prétransplantation. Chez un patient en attente de transplantation, elle sera systématique après chaque transfusion, avec une recherche selon un calendrier précis : J + 7, J + 14, J + 21, J + 45 après la transfusion.

- **Vocabulaire** : un patient est dit « non immunisé » ou « sans risque immunologique » s'il n'a jamais développé d'anticorps anti-HLA. Il est dit « immunisé » ou « à risque immunologique » dans le cas contraire. Il est dit « hyperimmunisé » si le taux d'anticorps HLA est ≥ 75 %.

Test de cross-match

DÉFINITION. Le test de cross-match, ou test de cytotoxicité dépendant des anticorps, cherche à mettre en évidence l'existence d'anticorps anti-HLA chez le receveur, dirigés contre les antigènes HLA présents sur les lymphocytes du donneur. Les lymphocytes du donneur extraits des ganglions ou de la rate sont mis en présence du sérum du receveur.

Si les lymphocytes du donneur sont détruits, le cross-match est dit positif et, sauf exception, la transplantation n'est pas réalisée.

Si les lymphocytes du donneur ne sont pas détruits, le cross-match est dit négatif.

SA RÉALISATION dure 3 heures et est systématique dans le cas d'une transplantation rénale. Il est réalisé avec le sérum prélevé au moment du bilan prétransplantation, après chaque transfusion et le sérum prélevé le jour de la greffe.

Rejet

(Voir paragraphe *Complications*.)

Choix du donneur

Donneur vivant

La transplantation avec un rein de donneur vivant est actuellement réalisée de parent à enfant ou entre frère et sœur. C'est un **don.** Ce type de transplantation doit être garanti par une confiance réciproque entre le donneur et le receveur. L'autorisation du juge du tribunal de grande instance est systématiquement demandée. Le donneur bénéficie d'un bilan complet à la recherche d'une pathologie générale, rénale et/ou urologique passée inaperçue. Lorsque plusieurs donneurs intrafamiliaux se présentent, la priorité est donnée au degré de compatibilité HLA. À degré identique, les germains sont préférés aux ascendants directs. Quelques transplantations entre époux ont été réalisées. Actuellement, la « pénurie » d'organes suscite un regain d'intérêt pour ce type de greffe.

Donneur en état de mort cérébrale

La mort cérébrale est définie par la destruction totale et définitive des cellules nerveuses du cortex, du diencéphale et du tronc cérébral. Elle correspond à un arrêt circulatoire cérébral qui entraîne un processus de nécrose ischémique de l'encéphale. Le diagnostic est fait par l'examen clinique neurologique (révélant l'absence de réflexes), la réalisation d'un électroencéphalogramme (absence de réactivité, EEG plat) et/ou la réalisation d'une artériographie cérébrale (signant l'arrêt de la perfusion cérébrale).

Le diagnostic est établi par 2 médecins, non impliqués dans l'activité de greffe. L'un est obligatoirement un chef de service ou son remplaçant dûment autorisé (circulaire n° 67 du 24 avril 1968 du ministère de la Santé).

Tout sujet en état de mort cérébrale est un donneur d'organes, à visée thérapeutique, sauf s'il a fait objection de son vivant (loi Caillavet du 22 décembre 1976).

Le délai écoulé entre le moment du prélèvement des organes et le moment de la transplantation, c'est-à-dire le temps où les reins ne sont plus vascularisés, s'appelle le **temps d'ischémie froide**. Il doit être le plus court possible. Il ne doit pas excéder 50 heures. Il conditionne le fonctionnement ultérieur du greffon. Pendant ce temps, le greffon est conservé de façon stérile, au contact de glace, dans un bocal isotherme. La « surveillance de la glace » revient à l'ensemble de l'équipe de transplantation — aide soignant(e)s, infirmier(e)s, surveillant(e)s, médecins — entre l'arrivée du greffon dans l'unité de transplantation et le moment de la greffe. L'identité du donneur doit rester inconnue pour le receveur et ses proches.

Liste d'attente de transplantation

Au terme du bilan de prétransplantation, le candidat est inscrit sur une liste d'attente dont la gestion revient à l'Établissement français des greffes (EFG). Sont inscrits sur cette liste (qui est nationale) : le nom, le prénom, la date de naissance, le groupe sanguin, le groupe HLA, la présence ou non d'anticorps anti-HLA, la date d'inscription sur la liste de transplantation et la date de début de la dialyse, le résultat des sérologies virales, le poids et la taille du patient. Le délai entre l'inscription et la greffe varie en fonction des groupes sanguins. Il est en moyenne de 3 mois pour un receveur de groupe AB, de 1 an pour un receveur de groupe A et de 3 ans pour un receveur de groupe O. Pour les receveurs de groupe B, il est très variable. Les critères de choix d'un receveur pour un donneur déterminé sont : l'âge (appariement entre l'âge du donneur et l'âge du receveur), le nombre de comptabilités HLA.

À caractéristique commune, on choisira le patient ayant le plus d'anticorps anti-HLA ou le plus ancien inscrit sur la liste. Il n'existe pas légalement d'indications de transplantation en urgence. Celles-ci pourraient être représentées par des problèmes d'abord vasculaires pour la dialyse ou par une intolérance hémodynamique à la dialyse.

Tout patient inscrit sur une liste de transplantation doit être joignable à tout moment par un médecin de l'équipe de transplantation ou de son centre d'hémodialyse.

Dès qu'un receveur est sélectionné, il est appelé par le médecin du centre de transplantation ou par le médecin de son centre de dialyse. Au cours de cet entretien téléphonique, on vérifie que le candidat ne présente pas de problèmes intercurrents pouvant contre-indiquer momentanément la greffe.

À son arrivée dans le service, le patient est accueilli par l'infirmier(e). Celui(celle)-ci prélève un bilan préopératoire de routine, différents prélèvements bactériologiques et virologiques, et du sang pour réaliser le test de cross-match. Une radio de poumon et un électrocardiogramme sont réalisés.

Le patient est ensuite examiné par le médecin qui recherchera une contre-indication momentanée à la greffe. La notion d'une diurèse résiduelle est

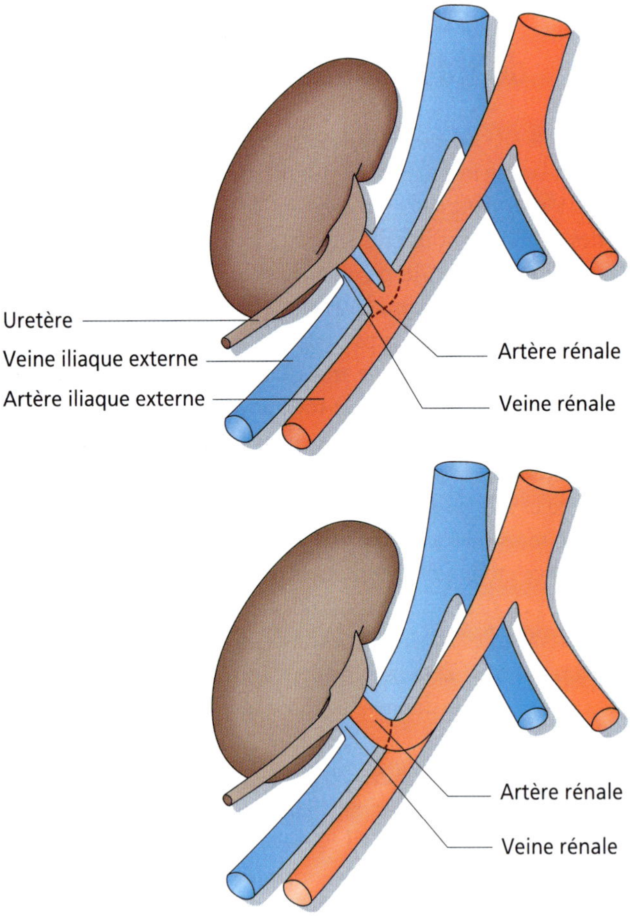

Fig. 11.13 **Temps vasculaire de la transplantation.**
Types de montage.
En haut : anastomose de type latéro-terminale entre les vaisseaux iliaques externes du receveur et l'artère et la veine rénale du rein du donneur. À noter, l'existence de 2 artères rénales.
En bas : anastomose de type termino-terminale entre l'artère hypogastrique et l'artère du rein du donneur.

Tableau 11.4 Appel pour la greffe : conduite pratique.

- Bilan biologique préopératoire de routine
- Test de cross-match
- Radio de poumon
- Électrocardiogramme
- ECBU si diurèse résiduelle
- Examen clinique par le médecin d'astreinte
- Dialyse + si nécessaire
- Attente du résultat de cross-match
- Préparation pour le bloc opératoire :
  - douche à la *Bétadine*
  - rasage large de l'abdomen et du pubis

importante à connaître, ainsi que le poids et la pression artérielle. En fonction des résultats du ionogramme sanguin et en particulier de la kaliémie, le patient pourra être dialysé avant la chirurgie. Le patient est ensuite préparé pour partir au bloc opératoire : douche à la bétadine, rasage large de l'abdomen et du pubis. L'administration du traitement immunosuppresseur débute dans l'unité de transplantation ou au bloc opératoire (voir tableau 11.4).

Bloc opératoire : anesthésie et technique chirurgicale

La transplantation est réalisée sous anesthésie générale. Le patient est équipé d'une voie veineuse centrale et généralement d'un cathlon périphérique posé en amont de la fistule ou sur le bras controlatéral. Sauf indications particulières, les reins propres sont laissés en place. Le greffon est placé habituellement dans la fosse iliaque droite. Il est parfois placé dans la fosse iliaque gauche, en particulier dans le cas de greffes itératives.

Il y a un temps vasculaire et un temps urologique. L'artère et la veine rénale sont anastomosées sur les vaisseaux iliaques externes avec une anastomose de type termino-latérale. Ils peuvent être anastomosés sur les vaisseaux iliaques primitifs, les vaisseaux iliaques internes. Chez les enfants de petit poids, ils sont anastomosés sur l'aorte et la veine cave (figure 11.13). Au déclampage, la recoloration du rein doit être franche, massive, et immédiate. L'anastomose de l'uretère du greffon se fait avec la vessie du receveur (figure 11.14). Elle peut être réalisée avec l'uretère propre du patient.

La réanimation peropératoire comporte un remplissage rigoureux avec de l'albumine et du sérum physiologique afin d'assurer une bonne vascularisation du greffon au moment du déclampage des vaisseaux.

Suites immédiates de la chirurgie

C'est une intervention rétropéritonéale. Les suites chirurgicales sont donc le plus souvent simples. La reprise du transit, permettant la reprise de l'alimentation, a lieu dès le deuxième jour postopératoire.

À sa sortie du bloc opératoire, le patient est équipé d'une voie veineuse centrale qui sert à l'administration des traitements immunosuppresseurs, à apporter la quantité de perfusions nécessaires au réentraînement rénal et si nécessaire à apporter une alimentation parentérale. Une sonde à demeure est posée qui permet de mesurer la diurèse et d'aider la cicatrisation vésicale. Un ou deux drains de Redon servant à l'évacuation des sécrétions sont placés.

Fig. 11.14
Temps urologique de la transplantation. Implantation urétéro-vésicale, technique de Grégoire : l'uretère est « couché » entre la muqueuse et la musculeuse de la vessie.

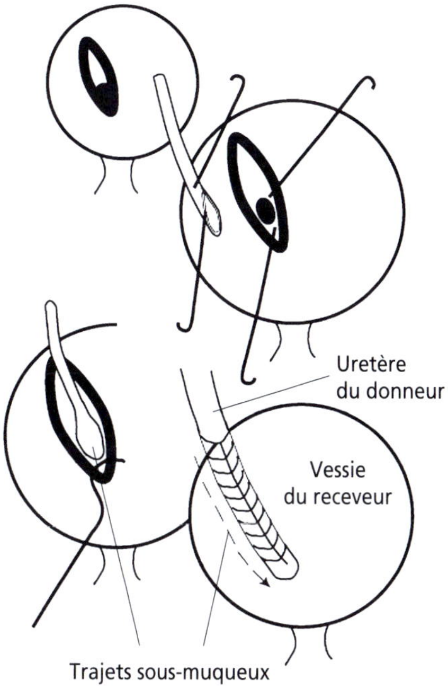

Réanimation

La reprise de diurèse est le plus souvent immédiate. Elle peut être différée de quelques heures ou de quelques jours : arrêt cardio-circulatoire ou hémodynamique instable chez le donneur, temps d'ischémie froide long (> 30 heures).

DÉMARCHE INFIRMIÈRE

TRANSPLANTATION : SURVEILLANCE CLINIQUE

Ile s'échelonne toutes les demi-heures durant 5 à 6 heures, puis toutes les heures pour s'espacer ensuite. Elle assure :
– le contrôle du rythme cardiaque grâce à une surveillance par scope;
– le contrôle de la pression artérielle;
– la vérification de la température au creux axillaire;
– la surveillance du bon fonctionnement de la fistule artério-veineuse qui risque de se thromboser;
– la quantification des urines ainsi que leur aspect qualitatif : hématurie, caillots; des lavages vésicaux sont parfois réalisés de façon répétée ou continue en raison de la présence de caillots;
– l'adaptation du débit de la perfusion;
– l'administration des diurétiques;
– l'administration des antalgiques;
– la vérification du bon fonctionnement des drains de Redon;
– la quantification et l'aspect des écoulements dans les drains;
– la surveillance de la cicatrice et du pansement : l'hématome de paroi est fréquent en raison des troubles de la coagulation induit par l'insuffisance rénale chronique;
– des soins de sonde à demeure matin et soir à la *Bétadine* gynécologique;
– le pansement de la voie centrale;
– la perfusion d'un traitement antalgique après avis médical;
– la surveillance quotidienne du poids;
– la surveillance de la reprise du transit intestinal.

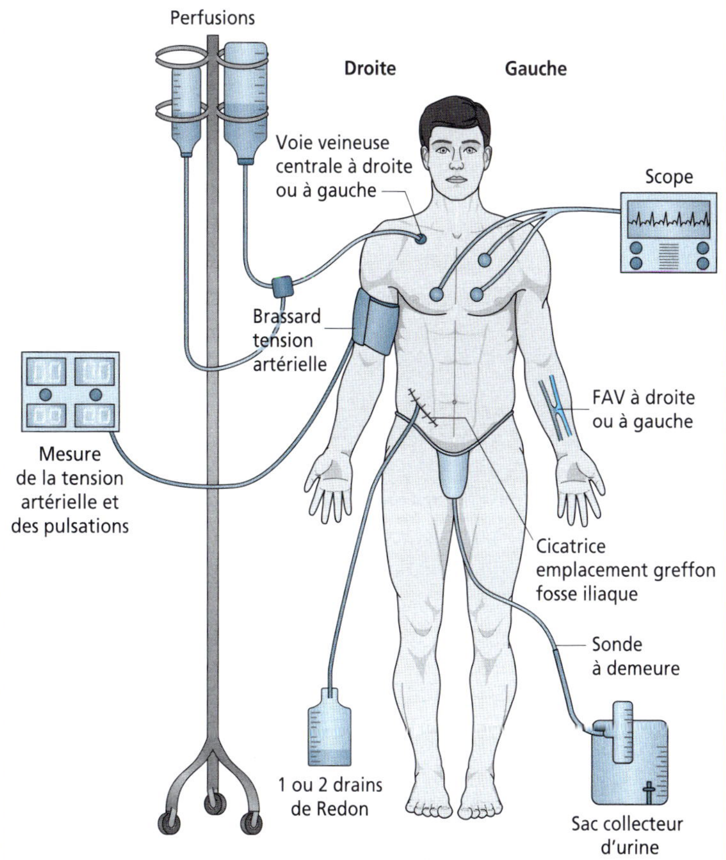

La réanimation hydroélectrolytique doit compenser les pertes hydrosodées qui accompagnent la reprise de diurèse. Elle doit compenser la diurèse, initialement, volume à volume par des solutés de type sérum physiologique isotonique (9 ‰), bicarbonate de sodium isotonique (14 ‰), solution de Ringer. Les ions (KCl, $CaCl_2$, $MgCl_2$) sont prescrits en fonction des résultats du ionogramme sanguin.

La diurèse est entraînée par l'injection régulière de Furosémide *(Lasilix)*. La posologie est fonction de la diurèse des 4 dernières heures. Elle peut varier de 80 mg à 1 g/24 heures. Lorsque la reprise de diurèse n'est pas immédiate, on essaiera de favoriser l'hémodynamique rénale avec du Furosémide à forte dose (500 mg/6 heures) et/ou de la Dopamine (5 µg/kg/min). Si l'anurie ou l'oligurie persiste plusieurs heures, il faudra éliminer une cause chirurgicale : thrombose de l'artère ou de la veine du greffon, obstacle à l'écoulement de l'urine, ou une cause immunologique, le rejet aigu. Le plus souvent, l'anurie est secondaire à des lésions de nécrose tubulaire aiguë. La reprise de la diurèse et de la fonction rénale peut être différée de quelques jours à plusieurs semaines. Un recours temporaire à l'hémodialyse peut être nécessaire.

Traitement immunosuppresseur

Le problème essentiel après la greffe est celui du « rejet ». Cette reconnaissance va entraîner une cascade de phénomènes immunologiques qui vont aboutir à la destruction du greffon. Le but du traitement immunosuppresseur est de prévenir le rejet. Parfois, ce traitement est insuffisant et l'on assistera à des crises de rejet définies par un dysfonctionnement du greffon. Ceci nécessitera une intensification temporaire du traitement.

Ont été utilisés initialement pour déprimer l'immunité du receveur : le drainage du canal thoracique, l'irradiation corporelle totale, l'irradiation du greffon, la splénectomie et la thymectomie. Actuellement, les moyens utilisés sont pharmacologiques.

Azathioprine

L'azathioprine est utilisé depuis 1961. Il appartient au groupe des antimétabolites. Il agit principalement sur les lymphocytes T. Il n'est utilisé que comme traitement **préventif** du rejet. Il est administré par voie orale (*Imurel*, comp. dosé à 50 mg) ou par voie intraveineuse *(Imuran)*. La posologie initiale est de 2 à 3 mg/kg/jour puis de 1 à 1,5 mg/kg en 1 prise ou 1 injection unique. Ses effets secondaires sont hématologiques avec une leucopénie. La posologie doit être adaptée quotidiennement, initialement, sur le nombre de globules blancs. Il peut être toxique pour le foie et donc susceptible d'aggraver une maladie hépatique existant avant la greffe. La prise simultanée d'allopurinol *(Zyloric)* est formellement contre-indiquée, car à l'origine d'aplasie médullaire.

Mycophénolate mofétil

Le mycophénolate mofétil (dont la forme *CellCept* a été récemment commercialisée), inhibe la prolifération lymphocytaire et la synthèse d'anticorps. Il est indiqué dans la prévention du rejet aigu de rein en association avec d'autres immunosuppresseurs. La posologie recommandée est de 1 g 2 fois/jour à distance des repas. Aucun monitoring plasmatique n'est nécessaire, même chez l'insuffisant rénal sévère. Les principaux effets secondaires sont d'ordre digestif : nausées, vomissements, diarrhées, qui cèdent le plus souvent à la diminution de la posologie ou à l'interruption momentanée du médicament.

Cyclophosphamide

D'autres antimétabolites sont utilisés plus rarement comme le **cyclophosphamide** *(Endoxan)*. Il représente une alternative à l'azathioprine dans les cas de maladie hépatique sévère ou dans certaines néphropathies. La posologie est de 1 à 2 mg/kg/jour (comp. à 50 mg). Les effets secondaires sont une leucopénie, une toxicité pour les gonades avec un risque de stérilité, une alopécie et la cystite hémorragique.

Corticostéroïdes

Les **corticostéroïdes** sont utilisés depuis 1960 dans le traitement et depuis 1963 dans la prévention du rejet. Ils ont une action anti-inflammatoire et inhibent les différentes étapes de la réponse immunitaire déclenchée par la présence d'un antigène étranger, comme le greffon. Ils sont utilisés par voie intraveineuse, **méthylprednisolone** (*Solumédrol* IV, *Médrol per os*) ou par voie orale, **prednisolone** (*Solupred*, comp. à 20 et à 5 mg) ou **prednisone** (*Cortancyl*, comp. à 20, 5 et 1 mg). La posologie initiale, en prophylaxie du rejet, est de 1 à 2 mg/kg/ jour.

PHARMACOLOGIE

AZATHIOPRINE

Dénomination	Présentation	Posologie
AZATHIOPRINE (forme orale) *Imurel*	Comp. à 50 mg.	12,5 à 150 mg/j.
AZATHIOPRINE (forme injectable) *Imuran*	Amp. à 50 mg.	12,5 à 150 mg/j.

Antimétabolite. Analogue des bases puriques.

ACTION

Inhiber l'activité des lymphocytes T.

INDICATIONS

♥♥♥ Prévention du rejet. Maladies auto-immunes.

CONTRE-INDICATIONS

Hépatopathie sévère.
Grossesse.
Association à l'allopurinol.

EFFETS SECONDAIRES

♠♠♠ Toxicité hématologique : diminution du nombre des globules blancs. Essentiellement réversible lors de la diminution des doses.
Toxicité hépatique.
Nausées, vomissements, diarrhées, alopécie.
♠ Risque de cancers cutanés accru.

CYCLOPHOSPHAMIDE

Dénomination	Présentation	Posologie
CYCLOPHOSPHAMIDE (forme orale) *Endoxan*	Comp. à 50 mg.	1 à 2 mg/kg/j.
CYCLOPHOSPHAMIDE (forme injectable) *Endoxan*	Amp. à 50 et à 500 mg.	Variable en fonction de l'indication

ACTION

Cytostatique alkylant du groupe des moutardes à l'azote ayant un effet immunosuppresseur.

INDICATIONS EN TRANSPLANTATION

- Traitement préventif du rejet en cas d'intolérance à l'*Imurel*.
- Traitement de la récidive de la hyalinose segmentaire et focale.

EFFETS SECONDAIRES

Nausées et vomissements.
Leucopénie.
Alopécie.
Cystite hémorragique.
Stérilité.

Elle est diminuée progressivement pour atteindre une posologie entre 5 et 20 mg/jour. La prise quotidienne est unique. Elle peut être fragmentée en 2 prises pour diminuer l'intolérance digestive.

Ils sont le traitement de première intention du rejet, sous la forme de bolus intraveineux : la posologie est de 5 à 10 mg/kg/jour sur une période de 3 jours. La perfusion de ces bolus doit se faire lentement sur 20 à 30 min. Il existe un risque de trouble du rythme cardiaque et de choc anaphylactique.

LES EFFETS SECONDAIRES sont importants.

- **Troubles psychiatriques** : état d'excitation psychomotrice, syndrome délirant ou état dépressif.
- **Troubles digestifs** : gastralgies, gastrite, ulcère gastro-duodénal.
- **Troubles métaboliques** : diabète, hypercholestérolémie.
- **Rétention hydrosodée.** Elle se manifeste par une prise de poids, des œdèmes et une hypertension artérielle.

Tableau 11.5 Complications de la corticothérapie au long cours, à fortes doses.

Infections	bactérienne, virale, fongique
Gastriques	gastrite, ulcère gastro-duodénal
Cardio-vasculaires	HTA, rétention hydrosodée
Troubles ioniques	hypokaliémie, déséquilibre lipidique, diabète insulino-nécessitant ou résistant
Osseuses	ostéoporose, ostéonécrose aseptique de la tête fémorale, retard de croissance chez l'enfant
Peau et phanères	vergetures, acné, retard à la cicatrisation, hirsutisme
Ophtalmologiques	cataracte, glaucome chronique
Diverses	fonte musculaire, fragilité capillaire, troubles psychiatriques

PHARMACOLOGIE

CORTICOSTÉROÏDES

	FORME ORALE	
PREDNISONE *Cortancyl*	Comp. 1, 5 et 20 mg.	Traitement d'attaque : 1 à 2 mg/kg/j. Traitement d'entretien : 5 à 15 mg/j.
PREDNISOLONE *Solupred*	Comp. 20 mg solubles. Comp. 5 mg solubles.	Traitement d'attaque : 1 à 2 mg/kg/j. Traitement d'entretien : 5 à 15 mg/j.
MÉTHYLPREDNISOLONE *Médrol*	Comp. 4 et 16 mg.	Traitement d'attaque : 0,4 à 1,6 mg/kg/j. Traitement d'entretien : 4 à 12 mg/j.
	FORME INJECTABLE	
MÉTHYLPREDNISOLONE *Solumédrol*	Flacons 20, 40, 120 et 500 mg.	Traitement préventif du rejet : 1 à 2 mg/kg/j. Traitement du rejet : 5 à 10 mg/kg/j. pendant 3 jours consécutifs.

ACTION

Anti-inflammatoire.

Inhibition des différentes étapes de la réponse immunitaire déclenchée par la présence d'un antigène étranger.

INDICATIONS EN TRANSPLANTATION

Prévention et traitement du rejet.

CONTRE-INDICATIONS

Aucune dans le cas de transplantation.

Les contre-indications éventuelles à la corticothérapie sont des contre-indications à la transplantation rénale.

EFFETS SECONDAIRES

- Réveil d'infections : tuberculose, mycoses, affections parasitaires comme l'anguillulose, viroses (cytomégalovirus, herpès, zona).
- Facilitation d'infections bactériennes.
- Troubles métaboliques : rétention hydrosodée, hypertension artérielle; hypokaliémie; diabétogène (hyperglycémie).
- Amyotrophie.
- Retard de cicatrisation.
- Ostéoporose, ostéosténose aseptique de la tête fémorale, fractures spontanées.
- Gastrite, ulcère gastro-duodénal.
- Troubles psychiatriques : euphorie, insomnie, syndrome dépressif, syndrome confusionnel.
- Acné, hypertrichose, vergetures.
- Cataracte, glaucome.

PHARMACOLOGIE

CICLOSPORINE A

FORME ORALE		
CICLOSPORINE A *Néoral*	Gél. 25, 50 100 mg. Suspension buvable : flacons de 50 mL à 100 mg/mL.	Traitement d'attaque : 5 à 7 mg/kg/j. en 2 prises à 12 h d'intervalle. Traitement d'entretien : 4 mg/kg/j. en 2 prises à 12 h d'intervalle.
FORME INTRAVEINEUSE		
CICLOSPORINE A *Sandimmun*	Amp. 50 mg (1 mL), 250 mg (5 mL).	2 à 3 mg/kg/j. en continu sur 24 h.

ACTION

Blocage de la prolifération des lymphocytes T.
Inhibition de la synthèse des cytokines.

INDICATIONS EN TRANSPLANTATION

♥♥♥ Traitement préventif du rejet (greffes d'organes ou de moelle).

CONTRE-INDICATIONS

Aucune.

SURVEILLANCE DU TRAITEMENT

Surveillance des taux résiduels par des dosages sanguins. Le taux efficace doit être compris entre 100 et 300 µg/mL, dosé par une technique RIA *(Radio Immuno Assay)*; entre 150 et 200 en traitement d'attaque; aux alentours de 100 en traitement d'entretien.

EFFETS SECONDAIRES

♠♠♠ – Néphrotoxicité : insuffisance rénale aiguë précoce et récessible ou insuffisance rénale chronique progressive.
– Hypertension artérielle.
♠♠ – Hirsutisme, hypertrophie gingivale.

INTERACTIONS MÉDICAMENTEUSES

Certains médicaments qui ont un métabolisme hépatique vont modifier la pharmacocinétique de la ciclosporine, soit en diminuant son métabolisme, soit en l'accélérant. Les principales interactions médicamenteuses sont mentionnées dans le tableau 11.6.

MYCOPHÉNOLATE MOFÉTIL

MMF (forme orale) *CellCept*	Gél. à 250 mg — Comp. à 500 mg.
MMF (forme IV) *CellCept*	Amp. à 1 mg.

Inhibiteur de l'inosine monophosphate déshydrogénase (IMPDH).

ACTION

Inhibition de la prolifération des lymphocytes T et B.
Inhibition de la formation d'Ac.

INDICATIONS

Prévention du rejet d'allogreffe.

CONTRE-INDICATIONS

La grossesse est une contre-indication à l'utilisation de *Cell-Cept*, les risques fœtaux n'étant pas encore parfaitement connus.
Une contraception efficace doit donc être envisagée pendant le traitement.

POSOLOGIE

1 gélule 2 fois/j. à 12 h d'intervalle. En cas de d'insuffisance rénale ou hépatique, il n'y a pas d'ajustement posologique à envisager.

COMPLICATIONS

Intolérance digestive : nausées, diarrhées : diminuer la posologie à 0,5 ou 1 g/j., suspendre le traitement en cas de diarrhée prolongée – reprendre le traitement à posologie correcte.
Leucopénie rare.

Tableau 11.6 Ciclosporine A : interactions médicamenteuses.

Augmentent la ciclosporinémie	macrolides	érythromycine pristinamycine josamycine roxithromycine
	céphalosporines	
	antifungiques	imidazolés kétoconazole itraconazole métronidazole
	inhibiteurs calciques	diltiazem nicardipine vérapamil
	corticoïdes	méthylprednisolone
Diminuent la ciclosporinémie	antituberculeux	rifampicine
	anticonvulsivants	phénobarbital carbamazépine phénytoïne
	sulfamides	cotrimoxazole
	antibiotiques	nafcilline
Néphrotoxicité additive	antifungiques	amphotéricine B
	aminosides	gentamycine tobramycine amikacine
	sulfamides	cotrimoxazole *per os*
	anti-H2	ranitidine

PHARMACOLOGIE

PROTOCOLE D'ADMINISTRATION DE LA CICLOSPORINE

SERINGUE DE CICLOSPORINE	CICLOSPORINE EN GÉLULES
– La ciclosporine est administrée en continu sur 24 h. – Prendre une seringue de 50 cc. – Poids du patient × 1/2 quantité désirée en mg/kg/j. – Diluer dans du sérum physiologique à 9 ‰. – Vitesse de perfusion = 4. – Seringue à renouveler toutes les 12 h.	– Gélules à 10, 25, 50 et 100 mg. – La ciclosporine est administrée en 2 prises à 12 h d'intervalle. – Elles sont prises avec de l'eau. – Les gélules doivent rester encapsulées jusqu'à la prise.
CICLOSPORINE EN SUSPENSION BUVABLE	**COÛT D'UN TRAITEMENT PAR CICLOSPORINE**
– La ciclosporine est prise à 12 h d'intervalle en 2 fois. – La solution huileuse doit être mise dans un verre (quantité désirée) : 10 mg = 0,1 mL grâce à une seringue graduée. – Elle est diluée dans un liquide au choix mais qui doit toujours être le même : jus de fruit, lait.	Flacon = 233,19 € Gélule de 25 mg = 1,23 € Gélule de 50 mg = 2,37 € Gélule de 100 mg = 4,65 €

PHARMACOLOGIE

GLOBULINES ANTILYMPHOCYTAIRES

FORME INTRAVEINEUSE		
GLOBULINE ANTILYMPHOCYTAIRE DE CHEVAL *Lymphoglobuline*	Flacon de 5 mL = 100 mg d'IgG.	1 flac./15 kg de poids/j. pendant 10 à 21 jours.
GLOBULINE ANTILYMPHOCYTAIRE DE LAPIN *Thymoglobuline*	Flacon de 5 mL à 25 mg/mL d'IgG.	1 flac./10 kg de poids/j. pendant 10 à 21 jours.

ACTION

Anticorps dirigés contre les lymphocytes T.

INDICATIONS

♥♥♥ Traitement préventif du rejet, prescrit pendant 1 à 3 semaines.

♥ Traitement curatif du rejet, prescrit pendant 7 à 10 jours.

CONTRE-INDICATIONS

Hypersensibilité connue aux protéines de cheval et de lapin.

EFFETS SECONDAIRES

♠♠♠ – Température apparaissant quelques heures après le début de la perfusion.
– Rashes cutanés, frissons, arthralgies.
– Maladie sérique.
– Leucopénie, thrombopénie.

PHARMACOLOGIE

ANTICORPS ANTI-CD3 OU OKT3

FORME INTRAVEINEUSE		
ANTICORPS MONOCLONAL MURIN ANTI-CD3 *Orthoclone*	Amp. de 5 mg.	1 amp./j. pendant 10 j.

ACTION

Anticorps monoclonal murin dirigé contre l'antigène CD3 des lymphocytes T humains, les rendant inactifs.

INDICATIONS

Traitement curatif du rejet d'allogreffe. (Il peut être utilisé à titre prophylactique du rejet dans le cadre d'essais cliniques.)

CONTRE-INDICATIONS

Surcharge hydrosodée importante.

Complication infectieuse sévère évolutive.

EFFETS SECONDAIRES

Immédiats après la première et/ou la deuxième injection :
– œdème pulmonaire, en particulier si surcharge hydrosodée ;
– hypotension, voire collapsus ;
– frissons ;
– fièvre.

Plus retardés par rapport à l'injection :
– fièvre ;
– céphalées ;
– diarrhée.

Plus tardifs :
– lymphomes.

- **Retard de cicatrisation et augmentation du risque de complications infectieuses.**
- **Complications osseuses multiples, dermatologiques, oculaires** (tableau 11.3).

Certains médicaments comme la carbamazépine *(Tégrétol)*, la phénytoïne *(Di-Hydan)* ou la rifampicine *(Rifadine)* accélèrent leur métabolisme et diminuent leur activité immunosupressive : ils peuvent donc favoriser l'apparition d'un rejet.

Ciclosporine A

La **ciclosporine A** *(Sandimmun, Néoral)* a été introduite comme traitement immunosuppresseur en transplantation rénale depuis 1978. Elle est commercialisée depuis 1983. Elle a révolutionné les résultats de la transplantation en terme de survie des greffons et des patients. Elle n'est utilisée que dans la prévention du rejet. Elle agit principalement sur les lymphocytes T en bloquant leur prolifération.

La ciclosporine est introduite d'emblée au moment de la transplantation ou dans les jours suivants. Les posologies administrées par voie orale sont deux à trois fois celles administrées par voie parentérale. Initialement, elles sont de 2 à 3 mg/kg/jour en IV et de 5 à 7 mg/kg/jour *per os*. Au long cours, la posologie est en moyenne de 4 mg/kg/jour, afin d'obtenir un taux résiduel de ciclosporine (taux sanguin avant la prise du matin ou du soir) de l'ordre de 150 ng/mL dans les suites immédiates de la greffe et de l'ordre de 100 ng/mL après la première année. Elle est administrée par voie orale en deux prises par jour à heures fixes et à 12 heures d'intervalle, par voie intraveineuse à la seringue électrique en continu. Trois formes sont disponibles pour la voie orale : la solution buvable en flacon de 10 ou 50 mL et les gélules dosées à 25, 50 et 100 mg. La solution buvable est administrée pure ou diluée dans du jus d'orange ou dans du lait. L'absorption digestive est médiocre et variable dans le temps, variant avec l'heure de la prise par rapport aux repas ou la prise concomitante de médicaments comme les laxatifs ou les sucralfates *(Ulcar)*. Le temps entre la prise et les repas doit être respecté dans la mesure du possible. La forme buvable doit toujours être administrée de la même façon.

Le métabolisme de la ciclosporine est hépatique, sensible à des interactions avec d'autres médicaments (tableau 11.6). Il peut en résulter une toxicité rénale par surdosage, un rejet par sous-dosage. Les effets secondaires sont nombreux, le principal est la toxicité rénale (voir paragraphe Complications). Les autres effets secondaires sont : l'hypertension artérielle, la toxicité hépatique, certains troubles métaboliques comme l'hyperuricémie et l'hyperkaliémie, une hypertrophie de la muqueuse gingivale, une augmentation de la pilosité, des tremblements fins des extrémités.

Tacrolimus

Le tacrolimus ou FK 506 (*Prograf*), comme la ciclosporine, fait partie du groupe des anticalcineurines. C'est un macrolide d'origine fongique dont les propriétés sont voisines de celles de la ciclosporine mais qui agit à des doses beaucoup plus faibles.

Il supprime l'activation des lymphocytes T, en supprimant la production de lymphokines telles l'interleukine 2 (IL-2) et l'interféron gamma ainsi que l'expression du récepteur de l'IL-2. Il inhibe aussi l'activation des lymphocytes B.

Le tacrolimus (*Prograf*) peut être donné immédiatement au moment de la greffe ou quelques jours plus tard pour éviter la néphrotoxicité initiale. La posologie quotidienne recommandée est de l'ordre de 0,05 à 0,1 mg/kg/j., répartie en 2 prises à 12 heures d'intervalle. Trois dosages sont disponibles par voie orale : gélules à 0,5 mg, 1 mg et 5 mg. L'absorption intestinale varie selon les individus mais après l'administration orale, les concentrations à l'équilibre de *Prograf* sont obtenues en 3 jours chez la plupart des patients, bien qu'il y ait une grande variabilité interindividuelle. La présence d'aliments perturbe l'absoption de *Prograf*. Aussi les gélules de *Prograf* doivent être prises à distance des repas (à jeun, soit 1 heure avant ou 2 ou 3 heures après) pour obtenir une absorption maximale. Le métabolisme du *Prograf* est hépatique et affecté par certains médicaments compétitifs sur le récepteur du cytochrome P450. Comme pour la ciclosporine, il est conseillé de surveiller les taux résiduels régulièrement. Au début de la greffe, le taux résiduel doit être compris entre 10 et 15 ng/mL puis à la phase d'entretien entre 5 et 8 ng/mL.

Les principaux effets secondaires sont la néphrotoxicité (qui serait inférieure à celle de la ciclosporine), des troubles neurologiques à type de tremblements, des troubles du métabolisme glucidique avec diabète pouvant guérir à l'arrêt du

PHARMACOLOGIE

TACROLIMUS (FK 506)		
FK 506 *Prograf*	Gél. à 0,5 mg, 1 et 5 mg.	Traitement d'attaque : 0,1 mg 2 fois/j. Traitement d'entretien : 0,05 mg 2 fois/j. À adapter aux taux résiduels en 2 prises quotidiennes à 12 heures d'intervalle.
FK 506 (forme IV) *Prograf*	Amp. à 5 mg.	Peu employée, posologie allant de 0,01 à 0,05 mg/kg/j.

ACTION
Inhibition de la prolifération des lymphocytes T par blocage de production d'IL-2.

INDICATIONS
Prévention du rejet d'allogreffe.
Traitement à poursuivre indéfiniment.

CONTRE-INDICATIONS
Grossesse.

SURVEILLANCE DU TRAITEMENT
Mesure du taux résiduel plasmatique (12 heures après la dernière prise), quotidienne puis plus espacée entre 10 et 15 ng/mL au début de la greffe puis 5 à 8 ng/mL en phase d'entretien.

EFFETS SECONDAIRES
Néphrotoxicité souvent liée à un surdosage.
Troubles du métabolisme glucidique, diabète nécessitant l'insulinothérapie.
Tremblements, céphalées, paresthésies.

INTERACTIONS MÉDICAMENTEUSES
L'association avec la ciclosporine est contre-indiquée.
Ce sont les mêmes interactions que celles de la ciclosporine. Il faut insister sur la contre-indication à associer des macrolides au tacrolimus, ou FK 506, qui entraîne une toxicité importante du FK.

médicament. À l'inverse de la ciclosporine, avec le tacrolimus, on n'observe pas d'hisurtisme ou d'hypertrophie gingivale.

Anticorps antilymphocytes

Les anticorps antilymphocytes sont utilisés initialement pendant les premiers jours suivants la greffe, associés aux corticoïdes, à l'azathioprine et à la ciclosporine à titre « prophylactique ». Ils sont aussi utilisés à titre curatif lorsque la fonction rénale n'est pas améliorée par les bolus de corticoïdes. Le rejet est dit alors corticorésistant.

Les globulines antilymphocytaires

Elles ont été utilisées pour la première fois en 1967. Ce sont des anticorps antilymphocytes préparés chez le lapin (*thymoglobulines*) ou le cheval (*lymphoglobulines*). La posologie est de 1 ampoule par 20 kg de poids pour la *thymoglobuline* et de 1 ampoule par 15 kg de poids pour la *lymphoglobuline*. Elles sont administrées par voie intraveineuse en perfusion lente sur 6 à 8 heures sur une veine de gros calibre : fistule artério-veineuse ou voie veineuse centrale. La durée du traitement en préventif varie entre 1 et 3 semaines. En curatif du rejet, il varie entre 7 et 10 jours. La posologie est adaptée chaque jour au nombre de lymphocytes circulants. Les effets secondaires observés sont de la fièvre et des frissons durant la perfusion, parfois des réactions anaphylactoïdes, une thrombopénie et une maladie sérique. La maladie sérique associe de façon variable de la fièvre, une sensation de malaise général (syndrome grippal), des arthralgies, une éruption cutanée, des myalgies, un trismus, une leuco-thrombopénie. Le diagnostic est confirmé par l'abaissement du complément (CH50, C3, C4).

Les anticorps monoclonaux antirécepteur CD3 (ou OKT3).

Ils sont utilisés depuis 1981 dans le traitement du rejet de greffe rénale. Ils agissent en se fixant sur un récepteur de la membrane du lymphocyte T, le récepteur CD3, qui est à l'origine du rejet. Ils sont préparés chez la souris. Ils sont administrés par voie intraveineuse directe en 2 minutes à la posologie de 5 mg/jour, soit 1 ampoule. La durée du traitement est de 10 jours. Ils sont utilisés actuellement dans le traitement du rejet. Les effets indésirables les plus fréquents sont de la fièvre, des frissons, des douleurs thoraciques, des troubles respiratoires, des troubles digestifs. Plus rarement, on observe une tachycardie, une hypotension voire un collapsus, un syndrome méningé. Ces phénomènes sont observés dans les 48 premières heures du traitement. Afin de diminuer ces effets secondaires, une perfusion de 8 mg/kg de méthylprednisolone est réalisée 1 heure avant la première injection. Elle est associée à une injection de paracétamol et de *Polaramine*. En raison des effets secondaires respiratoires, éviter toute surcharge hydrosodée avant le début du traitement. La surveillance de l'efficacité du traitement se fait par la numération du nombre des lymphocytes portant le récepteur CD3, qui doit être inférieur à 1 %. Une recherche d'anticorps anti-OKT3 se fera 4 à 6 semaines après la fin du traitement.

PHARMACOLOGIE

PROTOCOLE D'ADMINISTRATION DES GLOBULINES ANTILYMPHOCYTAIRES

- Perfusion sur une voie veineuse centrale ou une veine de gros calibre (fistule artério-veineuse).
- En continu sur 4 à 8 h.
- La quantité prescrite est diluée dans du sérum physiologique à 9 ‰, au minimum 50 cc.
- On ajoute dans la perfusion 1 ampoule de *Polaramine*.
- On note sur la feuille de température le numéro du lot utilisé.

PHARMACOLOGIE

PROTOCOLE D'ADMINISTRATION DES OKT3

- Perfusion sur une voie veineuse centrale ou sur une voie veineuse périphérique.
- Avant la première injection, on prélève systématiquement du sang pour faire un dosage des « CD3 » et des anticorps CD3.
- La première injection est précédée d'une injection de 8 mg/kg de *Solumedrol*, 1 h avant (afin de diminuer les effets secondaires).
- L'injection est réalisée en IVD sur 2 h.

Pendant toute la durée du traitement :
- La ciclosporine sera arrêtée ou la posologie diminuée de moitié. La reprise de la posologie habituelle se fera à J + 8, soit 2 jours avant la fin du traitement.
- La posologie d'*Imurel* sera réduite de moitié.
- La posologie de corticoïdes sera de 1 mg/kg sauf le 1er jour (voir plus haut).

Autres mesures thérapeutiques

Règles hygiéno-diététiques

L'hospitalisation a lieu initialement dans un secteur protégé non stérile mais avec des consignes strictes d'hygiène hospitalière : ménage quotidien et minutieux des locaux, contrôles bactériologiques réguliers des surfaces et de l'air ambiant, entrée limitée des visiteurs, port de sarraus, de surchaussures et de masques. La vaisselle est à usage unique. Les aliments crus sont lavés soigneusement. Les aliments présentant des risques de contamination (listériose, brucellose) comme les fromages fermentés sont supprimés.

Une hygiène buccale rigoureuse est recommandée avec un lavage et un brossage des dents après chaque repas afin de prévenir l'hypertrophie gingivale due à la ciclosporine.

Dès la reprise du transit, le patient pourra reprendre une alimentation « normale ». Les apports hydriques doivent être équivalent à la diurèse sous forme d'eau du robinet ou d'eau de Vichy. Les apports en sel et en sucre d'absorption rapide doivent être limités à cause des corticoïdes. Les apports en potassium sont libres dès que la fonction rénale est normale. « Rien n'est interdit, sauf les excès. »

Prévention des infections

À TITRE PROPHYLACTIQUE, des complications infectieuses pouvant survenir après la greffe, seront prescrits de façon systématique :

– une antibioprophylaxie couvrant les germes responsables d'infection urinaire pendant les 48 premières heures (pénicilline ou céphalosporine de 3e génération) ;

– une prévention des infections à *Candida* (muguet) par de l'amphotéricine B buvable (*Fungizone buvable*) ;

– une prévention des infections à *Pneumocystis carinii* par du *Fansidar* à la posologie de 3 comp. tous les 15 jours ou du *Bactrim Forte* ;

– un traitement par *Rimifon* 150 mg/jour chez les patients ayant des antécédents de primo-infection ou d'infection tuberculeuse.

UN TRAITEMENT PRÉVENTIF DE L'INFECTION À CMV sera institué lorsque le receveur est CMV négatif et le donneur CMV positif : le ganciclovir oral (*Cyméval*), 1 à 3 g/j. et le valaciclovir (1,5 à 6 g/j.) ont fait la preuve de leur efficacité.

Autres traitements préventifs

– Prévention de la pathologie ulcéreuse gastroduodénale par *Raniplex* ou *Mopral*.

– Traitement antihypertenseur en fonction des chiffres de pression artérielle.

– Traitement anticoagulant en fonction du montage artérielle par de l'héparine standard ou de bas poids moléculaire ou de l'aspirine.

Surveillance

Elle vise à surveiller la fonction rénale et à adapter la posologie des traitements en cours.

Clinique

EXAMEN CLINIQUE QUOTIDIEN :

– interrogatoire ;

– pression artérielle ;

– auscultation cardio-pulmonaire ;

– palpation du greffon : volume, consistance ;

– recherche d'un souffle à l'auscultation au niveau de l'anastomose vasculaire ;

– recherche des pouls périphériques ;

– examen buccal et ano-génital à la recherche de lésions de candidose ou de lésions d'herpès.

Biologie

CERTAINS EXAMENS SONT QUOTIDIENS :

– ionogramme sanguin ;

– créatininémie ;

– numération formule sanguine ;

– dosage du taux résiduel de ciclosporine ou le FK 506 ;

– ionogramme urinaire.

D'AUTRES SERONT PÉRIODIQUES et réalisés 1, 2 ou 3 fois par semaine :

– bilan hépatique ;

– examen cytobactériologique des urines ;

– protéinurie des 24 heures ;

– sérologies virales (herpès, cytomégalovirus), virémie, virurie CMV et PCR, électrophorèse et immuno-électrophorèse des protéines sériques.

Morphologie

UNE RADIOGRAPHIE DE POUMON, à la recherche d'un foyer infectieux, des échographies couplées à un Doppler des vaisseaux du greffon. Elles permettent :

– d'apprécier la taille du greffon (figure 11.15) ;

– d'éliminer la présence d'un obstacle à l'élimination de l'urine : dilatation des cavités pyélocalicielles ;

– de rechercher des signes de rejet : œdème du greffon, cavités pyélocalicielles invisibles.

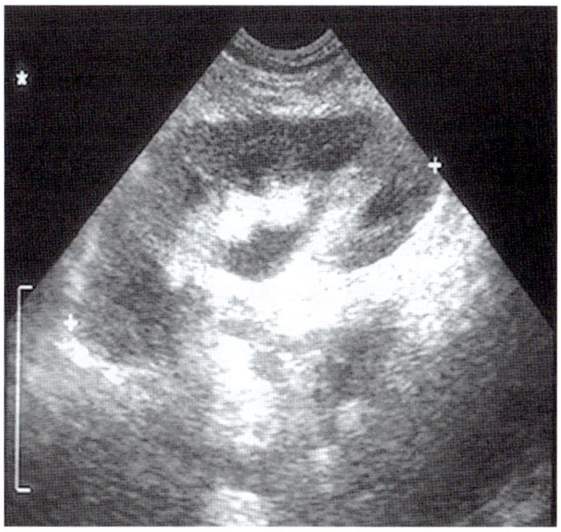

Fig. 11.15 Échographie de greffon dans la fosse iliaque.

Le Doppler vérifie la perméabilité des vaisseaux et permet de rechercher une sténose de l'artère.

LA SCINTIGRAPHIE RÉNALE apprécie la vascularisation du greffon. Elle est réalisée chez le patient anurique, en postopératoire, dans le but d'éliminer une thrombose de l'artère rénale qui se traduit par une absence de perfusion rénale.

L'ARTÉRIOGRAPHIE RÉNALE est réalisée pour confirmer une sténose ou une thrombose de l'artère du greffon. Elle est parfois thérapeutique : fibrinolyse *in situ* dans le cas de thrombose, dilatation endoluminale dans le cas de sténose.

LA PONCTION BIOPSIE RÉNALE permet une étude histologique du rein. Elle permet, devant une altération de la fonction rénale, de différencier une dégradation de la fonction rénale secondaire à un rejet aigu, à un rejet chronique, à une toxicité de la ciclosporine ou du FK 506, à une récidive de la néphropathie initiale ou à une glomérulonéphrite du transplant. Elle est réalisée, à l'aide d'une aiguille fine, après un repérage échographique qui permettra d'éliminer une dilatation des cavités pyélocalicielles et ainsi une insuffisance rénale de mécanisme obstructif.

TOUTE CETTE SURVEILLANCE EST LE COMPLÉMENT D'UN EXAMEN MÉDICAL FAIT CHAQUE JOUR :

- palpation du greffon : volume, consistance;
- recherche d'un souffle à l'auscultation au niveau de l'anastomose vasculaire;
- recherche des pouls périphériques;
- auscultation cardiaque et pulmonaire;
- examen buccal et ano-génital à la recherche de lésions de candidose ou de lésions d'herpès.

Résultats

Survie des patients

La mortalité postgreffe immédiate est faible mais existe. Elle est le fait de complications infectieuses et d'accidents cardio-vasculaires postopératoires. Elle varie entre 1 et 3 %. La mortalité tardive est le fait de complications carcinologiques, cardio-vasculaires ou hépatiques.

Survie des greffons

La fonction rénale se normalise le plus souvent dans les 5 premiers jours suivant la greffe. La normalisation se définit par la valeur des chiffres de créatininémie autour desquels le patient se stabilise. Elle est généralement comprise entre 100 et 150 micromoles de créatininémie. Toute augmentation de plus de 10 % de la valeur doit amener à une consultation en urgence.

La survie des greffons à 1 an est de 90 %. Dix pour cent des patients sont retournés en hémodialyse au terme de cette année. La durée moyenne de vie d'un greffon est de 7 ans. Actuellement, certains patients vivent depuis plus de 30 ans avec leur greffon. Les résultats sont meilleurs dans le cas d'une première greffe et en l'absence d'anticorps anti-HLA.

Complications

Complications immédiates

Complications chirurgicales

COMPLICATIONS VASCULAIRES

- **Thrombose de l'artère rénale :** elle survient de façon précoce chez 1 à 2 % des patients. Elle aboutit à la mort du greffon par infarctus.
- **Thrombose de la veine rénale :** elle est favorisée par l'obésité et le mauvais positionnement du greffon. Elle aboutit à la mort du greffon par infarctus.
- **Sténose de l'artère rénale :** elle est tardive et survient chez 10 % des greffés. Elle est suspectée devant l'apparition d'une hypertension artérielle associée à une dégradation de la fonction rénale. L'auscultation retrouve un souffle au niveau du greffon. Son traitement repose sur la dilatation endoluminale ou éventuellement la revascularisation chirurgicale en utilisant un pontage par un greffon saphène ou l'artère hypogastrique.

COMPLICATIONS UROLOGIQUES

- **Fistules urinaires :** elles sont précoces. Le diagnostic est suspecté devant la présence d'un écoulement abondant dans les drains de redon. L'analyse biochimique de ce liquide permettra de confirmer qu'il s'agit d'urines. Un traitement par drainage ou une réimplantation de l'uretère sur la vessie ou sur l'uretère propre s'impose en urgence pour assécher l'écoulement et prévenir la survenue d'une infection locale.
- **Sténose de l'uretère :** elle est peu fréquente et est souvent due à un défaut de vascularisation des derniers centimètres de l'uretère. Il s'agit d'une complication souvent plus tardive (observée dans la première année). Son traitement repose sur la dilatation, la section endoscopique ou éventuellement la réimplantation de l'uretère sur la vessie ou sur l'uretère propre s'il est utilisable.
- **Dysurie, pollakiurie et douleurs sus-pubiennes :** elles sont fréquentes après la transplantation. Elles sont liées au fait que la vessie s'est rétractée pendant la période de dialyse. La vessie retrouve sa capacité d'origine le plus souvent après quelques semaines. Si la taille de la vessie ne redevient pas normale, il est nécessaire de réaliser un agrandissement vésical.

DÉMARCHE INFIRMIÈRE

FICHE DIÉTÉTIQUE D'UN PATIENT TRANSPLANTÉ

Alimentation dans les suites immédiates de transplantation (premier mois)

La reprise alimentaire suit la reprise du transit intestinal :
- boisson dès l'émission des premiers gaz;
- repas légers jusqu'à l'émission des premières selles.

La reprise de la fonction rénale et la corticothérapie induisent des modifications alimentaires importantes par rapport à la période de dialyse précédente.

1. Boissons

On doit compenser les pertes hydriques de la diurèse maintenant abondante.

En quelques jours, le patient doit s'habituer à boire 2 à 3 litres par 24 heures. On lui conseille de le faire sous forme de nombreuses petites prises tout au long de la journée.

2. Potassium

La reprise de la diurèse écarte le risque d'hyperkaliémie. L'alimentation sera normale ou même enrichie en potassium, en fonction de la kaliémie.

Pour mettre en pratique ces premières consignes, radicalement opposées à celles de la période de dialyse, le patient a souvent besoin de stimulation et d'encouragement.

3. Protéines

Dans les suites immédiates de transplantation, l'apport est d'environ 1,5 g par kg de poids pour compenser :
- les besoins de cicatrisation;
- le catabolisme protidique induit par la corticothérapie.

4. Glucides

L'effet hyperglycémiant des corticoïdes nécessite un contrôle des apports glucidiques et de leur répartition journalière :
- si le poids est correct, on évite les sucres simples (sucre ordinaire, confiture, boissons et desserts sucrés);
- si le patient a un surpoids, on limite les glucides complexes (pain, pommes de terre, céréales) pour diminuer l'apport calorique.

5. Sel

L'apport en sel est précisé régulièrement par le médecin. Il dépend notamment de la natriurèse, de la pression artérielle, de la présence ou non d'œdèmes.

6. Apport calorique total

Il est adapté en fonction du poids. Toute surcharge pondérale doit être évitée chez le transplanté.

7. Pour lutter contre la constipation, fréquente les premières semaines, on augmentera l'apport en fibres (légumes cuits, compote de pruneaux...).

- En cas d'anurie postopératoire, l'alimentation du patient reste du type « dialyse » avec limitation des sucres simples (corticothérapie) jusqu'à reprise de la diurèse.
- Dans tous les cas, l'alimentation est très individualisée pour tenir compte des résultats biologiques, des goûts et des capacités du patient.

Alimentation à moyen et long terme

- Le patient transplanté n'a qu'un rein.
- L'alimentation doit permettre de préserver au mieux la fonction rénale et de prévenir les facteurs de risque favorisant sa dégradation : hypertension, obésité, diabète, hypercholestérolémie, hypertriglycéridémie.

1. Protéines

Un apport moyen de 1 g de protéines par kg de poids permet d'espérer retarder la dégradation de la fonction rénale par hyperfiltration glomérulaire.

2. Sel

Il serait souhaitable de ne pas dépasser 8 g par jour.

3. Boissons

Apport minimum de 1,5 L par jour.

4. Contrôle du poids

La corticothérapie stimulant son appétit, le transplanté doit être très vigilant pour éviter une prise de poids inutile. On l'aidera davantage en lui proposant un choix judicieux d'aliments plutôt qu'une liste d'interdits. L'alimentation conseillée est une alimentation « modèle », variée et équilibrée, valable pour l'ensemble de la population.

Apports lipidiques

Ils doivent être harmonieusement répartis pour obtenir :
- 1/3 acides gras saturés;
- 1/3 acides gras monoinsaturés;
- 1/3 acides gras polyinsaturés.

En pratique, on conseille :
- Pour les lipides d'origine animale :
  - 10 g beurre;
  - lait et fromages frais partiellement écrémés;
  - 30 g fromage;
  - viande dégraissée, remplacée par du poisson 2 fois par semaine;
  - charcuterie et préparations grasses sont déconseillées.
- Pour les lipides d'origine végétale :
  - varier les huiles utilisées : olive, colza, tournesol, maïs, germe de blé, soja, noix, pépins de raisin, huiles commerciales type *ISIO* 4.

La quantité totale de matières grasses est adaptée en fonction du poids.

Apport glucidiques

- Les produits sucrés sont consommés en petites quantités si poids, glycémie et triglycéridémie sont corrects.
- La quantité d'aliments farineux est modulée en fonction du poids.
- La consommation de légumes frais est fortement encouragée pour permettre un effet de satiété avec un apport calorique peu dense.
- La consommation de fruits est normale : 2 par jour.

On recommandera également au patient une activité physique régulière, pour faciliter le contrôle de son poids tout en améliorant son bien-être.

Lymphocèle : c'est une collection de lymphe autour du greffon. Elle est habituellement asymptomatique et ne réclame aucun traitement. Si elle est très volumineuse, elle peut comprimer la voie excrétrice du greffon. Dans ce cas, une intervention chirurgicale de marsupialisation dans le péritoine par voie chirurgicale ou cœlioscopique est réalisée.

Nécrose tubulaire aiguë postischémique

Sa fréquence varie de 30 à 60 %. Elle est favorisée par l'instabilité hémodynamique chez le donneur, l'arrêt cardio-circulatoire, et le temps d'ischémie froide long. Elle se traduit par une oligo-anurie ou par l'absence d'amélioration de la fonction rénale malgré une diurèse correcte. La récupération fonctionnelle survient en quelques jours à quelques semaines.

Toxicité rénale de la ciclosporine et du FK 506

La toxicité aiguë est d'autant plus fréquente que le greffon est « fragile » : ischémie froide prolongée, âge du donneur et instabilité hémodynamique au moment du prélèvement. Elle se traduit par une stagnation ou une augmentation de la créatininémie. Elle peut être responsable d'une anurie. Cette toxicité est réversible après la diminution des posologies et/ou l'arrêt momentané du traitement. La toxicité chronique est difficile à différencier du rejet chronique. Elle se traduit par une dégradation progressive de la fonction rénale en rapport avec des lésions des artérioles préglomérulaires, une fibrose interstitielle et une atrophie tubulaire.

Rejet

Le rejet est une réaction immunologique de l'organisme receveur vis-à-vis de l'organe greffé qu'il reconnaît comme « non-soi ». Cette réaction aboutit à la destruction du greffon. Il existe 2 types de rejet.

Le rejet suraigu

Il survient sur la table d'opération dès que la vascularisation sanguine est rétablie. Il aboutit à la destruction immédiate du greffon. La transplantectomie est obligatoire. Ce rejet est dû à la présence chez le receveur d'**anticorps anti-HLA** préformés contre les antigènes du donneur. C'est un rejet à **médiation humorale**. Cette situation de rejet suraigu n'existe théoriquement plus, en raison de la réalisation systématique du test de *cross-match*.

Rejet aigu

Il survient n'importe quand après la greffe. Il est dû aux **lymphocytes T** et fait intervenir des mécanismes d'immunité à **médiation cellulaire**. L'utilisation des thérapeutiques immunosuppressives va permettre de prévenir ou de traiter ce type de rejet. La fréquence des épisodes de rejet diminue à distance de la transplantation. Un patient sur 2 fera un épisode de rejet dans la première année de la greffe, 1 patient sur 3 fera 2 épisodes de rejet.

Les signes devant faire évoquer un rejet sont :
- un tableau fébrile ;
- un greffon douloureux ou augmenté de volume à la palpation ;
- une diminution de la diurèse, voire une anurie ;
- une augmentation de la créatininémie.

Le diagnostic positif repose sur l'étude histologique d'un fragment de rein obtenu par ponction biopsie rénale. Les signes histologiques sont un œdème et une infiltration du tissu rénal par des cellules mononucléées. Le traitement comporte une intensification temporaire du traitement immunosuppresseur.

Complications infectieuses

Elles sont responsables d'une morbidité et d'une mortalité importante dans les suites de la transplantation.

Les principaux germes responsables de complications après la greffe sont mentionnés dans le tableau 11.7.

Les infections bactériennes

L'infection urinaire : elle est très fréquente après la transplantation (1 patient sur 2). Elle est le plus souvent asymptomatique, d'où la nécessité de réaliser de façon systématique et rapprochée des examens cytobactériologiques des urines. Elle peut être à l'origine d'une fièvre (pyélonéphrite aiguë). Elle est la cause la plus fréquente de dégradation de la fonction rénale. Les germes sont *E. Coli* et les entérocoques. Le traitement fait appel aux quinolones et aux pénicillines. La durée est de 10 jours pour une infection basse et de 3 semaines pour une pyélonéphrite.

Les autres : les patients transplantés présentent n'importe quelle complication infectieuse bactérienne. Ils sont cependant plus vulnérables à

Tableau 11.7 Principaux germes responsables des infections chez les patients transplantés.

• **Bactéries** ***À Gram négatif*** – Entérobactéries – *Pseudomonas* – *Acinetobacter* – *Serratia* – *Bactéroides* ***À Gram positif*** – *Staphylococcus aureus* – *Staphylococcus epidermidis* – Streptocoque – Entérocoque – Pneumocoque – *Haemophilus influenzae* – *Listeria monocytogenes* – *Legionella* – *Nocardia*
• **Mycobactéries** – Tuberculose – Mycobactéries atypiques
• **Mycoses** – *Candida* – *Aspergillus* – Cryptocoque – Mucormycose
• **Virus** – *Herpes simplex I* et *II* – Cytomégalovirus – *Varicella-Zoster* – Epstein-Barr – Adénovirus – Hépatite B et C – Rotavirus – Papovavirus
• ***Mycoplasma hominis***
• **Parasites** – *Toxoplasma* – *Pneumocystis carinii*

certains types de germes comme le pneumocoque, la *Salmonella*, la *Listeria monocytogenes*, la *Legionella* et la *Nocardia*.

Les infections virales

Les récurrences d'herpès buccal ou ano-génital sont fréquentes dans les premiers jours de la greffe. Le diagnostic est clinique et est confirmé par un prélèvement sur les lésions. Le traitement se fait par voie générale, orale ou parentérale, avec du *Zovirax*.

L'infection à cytomégalovirus survient le plus souvent 3 semaines après la greffe. Elle se traduit par un syndrome fébrile, une leucopénie, une cytolyse hépatique et peut être associée à une dégradation de la fonction rénale. Parfois, on observe des pneumopathies interstitielles. Le diagnostic repose sur l'isolement du virus dans le sang (virémie et/ou la PCR quantitative). Le traitement se fait par voie parentérale avec du *Cymévan* pendant 10 à 21 jours.

D'autres infections virales peuvent être observées : zonas à partir du 6e mois postgreffe, primo-infection ou réactivation d'infection à EBV.

Les infections fungiques et parasitaires

Les candidoses digestives sont fréquentes. Elles sont prévenues par la prescription systématique de *Fungizone* buvable. Des infections plus sévères comme la candidose systémique, l'aspergillose, ou la cryptococcose sont possibles. Sur le plan parasitaire : il existe un risque d'anguillulose maligne chez les patients porteurs sains, un risque d'infection à *Pneumocystis carinii* qui fait l'objet d'un traitement préventif systématique par *Fansidar* (2 à 3 comp. tous les 15 jours) ou *Bactrim* (1 comp./j.), un risque d'infection à *Toxoplasma gondii*. L'anguillulose maligne est prévenue par l'administration systématique de mintezole en une prise au 2e jour postopératoire.

Complications tardives

Dégradation progressive de la fonction rénale

Le rejet chronique

C'est la destruction progressive du greffon. Il se traduit par une augmentation progressive plus ou moins rapide de la créatininémie associée à l'apparition d'une hypertension artérielle et d'une protéinurie. Les lésions histologiques sont des lésions de fibrose, d'atrophie et des lésions inflammatoires des vaisseaux. Il n'est pas accessible à l'intensification du traitement immunosuppresseur.

DÉMARCHE INFIRMIÈRE

CONSEILS ALIMENTAIRES AUX GREFFÉS

Aliments conseillés	*Aliments déconseillés*	*Aliments interdits*
– lait demi-écrémé – fromage non fermenté – viande, poisson – œufs, jambon – légumes frais – pain – céréales – pommes de terre – pâtes, riz – fruits frais – fruits secs oléagineux *Faire attention à la prise de poids* – matières grasses végétales (margarine, huile : maïs, tournesol, pépins de raisin) – beurre frais (10 à 15 g/j.)	– charcuterie – sel – produits sucrés : - sucre - confiture - miel - petits gâteaux – matières grasses animales (saindoux) – huile d'arachide – végétaline – boissons alcoolisées	RIEN N'EST INTERDIT SAUF **LES EXCÈS**

LA RÉCIDIVE DE LA NÉPHROPATHIE INITIALE

Elle est de 30 % chez les patients dont la maladie initiale est une hyalinose segmentaire et focale et peut aboutir à une perte rapide du greffon. D'autres maladies peuvent récidiver comme la maladie de Berger, les glomérulonéphrites membrano-prolifératives, les glomérulonéphrites des maladies de système.

Une glomérulonéphrite *« de novo »* peut survenir sur le transplant.

Hypertension artérielle et maladies cardio-vasculaires

L'hypertension artérielle est fréquente en transplantation rénale. Cinquante pour cent des patients sont hypertendus. Elle doit faire rechercher une sténose de l'artère du greffon. Elle peut être une complication de la corticothérapie ou du traitement par la ciclosporine.

La maladie cardio-vasculaire est la première cause de mortalité après la transplantation. L'athérosclérose est favorisée par l'hypertension artérielle et les troubles métaboliques lipidiques induits par le traitement immunosuppresseur.

Cancers

L'immunosuppression est un facteur favorisant des cancers. Les cancers les plus fréquemment rencontrés sont les cancers de la peau (épithélioma spinocellulaire) et les lymphomes. La prévention passe par une protection vis-à-vis de l'exposition au soleil : chapeau, parasol, crèmes solaires et l'examen systématique et régulier de la peau (1 fois par an) par un dermatologue afin de dépister précocement toute lésion suspecte.

Hépatopathies

Elles sont liées à une infection par les virus de l'hépatite B ou C antérieure à la transplantation et que le traitement immunosuppresseur peut réactiver. L'évolution vers la cirrhose est fréquente. Les traitements antirétroviraux sont en cours d'évaluation. La diminution des transfusions grâce à l'érythropoïétine, la vaccination systématique contre l'hépatite B ont permis de diminuer la fréquence de ces complications. L'azathioprine et la ciclosporine ont une toxicité hépatique.

Problèmes psychologiques

Une transplantation qui réussit n'est pas synonyme de guérison. Cette constatation a un effet déprimant pour le malade qui doit rester en contact régulier avec son médecin traitant et, en général avec l'équipe médicale et paramédicale du centre dans lequel il a eu sa transplantation (voir *Prise en charge des patients en IRC*, page 138).

Éducation du patient greffé

Durant la période postopératoire, dès que le malade est bien réveillé, commence son éducation. L'équipe soignante — infirmier(e)s, psychologues, diététicien(ne)s et médecins — doit s'investir d'une « mission pédagogique » : nécessité de la régularité dans la prise du traitement immunosuppresseur : **1 oubli = 1 rejet**. Il faut initier le patient à une certaine forme d'autodiagnostic. Certains signes d'alarme traduisent *un dysfonctionnement du greffon* : fièvre, douleur au niveau du greffon, diminution de la diurèse, brûlures mictionnelles; ou *une conséquence néfaste du traitement immunosuppresseur* : fièvre, toux, dyspnée, diarrhée, « muguet », herpès.

La participation du patient aux soins et à l'administration du traitement est essentielle. De celle-ci découlera en partie l'avenir de son greffon.

Suivi et consultation de transplantation

Une surveillance régulière est indispensable. Elle vise à détecter rapidement tout dysfonctionnement de l'organe greffé et à dépister une complication du traitement immunosuppresseur.

Les objectifs principaux de la surveillance sont l'évaluation de la fonction de l'organe transplanté, en recherchant une dégradation lente, même tardive, et en dépistant rapidement toute complication liée au traitement. Les spécialités concernées sont très diverses.

Cette surveillance, très étroite au début, tend à s'espacer avec le temps. La consultation de transplantation obéit à un protocole standard qui comporte un examen clinique, un bilan biologique, et le cas échéant d'autres examens complémentaires. L'interrogatoire — dont la réalisation revient non seulement au médecin mais aussi et surtout à l'infirmier(e) auquel (à laquelle) le patient « se confiera » souvent plus volontiers —, débute par une écoute patiente des témoignages de satisfaction ou des motifs d'insatisfaction des patients. Il doit être directif et doit rechercher des symptômes banals d'asthénie, d'anorexie, de malaise ainsi que ceux pouvant faire évoquer un dysfonctionnement du greffon. Des céphalées sont fréquentes, en rapport avec une hypertension artérielle, souvent induite par la ciclosporine. Tremblements, paresthésies, insomnies orientent également vers un surdosage thérapeutique éventuel. Les troubles psychosomatiques sont souvent au premier plan de l'entretien : dans les suites immédiates d'une transplantation, les manifestations dépressives s'accompagnent parfois de perturbations graves de l'équilibre. À terme, la déception de ne pouvoir se réinsérer totalement est souvent la cause de frustration.

Travail, sport et enfants...

Le patient « transplanté » n'est plus soumis au rythme des dialyses et va redécouvrir « temps libre » et « autonomie ».

La reprise du travail ou de la scolarité est autorisée et vivement conseillée à partir du 3e mois post-transplantation. Chez les patients en congé de longue maladie, une réinsertion professionnelle est vivement conseillée.

La pratique d'un sport est tout à fait recommandée. Elle doit faire l'objet d'une évaluation cardio-vasculaire précise. La pratique de sports violents et en particulier des sports de combat doit être proscrite.

Une grossesse est envisageable lorsque la fonction rénale est stabilisée en l'absence d'HTA et de protéinurie et après un délai d'un an suivant la transplantation. Un suivi obstétrical et néphrologique rigoureux est impératif. Il n'y pas de danger particulier lié au traitement immunosuppresseur pour l'enfant.

La contraception orale est autorisée. Elle doit faire appel exclusivement à des progestatifs purs *(Microval, Lutéran)*. La contraception par dispositif intra-utérin n'est à envisager que sous haute surveillance médicale en raison des risques infectieux.

La transplantation rénale constitue, pour un nombre croissant de patients, un traitement de choix de l'insuffisance rénale surtout en ce qui concerne leur qualité de vie. Les progrès dans le traitement immunosuppresseur ont permis une nette amélioration des résultats de la greffe. Toutefois, la transplantation présente des contraintes : prise rigoureuse du traitement immunosuppresseur, consultations et hospitalisations itératives, notamment dans la première année suivant la greffe, risque de complications infectieuses sévères pouvant mettre en jeu le pronostic vital. Le patient candidat à une transplantation doit être rigoureusement informé non seulement des avantages, mais aussi des risques de la transplantation.

Tumeurs

12

Tumeurs du rein

Épidémiologie

Le taux d'incidence du cancer du rein en France est élevé. Il est responsable de 2 % des décès par cancer chez l'homme. Il atteint dans plus de la moitié des cas le sujet de plus de 65 ans, et 2 à 3 fois plus fréquemment l'homme que la femme. L'incidence augmente régulièrement au cours des années. Le facteur de risque le plus reconnu étant le tabac.

Anatomie pathologique

La plupart des tumeurs malignes de l'adulte sont des adénocarcinomes à cellules claires. Leur architecture et leur type histologique permettent d'apporter un pronostic à l'affection. Ces formes sont à différencier des autres tumeurs malignes primitives d'origine mésenchymateuse ou secondaire : métastases lymphomes…

Les tumeurs bénignes sont rares, citons les oncocytomes dont la malignité est essentiellement locale et les angiomyolipomes.

La tumeur, au départ intraparenchymateuse (figure 12.1), va envahir le hile du rein, la voie excrétrice et la veine rénale, les tissus avoisinants en particulier côlon et duodénum. L'extension régionale se fait le long des chaînes ganglionnaires latéro-aortiques et aortico-cave. L'extension générale se fait par des métastases hépatiques osseuses et pulmonaires. L'évolutivité des lésions est parfois imprévisible.

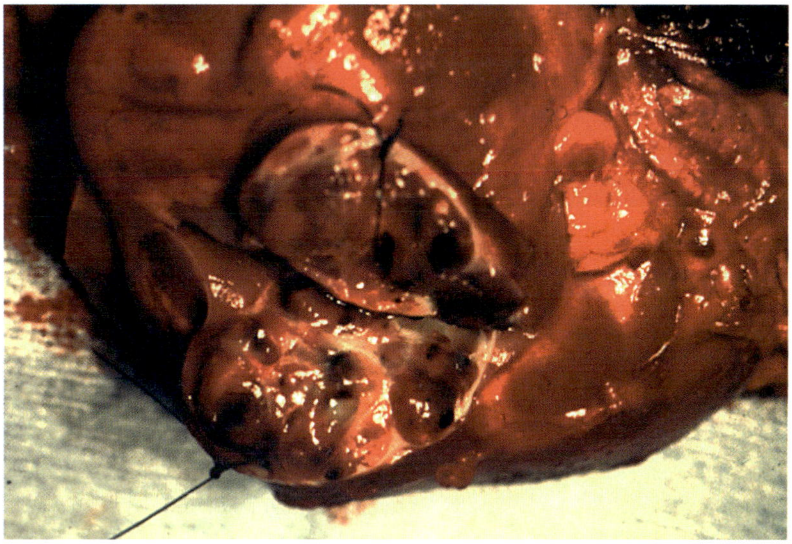

Fig. 12.1 Pièce anatomique : tumeur de 3 cm située sur la convexité du rein. Ce type de tumeur, le plus souvent asymptomatique, est dépisté par des échographies systématiques.

Diagnostic

Circonstances de découverte

La tumeur peut être découverte à la suite de :

- **Signes urologiques :** hématurie le plus souvent totale macroscopique ; les douleurs lombaires et le syndrome tumoral constituent la triade classique.
- **Signes non urologiques :** fièvre au long cours, hypertension, hypercalcémie, perte de poids, asthénie, anorexie avec altération de l'état général.
- **Découverte lors d'examen systématique** à la suite d'échographie réalisée pour toute autre cause.

Examens complémentaires

L'UROGRAPHIE INTRAVEINEUSE peut déceler des calcifications, des anomalies de contours du rein, des déformations des cavités rénales. Il s'agit d'un examen assez peu fiable pour reconnaître une masse rénale.

L'ÉCHOGRAPHIE RÉNALE montre une masse solide, échogène, parfois hétérogène avec des plages de nécrose centrales. L'échographie peut permettre de faire la différence avec d'autres syndromes tumoraux du rein et notamment les kystes simples dont

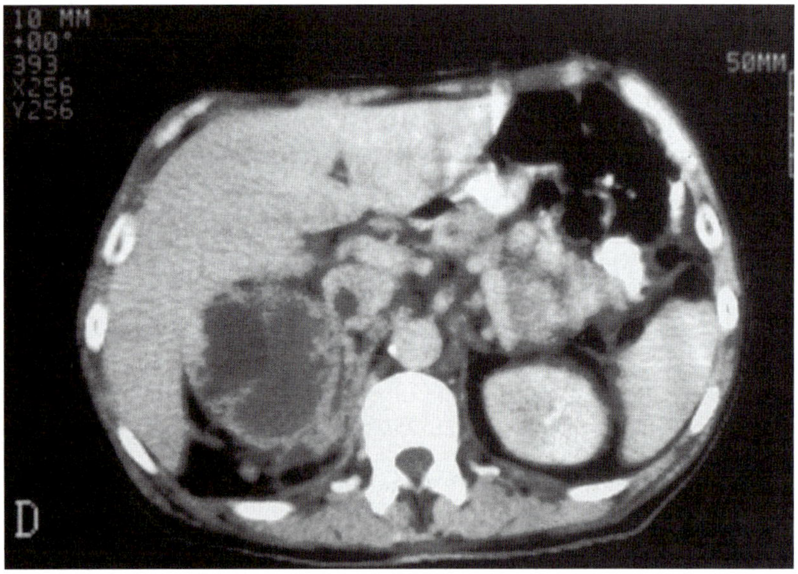

Fig. 12.2 **Volumineuse tumeur du rein droit. Le scanner permet de visualiser les tumeurs du rein et de reconnaître l'extension ganglionnaire et à la veine cave.**

le contenu est purement liquidien et dont les parois sont très minces, sans cloisons de refend. Certaines tumeurs bénignes comme l'angiomyolipome ont des aspects échographiques caractéristiques les différenciant des tumeurs malignes du rein.

La tomodensitométrie montre une tumeur hypervasculaire avec nécrose centrale. La TDM permet également un bilan d'extension par l'étude des ganglions et de la veine rénale, et du parenchyme hépatique (figure 12.2). Cet examen apporte une quasi-certitude diagnostique.

La ponction percutanée à l'aiguille a en fait très peu d'intérêt en pratique. Elle peut parfois être réalisée dans des cas très particuliers (rein unique) ou devant une incertitude diagnostique.

Bilan d'extension

Comporte une radiographie pulmonaire, une scintigraphie osseuse, et éventuellement une IRM ou parfois une cavographie pour étude de la liberté des veines rénale et cave inférieure.

Au terme de ce bilan, on classera la tumeur dans un stade pronostique, selon l'étendue de celle-ci :

- **Le stade I** correspond aux tumeurs limitées au parenchyme rénal.
- **Le stade II** correspond aux tumeurs ayant franchi la capsule rénale.
- **Le stade III** est relatif aux tumeurs ayant envahi la veine rénale, la veine cave inférieure ou les ganglions lymphatiques.
- **Le stade IV** quand il y a des métastases à distance.

La classification TNM est également de plus en plus utilisée :

- T_1. Tumeur rénale de moins de 2,5 cm.
- T_2. Tumeur rénale de plus de 2,5 cm.
- T_{3a}. Tumeur avec invasion de la graisse périnéale.
- T_{3b}. Invasion veineuse rénale ou cave.
- T_4. Extension au-delà de la graisse rénale.
- N^+. Signifie présence de ganglions.
- M^+. Signifie présence de métastases.

Traitement

La chirurgie représente le traitement essentiel. Elle consiste en une néphrectomie élargie emportant l'ensemble du contenu de la loge rénale avec ligature première du pédicule rénal. L'abord est fait par voie abdominale ou lombaire. L'évidement de la loge rénale est complet. Dans certains cas d'envahissement locorégional, on peut réaliser une exérèse locorégionale.

Dans les lésions de petite taille, ou bien quand il s'agit d'un rein unique, un traitement conservateur peut être proposé :

– tumorectomie (on enlève uniquement la tumeur et la graisse se trouvant à proximité de celle-ci);

– néphrectomie partielle (on enlève le pôle où se trouve la tumeur) ;

– chirurgie *ex vivo* qui consiste à sectionner le pédicule rénal et à extérioriser le rein sur lequel on peut travailler plus aisément.

La néphrectomie simple peut également être proposée aux patients en mauvais état général ne pouvant supporter un geste radical.

Dans les formes métastatiques l'immunothérapie à base d'interleukine, d'interféron a donné quelques rémissions; ces traitements ne sont pas dénués d'effets secondaires, sont coûteux et ne peuvent être mis en œuvre que dans des cas particuliers.

À titre symptomatique, l'irradiation des lésions métastatiques est utilisée.

DÉMARCHE INFIRMIÈRE

SURVEILLANCE D'UN PATIENT APRÈS NÉPHRECTOMIE

Dans le cas d'une ***néphrectomie simple,*** par voie rétropéritonéale, la reprise du transit est plus rapide (2-3 jours).

– Dès l'apparition des premiers gaz, une alimentation légère est progressivement reprise en commençant par des boissons, puis yaourts, compotes...

– On surveille tous les jours la température, l'état de la cicatrice (suintement, inflammation), les mollets (dépistage des phlébites) et l'état général.

– L'infirmière discute chaque jour avec son malade pour le rassurer et rechercher des signes passés inaperçus (troubles respiratoires, toux...).

– L'infirmière aide le patient dans ses premiers levers qui sont progressifs et aide aussi le patient à sa toilette.

– Les points et agrafes sont enlevés en fonction de l'état cutané après 9 à 10 jours.

– Dans le cas d'une ***néphrectomie élargie*** par voie intrapéritonéale, on recherchera particulièrement une lenteur de reprise du transit, voire une occlusion.

– Dans le cas d'une ***néphrectomie partielle,*** réalisée par voie rétropéritonéale, il existe un risque de fuite urinaire au niveau de la tranche de section du rein et un risque accru d'hémorragie. Il faut donc particulièrement surveiller les drainages, leur qualité et quantité ainsi que l'apparition de douleurs, d'une baisse de tension, témoins d'une éventuelle hémorragie. S'il existe une fuite urinaire, celle-ci peut soit s'extérioriser par les drainages, soit former une collection qui peut être douloureuse et entraîner une réaction fébrile.

– Dans tous les cas, l'infirmier(e) réalise les prescriptions médicales tout le long du séjour d'hospitalisation.

Pronostic

Il dépend du stade de la tumeur :

- **Pour le stade I** (tumeur intrarénale) : la survie à 5 ans est de 79 %.
- **Pour le stade II** (envahissement du tissu périrénal) : elle est de 40 %.
- **Pour le stade IV :** la survie est de 24 % à 5 ans et de 8 % pour le stade IV avec métastases.

Tumeurs de la voie excrétrice

On regroupe sous cette dénomination les tumeurs du bassinet, de l'uretère, de la vessie et de l'urètre. Le point commun de ces tumeurs est leur naissance à partir de l'urothélium (qui est un épithélium pseudo-stratifié), ce sont donc des tumeurs urothéliales dans la majorité des cas; leur manifestation clinique est le plus souvent une hématurie. Certaines circonstances favorisantes ont été rapportées, comme le tabagisme et surtout la manipulation professionnelle d'amines aromatiques.

Ces tumeurs sont bien plus fréquentes chez l'homme que la femme (35 % des cas) et sont observées après 65 ans.

Ces tumeurs ont souvent un aspect papillomateux et sont, dans la majorité des cas, superficiels; l'effraction de la membrane basale signe l'évolution vers la malignité. L'évolution de ces tumeurs est locale par récidive, dans le cas de tumeurs superficielles. La récidive peut être située au même endroit que la tumeur primitive ou en un autre point de l'arbre urinaire sur la vessie ou sur les uretères.

Tumeurs du bassinet

Épidémiologie

Elles représentent moins de 1 % des tumeurs génito-urinaires et s'observent 3 fois plus fréquemment chez l'homme que chez la femme.

Les causes de ces tumeurs sont inconnues, cependant, l'infection chronique, la lithiase urinaire, les

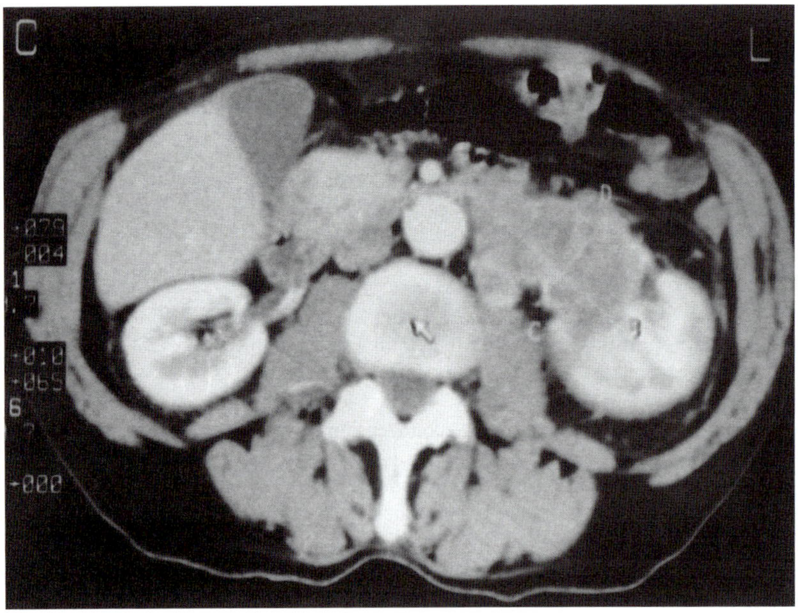

Fig. 12.3 Très volumineuse tumeur du bassinet du rein gauche avec extension locale à la face latérale de l'aorte.

virus et des facteurs d'environnement (cigarette, café, produits industriels) ont été incriminés dans la genèse de ces tumeurs.

Il s'est également bien avéré que les habitants de plusieurs régions des Balkans (Yougoslavie, Roumanie, Bulgarie, Grèce) ont un risque élevé de cancer du bassinet.

Diagnostic

Circonstances de découverte

Le patient consulte le plus souvent pour une hématurie macroscopique, indolore. La douleur du flanc rapportée par quelques malades est due à une obstruction des voies urinaires, par le passage des caillots ou de débris tumoraux.

À l'examen

Une masse du flanc due à la tumeur ou à une hydronéphrose peut être retrouvée dans certains cas.

On recherchera également des signes d'anémie (pâleur, décoloration conjonctivale...).

Explorations radiologiques

- **L'UIV** : l'image caractéristique est une lacune sur le bassinet. D'autres images peuvent être observées : sténose pyélo-urétérale, hydronéphrose, étirement des calices.
- **L'échographie** montre une masse solide intrapyélique, permettant de la différencier des calculs intrarénaux.
- **La TDM** est également performante, permettant d'évaluer la densité de cette masse qui est celle d'une masse tissulaire permettant de faire la distinction avec un caillot (figure 12.3).

Endoscopie

En cas de doute, une exploration instrumentale permet de voir directement la tumeur. Ceci est possible par urétéro-pyéloscopie rétrograde ou par néphroscopie. S'il s'agit d'une petite tumeur, sa résection est possible, permettant d'évaluer l'infiltration en profondeur. Cette résection sera ainsi curatrice s'il s'agit de tumeur superficielle.

Cytologie

L'analyse cytologique standard de l'urine permet de retrouver des cellules tumorales dans certains cas. Cette méthode est améliorée par le brossage de l'uretère.

Bilan d'extension

Il comporte différents examens radiologiques ou isotopiques dont le but est de connaître les limites de la tumeur et son extension aux différents organes. Il permet ainsi de classer la tumeur en :

- **Stade O** : Tumeur limitée à la muqueuse.
- **Stade A** : Infiltration de la sous-muqueuse.
- **Stade B** : Infiltration de la musculeuse.
- **Stade C** : Infiltration du parenchyme rénal ou de la graisse.
- **Stade D** : Infiltration des organes de voisinage ou métastases.

Ou, selon la classification TNM :

- T_{IS}. Cancer *in situ*.
- T_0. Tumeur papillaire superficielle.
- T_1. Tumeur s'étendant en profondeur jusqu'à la muscularis mucosae.
- T_2. Tumeur s'étendant en profondeur sur le muscle.
- T_3. Tumeur s'étendant en profondeur au-delà du muscle.
- T_4. Tumeur envahissant des organes du voisinage.
- N^+. Signifie présence de ganglions lymphatiques envahis.
- M^+. Signifie métastases à distance.

Traitement

Le traitement de choix des tumeurs pyéliques reste la néphro-urétérectomie, en effet un traitement conservateur expose à un nombre important de récidives qu'il est difficile de dépister tôt.
En cas de petite tumeur limitée au bassinet, sans infiltration en profondeur, une résection de celle-ci peut être effectuée, associée ou non à des instillations locales de chimiothérapie.

Pronostic

Quand la tumeur est encore au stade superficiel, son pronostic est excellent, avoisinant 100 % de survie à 5 ans. Ce pronostic devient rapidement fâcheux dès que le stade devient plus élevé.

Tumeurs de l'uretère

Elles sont rares, survenant le plus souvent chez l'homme de plus de 60 ans. Le risque de survenue chez un individu semble être le même que pour toutes les tumeurs urothéliales, il est accru chez les buveurs de café, les fumeurs de cigarettes et chez les sujets exposés à certains produits industriels.

LE SYMPTÔME le plus fréquent est l'hématurie, intermittente le plus souvent. La douleur du flanc est secondaire à l'obstruction urétérale par la tumeur ou les caillots.
L'UIV permet de mettre en évidence la lacune intraluminale et une hydronéphrose.

LE CATHÉTÉRISME URÉTÉRAL permet de prélever l'urine pour examen cytologique, et de faire une urétéro-pyélographie rétrograde pour mieux délimiter la lésion. L'urétéroscopie permet d'accéder à l'uretère par voie endoscopique, d'établir un diagnostic histologique et un meilleur classement tumoral.

AU TERME DU BILAN D'EXTENSION, s'il n'y a pas de métastases, et si la tumeur est de petite taille et de faible grade, on peut effectuer soit une résection de la tumeur, soit une urétérectomie avec réimplantation de l'uretère.
Dans les autres cas, la néphro-urétérectomie élargie avec résection de la vessie périméatique est le traitement habituel.

EN CAS DE MÉTASTASES AVANCÉES, la chirurgie s'impose rarement pour soulager une douleur. Une radiothérapie locale associée à une chimiothérapie par voie générale peut éventuellement être réalisée.

Cancers de la vessie

Épidémiologie

Ils occupent la 2e place des cancers uro-génitaux après les tumeurs de prostate. Ils sont plus fréquents chez l'homme que chez la femme. L'âge moyen des malades est de 65 ans.
En général, la tumeur est localisée au moment du diagnostic. Cependant, 80 % des malades font une récidive.

LE FACTEUR DE RISQUE RETENU est le tabac, responsable de 50 % des tumeurs de vessie chez l'homme. Les personnes exposées professionnellement aux teintures, au caoutchouc, à la peinture et à des produits chimiques déjà évoqués ont un risque plus élevé de développer un cancer de vessie.

Diagnostic

CIRCONSTANCES DE DÉCOUVERTE

Le symptôme prédominant est l'hématurie. Elle est indolore, macroscopique, terminale classiquement ou totale. Les symptômes d'irritation vésicale sont le plus souvent associés : pollakiurie, dysurie, nycturie.

EXAMEN CLINIQUE

Il est le plus souvent normal. Ce n'est que lorsque la tumeur s'est étendue en profondeur et a envahi la paroi vésicale que le toucher rectal ou vaginal découvre une zone d'induration ou une masse précise.

SIGNES RADIOLOGIQUES

L'UIV objective la tumeur sous forme d'une lacune intravésicale (figure 12.4), le retentissement en amont se fera sous forme d'une urétéro-hydronéphrose et traduit le degré d'infiltration de la tumeur.
L'échographie montre la masse intravésicale de structure tissulaire, et essaie de voir les adénopathies régionales.
La TDM a pour rôle de voir la tumeur et surtout les rapports de celle-ci avec les organes de voisinage, et l'existence ou non d'adénopathies.

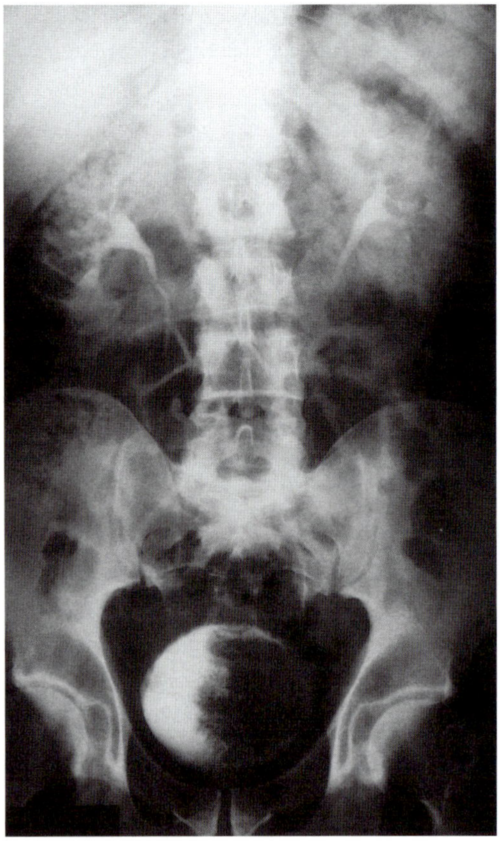

Fig. 12.4 Volumineuse tumeur de la face latérale gauche de la vessie révélée par une hématurie macroscopique terminale.

Exploration instrumentale

La cystoscopie permet de voir directement la tumeur et surtout de faire des biopsies. Cette biopsie doit être suffisamment profonde pour pouvoir évaluer la profondeur de l'envahissement tumoral.

Examen anatomopathologique

Les tumeurs de vessie sont dans plus de 90 % des cas des tumeurs épithéliales. Il s'agit habituellement de carcinome transitionnel, plus rarement d'epithélioma épidermoïde ou d'adénocarcinome. Les autres variétés de tumeurs non épithéliales sont rares (sarcomes, lymphomes…). L'étude de la pièce d'exérèse permet de classer la tumeur dans un stade pathologique :

- **Stade 0** : Tumeur limitée à la muqueuse.
- **Stade A** : Tumeur envahissant le chorion.
- **Stade B** : Tumeur envahissant la musculeuse.
- **Stade C** : Tumeur envahissant la graisse périvésicale.
- **Stade D** : Tumeur dépassant les limites de la vessie et envahissant les organes de voisinage.

La classification TNM peut aussi être utilisée :

- T_{IS}. Cancer *in situ*.
- T_a. Tumeur superficielle.
- T_1. Tumeur s'infiltrant jusqu'à la muscularis mucosae.
- T_2. Tumeur s'infiltrant jusqu'à la partie superficielle du muscle vésical.
- T_3. Tumeur s'infiltrant jusqu'à la partie profonde du muscle vésical.
- T_4. Tumeur s'étendant aux autres organes (prostate, vagin…).
- N^+. Signifie présence de ganglions envahis.
- M^+. Signifie présence de métastases à distance.

Traitement

Pour les tumeurs superficielles (stades 0 et A) : la résection endoscopique est le traitement habituel. Malheureusement, la récidive est fréquente (80 % des cas) et un traitement local peut être associé. Celui-ci comporte des instillations intravésicales d'antimitotiques ou de BCG.

Pour les tumeurs invasives (stades B et C) : la tumeur a infiltré en profondeur et le traitement local n'est par conséquent pas suffisant. C'est une indication de traitement radical : cystectomie totale avec curage ganglionnaire régional. La dérivation de l'urine se fait soit dans une néo-vessie, soit éventuellement à l'extérieur par l'intermédiaire d'une segment d'intestin ou d'une poche continente.

Pour les tumeurs métastasées : le traitement local est une radiothérapie associée à une chimiothérapie par voie générale à base de cysplatinium.

Pronostic

La survie à 5 ans est excellente dans les tumeurs superficielles. Elle est à 50 % en cas d'envahissement du muscle vésical et de 17 % en cas d'extension au pelvis.

Cystectomie, dérivations

La cystectomie est réalisée le plus souvent pour traiter une tumeur vésicale ; chez l'homme c'est en fait une cystoprostatectomie qui est effectuée.

LORSQU'UNE CYSTECTOMIE EST RÉALISÉE, l'urine doit être dérivée à l'extérieur :

- **Soit par les uretères eux-mêmes,** et l'on parle d'urétérostomie cutanée. Celle-ci est simple à réaliser mais nécessite le port continu de sondes urétérales.
- **Soit par l'intermédiaire d'un segment intestinal** qui est abouché à la peau :

– de façon non continente (type Bricker) ;

– de façon continente.

L'URÉTÉROSTOMIE et la dérivation de type Bricker nécessitent l'application sur la peau de réservoirs collecteurs qui doivent être vidés régulièrement. La complication la plus fréquente de ces dérivations est l'infection chronique ascendante, pouvant aboutir à la destruction du parenchyme rénal.

L'utilisation d'un réservoir réalisé avec de l'intestin grêle ou le cæcum et de l'intestin terminal permet la confection d'une valve antireflux au niveau de la stomie transformant ce réservoir en réservoir continent. Le patient n'est donc plus obligé de porter une poche collectrice d'urine, mais a le besoin de se sonder lui-même, à travers l'orifice de stomie toutes les 4 heures. Cette situation est bien sûr beaucoup plus confortable que lorsqu'une dérivation non continente est utilisée, mais il est nécessaire que le patient se prenne en charge correctement, et puisse facilement réaliser les sondages.

APRÈS UNE INTERVENTION DE CYSTECTOMIE AVEC DÉRIVATION, l'infirmier(e), en plus des mesures non spécifiques habituelles appliquées à toutes les chirurgies ouvertes, doit :

- **Surveiller la stomie,** sa couleur, si celle-ci devient violacée, elle peut être le terrain d'une thrombose des

PROTOCOLE DE SOINS

STOMATHÉRAPIE APRÈS CYSTECTOMIE

• ***À distance, des soins de stomathérapie seront nécessaires.*** Dans certains services spécialisés, des infirmier(e)s de stomathérapie prennent en charge les patients porteurs de dérivations. Leur rôle est très important :

– Avant l'intervention, l'infirmier(e) de stomathérapie détermine le marquage sur la peau abdominale de la zone de la stomie. La zone est choisie pour pouvoir accueillir une poche (à distance de la crête iliaque, des côtes), pour ne pas être gênante (éviter la zone des ceintures) et pour être facile d'accès pour le patient. Le choix est réalisé après avoir observé le patient en position debout, assise et couchée.

– Il/elle intervient également pour informer le patient et lui indiquer toutes les servitudes de la nouvelle situation. Il/elle doit également réaliser une certaine forme de prise en charge psychologique puisque l'impact de ces interventions est souvent très fort pour le patient qui se sent diminué.

– Après l'intervention, il/elle réalise la surveillance et les soins de la stomie. À cette période, un premier appareillage de la stomie est réalisé. Il est important qu'il soit bien étanche, et qu'il permette de voir, par transparence, la muqueuse digestive.

• ***Lorsque le patient devient autonome,*** l'infirmier(e) doit alors réaliser le choix du meilleur appareillage. Il/elle doit veiller :

– à ce que la peau du patient, autour de la stomie, soit le moins possible en contact avec l'urine. Il faut tailler sur mesure l'orifice sur la plaque de la poche adhésive ;

– à ce que l'appareillage soit étanche (l'emplacement de la stomie a pour cela, une importance primordiale) ;

– il/elle informe le patient du modèle de poche et d'adhésif à utiliser ;

– il/elle doit éduquer le patient à effectuer les soins de stomie à chaque changement de poche (utilisation de compresses stériles, eau, solution antiseptique). Il/elle doit également éduquer le patient sur les complications locales pouvant survenir autour d'une stomie :

- hémorragies par irritation de contact ;
- incrustation lithiasique ;
- irritations cutanées par défaut d'étanchéité.

• ***Il existe en fait un lien constant entre ces patients et l'infirmier(e) stomathérapeute ;*** ce lien est à la fois technique et psychologique, et dure souvent de longues années.

vaisseaux de la poche. Elle doit également surveiller la bonne tenue des fils muco-cutanés.

- **Surveiller les sondes urétérales.** Pour protéger l'anastomose entre l'uretère et la poche intestinale, des sondes sont placées dans chaque uretère et ressortent séparément par la stomie. Le côté de chaque sonde est identifié et l'infirmière veille à ce que celles-ci ne se bouchent pas.
- **Lorsqu'une poche continente a été réalisée,** une sonde de type Foley est positionnée à l'intérieur. Elle est destinée à recueillir de l'urine mais aussi le mucus sécrété par les anses intestinales composant la poche. Pour favoriser l'évacuation du mucus, des lavages à la seringue sont réalisés, toutes les 2 heures, à faible quantité et sous faible pression. Le liquide injecté doit être récupéré dans sa totalité. L'injection d'une trop grande quantité de liquide pourrait entraîner des fuites au niveau de la poche, source de fistules.
- **Puisqu'une néovessie été réalisée avec le tube digestif,** il est très important de surveiller attentivement la reprise des gaz ou la survenue d'une fistule digestive. Celle-ci peut s'objectiver par un écoulement de type digestif à la peau, ou bien par une collection profonde. Une réintervention est nécessaire.

Tumeurs du testicule

Épidémiologie

Les cancers du testicule sont des tumeurs rares, plus fréquentes chez l'adulte que chez l'enfant. Les cancers du testicule touchent l'homme jeune dans une période d'activité intense, ce qui explique le retentissement social important de cette maladie.

On les subdivise classiquement en tumeurs germinales et tumeurs non germinales. Les tumeurs germinales sont prédominantes, représentant 95 % de l'ensemble des tumeurs du testicule. Elles sont d'origine embryonnaire.

Le taux de mortalité actuel de cette maladie est de moins de 5 % grâce au diagnostic précoce et au développement de la chimiothérapie.

L'origine des tumeurs du testicule est inconnue, cependant certains facteurs sont reconnus comme favorisant la survenue de cette néoplasie :

– le testicule atrophié par inflammation, traumatisme ou lésion vasculaire ;

– le testicule non descendu entraîne un risque de dégénérescence tumorale.

Diagnostic

Circonstances de découverte

La constatation fortuite d'une tumeur dans le testicule est la circonstance de découverte la plus fréquente. Le scrotum est gros et plus lourd. À la palpation, la tumeur est dure, souvent indolore, située en plein parenchyme testiculaire. Au-dessus, le déférent est normal.

La douleur scrotale sourde ou aiguë est associée ou non à une tuméfaction scrotale.

La gynécomastie est beaucoup plus rare. Elle témoigne d'une tumeur sécrétante.

Les métastases se manifestent par des masses palpables, une symptomatologie pulmonaire…

Échographie scrotale montrant une tumeur intraparenchymateuse.

Marqueurs biologiques. Ils ont une grande importance. Ils permettent le diagnostic et la surveillance des tumeurs du testicule. Leur dosage s'effectue avant tout geste diagnostique ou thérapeutique.

- **Gonadotrophine chorionique (bêta-hCG) :** c'est une glycoprotéine sécrétée par le choriocarcinome. Sa demi-vie est de 12 à 24 heures. Son dosage sérique est effectué par des méthodes radioimunologiques basées sur des anticorps anti-hCG. La valeur normale est de 1,5 ng/mL.
- **Alpha-fœto-protéine (AFP) :** glycoprotéine produite par certains carcinomes embryonnaires. Sa demi-vie est de 6 jours. La valeur normale est en général fixée à une valeur inférieure à 30 ng/mL.
- **Les autres marqueurs tumoraux,** ACE et CDH, ne sont pas spécifiques.

L'examen anatomopathologique permet l'identification du type cellulaire de la tumeur et d'évaluer le pronostic histologique. L'étude microscopique comporte une étape en technique standard et une étude d'immuno-histochimie.

Dans les tumeurs germinales, plusieurs types peuvent être observés : séminomes purs et tumeurs non séminomateuses : carcinome embryonnaire, tumeur du sac vitellin, polyembryome, choriocarcinome, tératome (mature ou immature).

Les associations de tumeurs germinales se voient dans environ 50 % des cas. En général, le pronostic est lié au pronostic du composant le plus malin de l'association tumorale. Ce qui explique que les métastases peuvent être différentes de la tumeur initiale.

Bilan d'extension

Il comporte, en plus de l'examen clinique, des investigations radiologiques : radio pulmonaire, UIV, échographie rétropéritonéale, TDM.

Ce bilan permet de classer la tumeur dans un groupe clinique selon la classification internationale.

Traitement

Il dépend du stade et de la nature histologique. Le premier temps est une orchidectomie par voie inguinale. Puis, en fonction de la nature histologique, on proposera :

En cas de Séminome

- **Dans les premiers stades sans métastases.** Une radiothérapie externe à la dose de 26 gray, ciblée sur les ganglions lombo-aortiques bilatéraux.
- **En cas d'envahissement à distance.** La chimiothérapie est le traitement principal. En cas de tumeur résiduelle, la chirurgie de celle-ci est justifiée, associée éventuellement à une radiothérapie.

En cas de tumeur non séminomateuse

- **Dans les stades de début.** L'orchidectomie est suffisante, on lui associe une surveillance attentive, car quelques-uns (< 10 %) vont développer des métastases par la suite.
- **Dans les stades avec métastases.** À côté de l'orchidectomie, un curage ganglionnaire bilatéral est nécessaire ainsi qu'une chimiothérapie.

Cancer de la prostate

Le cancer de la prostate chez l'homme se situe au deuxième rang d'incidence des cancers, et à la troisième place parmi les causes de mortalité après le cancer du poumon et les cancers colo-rectaux.

Épidémiologie Évolution anatomique

Il est rare avant 50 ans, puis il devient de plus en plus fréquent, pour atteindre un pic de fréquence au cours de la 8e décennie.

Il est plus fréquent en Occident que dans le tiers-monde. Le rôle des hormones semble bien établi, en effet, ce cancer est absent chez l'eunuque, et il peut être induit chez certaines souches de rats par administration chronique d'androgènes. Son hormonodépendance est à la base des différents traitement médicaux qui sont proposés.

Il s'agit d'un cancer bien difficile à traiter car son évolution est différente en fonction des aspects anatomiques. Chez l'individu âgé de plus de 70 ans, le décès est dû en général à d'autres causes qu'au cancer proprement dit, ce qui plaide pour un traitement peu agressif. En contrepartie, si l'espérance de vie est plus importante (patients âgés de moins de 70 ans), il peut être justifié d'envisager un traitement radical.

À partir d'un stade localisé, le cancer peut se développer localement puis franchir la capsule prostatique, envahir les glandes séminales. Sur le plan régional, l'envahissement lymphatique peut atteindre les ganglions iliaques et obturateurs. Enfin, les métastases à distance atteignent préférentiellement le foie, les os, le poumon et le cerveau.

Diagnostic

Les circonstances révélatrices sont très variables

Il s'agit de troubles de la miction : mictions impérieuses, pollakiurie, dysurie. Ces troubles évoluent rapidement en quelques semaines à quelques mois. Souvent aussi, c'est une rétention aiguë d'urines qui ouvre le tableau clinique, ou une hématurie initiale.

À UN STADE PLUS ÉVOLUÉ DE LA MALADIE, le malade se présente pour des signes en rapport avec des métastases : œdème unilatéral du membre inférieur, douleurs rhumatismales, paraplégie, fracture pathologique, altération inexpliquée de l'état général.

DE PLUS EN PLUS FRÉQUEMMENT, le cancer de prostate est dépisté au cours de l'examen histologique des copeaux de résection pour adénome de prostate, ou bien dépisté chez un patient asymptomatique chez qui le taux anormal de PSA et/ou l'échographie endorectale de la prostate ont poussé à réaliser une biopsie. Parfois, c'est le toucher rectal systématique qui est évocateur.

Toucher rectal

C'est l'élément essentiel du diagnostic. Il permet de retrouver une lésion indurée de la prostate. Cette lésion est irrégulière, en général non douloureuse, localisée ou étendue. Il peut ainsi s'agir d'un nodule unique ou, dans les cas évolués, d'un bloc pelvien qui noie la prostate.

Examens paracliniques

Échographie prostatique

La voie endorectale est particulièrement utile dans le diagnostic du cancer de la prostate, surtout dans les formes de début localisées. Elle permet une étude de l'échostructure de la prostate. Ainsi, l'image suspecte de cancer est constituée par une ou plusieurs zones hypoéchogènes au niveau de la partie périphérique de la glande. La biopsie de ces zones suspectes permet d'améliorer le diagnostic des formes précoces.

Dosage de l'antigène spécifique prostatique

L'antigène prostatique spécifique ou PSA (*Prostatic Specific Antigen)* est une glycoprotéine élaborée au niveau de la prostate. Elle est sécrétée dans le sang. Le dosage sérique est réalisée par immuno-histochimie. Chez l'homme indemne de toute affection prostatique, son taux varie de 0,1 à 3 ng/mL. Ce taux est augmenté en cas de cancer de la prostate, mais il n'est pas spécifique du cancer prostatique.

Examen anatomopathologique

La glande prostatique est classiquement divisée en 2 portions : prostate craniale et prostate caudale. Le cancer de prostate prend en règle générale naissance dans la glande caudale. Il s'agit presque toujours d'un adénocarcinome.

PRÉLÈVEMENT

- **L'aiguille fine de Franzen** permet la ponction-aspiration de glandes entières ou de lambeaux tumoraux sur lesquels on peut étudier la cytologie. Le produit aspiré est immédiatement fixé dans la formaline et adressé au laboratoire. Il est ensuite coloré par le Papanicolaou et monté entre lame et lamelle. Cette technique est de moins en moins utilisée au profit de la biopsie prostatique.
- **Biopsie de la prostate** : c'est la méthode de diagnostic la plus appropriée. Elle est réalisée par ponction directe de la prostate par une aiguille spéciale : *Tru-Cut* ou *Biopty*. Elle est faite par voie périnéale ou mieux par voie rectale avec cependant un risque infectieux non négligeable, d'où l'intérêt d'une antibioprophylaxie et un lavement évacuateur le jour de la biopsie. La précision de la biopsie est améliorée par l'utilisation de l'échographie.

RÉSULTATS. L'examen histologique du prélèvement permet de fournir un certain nombre de renseignements :

- **Le type histologique** qui est généralement un adénocarcinome.
- **L'architecture de l'adénocarcinome** permet de distinguer les formes bien différenciées, quand la ressemblance avec le tissu prostatique sain est bonne, et les formes indifférenciées. Plusieurs intermédiaires existent entre ces deux.
- **L'invasion du tissu prostatique sain.**
- **Les emboles néoplasiques intravasculaires.**
- **L'histopronostic** qui est fonction du stade de la lésion, de son volume et de son histologie. On utilise pour cela la classification de Gleason qui tient compte de la différenciation cellulaire.

Bilan d'extension

Il a pour but de distinguer les cas encore limités auxquels on peut proposer un traitement curateur, et les formes déjà étendues ou métastasées où seule une thérapeutique palliative est à envisager.

APPRÉCIATION DE L'EXTENSION LOCALE

- **L'urographie intraveineuse :** révèle l'atteinte du col et du trigone et signe l'extension extraprostatique lorsque les uretères sont dilatées (figure 12.5).
- **L'échographie endorectale :** précise l'invasion de la capsule.

EXTENSION GANGLIONNAIRE

Ce sont essentiellement les ganglions obturateurs, iliaques externes, hypogastriques et présacrés qui sont affectés. Le diagnostic d'atteinte ganglionnaire se fait par :

- **L'échographie :** les images suspectes sont représentées par la visualisation de ganglions iliaques ou obturateurs.
- **La tomodensitométrie :** les ganglions anormaux se caractérisent par une augmentation de volume (plus de 1,5 cm).

EXTENSION A DISTANCE : elle est dominée par l'atteinte osseuse qui est la localisation métastatique la plus fréquente. Sa mise en évidence est représentée par les radiographies du squelette ou par la scintigraphie osseuse qui détecte des lésions précoces.

Les autres localisations seront recherchées par la radiographie pulmonaire, l'échographie hépatique ou la tomodensitométrie cérébrale.

CLASSIFICATION. Au terme de cette évaluation, le cancer peut être classé en stades évolutifs :

- Stade A : cancer de découverte fortuite sur une pièce d'adénomectomie.
- Stade B : cancer limité à la glande.
- Stade C : cancer ayant dépassé la capsule prostatique mais sans métastases évidentes.
- Stade D : cancer métastatique.

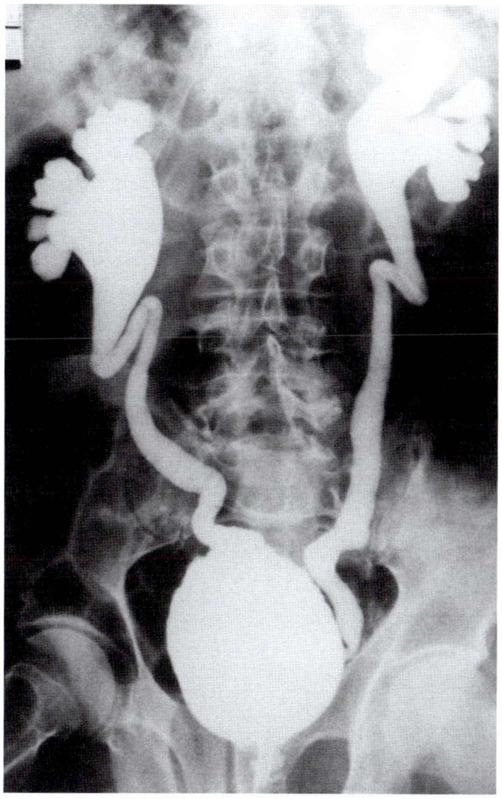

Fig. 12.5 Cancer prostatique évolué atteignant la base vésicale et enserrant les deux orifices urétéraux, entraînant ainsi une stase bilatérale.

Traitement

Le traitement du cancer de la prostate varie selon le stade de la tumeur. Il se veut curateur dans les formes localisées alors qu'il est palliatif dans les formes étendues.

Cancer localisé

STADE A. C'est un cancer découvert sur une pièce d'hypertrophie bénigne de la prostate alors qu'il n'a pas été suspecté cliniquement. Il s'agit donc d'un cancer au tout début. Si l'extension est très limitée, et l'espérance de vie du patient est inférieure à 15 ans, il peut être licite d'effectuer une simple surveillance. Dans les autres cas, en particulier chez un patient jeune, en bon état général, il est justifié de réaliser un traitement radical.

STADE B. Ce cancer localisé est une indication de traitement chirurgical radical si le patient a une espérance de vie de plus de 10 ans (en pratique, s'il a moins de 70 ans).

La prostatectomie radicale consiste à enlever la prostate et les vésicules séminales de façon large. Cette intervention donne très fréquemment une impuissance. Une incontinence postopératoire peut être observée dans environ 5 % des cas. Des transfusions sont nécessaires dans la plupart des cas.

Ainsi, lorsque le patient est en mauvais état général, ou lorsque son esperance de vie est inférieure à 10 ans, il est préférable de proposer une radiothérapie, qui est beaucoup moins invasive, mais qui expose au risque de cystite ou de rectite radique.

DANS ENVIRON 30 % DES CAS, lorsqu'une prostatectomie est réalisée, l'étude histologique de la pièce montre des marges positives, ou bien les ganglions prélevés sont atteints. Dans ces cas de cancer, en fait évolués, un traitement complémentaire est justifié, soit par radiothérapie, soit par hormonothérapie.

Cancer évolué

Le cancer de prostate est un cancer hormonodépendant. Ainsi, l'orchidectomie ou l'administration d'œstrogènes entraîne une atrophie de la prostate et une rétrocession du cancer.

L'objectif du traitement hormonal est de s'opposer à l'action androgénique stimulante de la prostate :

- en supprimant la source principale de la testostérone par la castration ;
- ou en s'opposant à sa synthèse testiculaire par l'administration d'œstrogènes ou d'agonistes de la LH-RH ;
- ou en modifiant le métabolisme des androgènes par le recours à un anti-androgène.

13 Obstacles cervico-prostatiques, troubles de la miction, traumatismes

Obstacles cervico-prostatiques

Les obstacles cervico-prostatiques constituent une pathologie très fréquente chez l'homme.

Ils sont le fait de trois pathologies distinctes : l'adénome prostatique, le cancer prostatique — toutes deux des affections de l'homme âgé —, et la maladie du col — affection de l'adulte jeune, aux alentours de 40 ans.

L'obstacle au niveau de la région cervico-prostatique entraîne un phénomène de lutte de la vessie qui va s'hypertrophier. Si l'obstacle persiste, à la phase d'hypertrophie, va succéder une phase décompensée ; il s'ensuit une distension vésicale, puis une distension urétéro-pyélo-calicielle qui peut aboutir à l'insuffisance rénale.

Symptômes

LE SIGNE MAJEUR DE L'OBSTACLE CERVICO-PROSTATIQUE EST LA DYSURIE (besoin de forcer pour uriner). Cette dysurie peut être plus ou moins importante. Elle s'accompagne d'une faiblesse du jet qui peut aller jusqu'à un jet goutte-à-goutte.

LA POLLAKIURIE est le deuxième symptôme majeur. Il consiste en un besoin fréquent d'uriner. La pollakiurie est souvent nocturne et peut être une source de gêne importante pour le patient.

Ces deux symptômes majeurs sont présents à la phase compensée, lorsque la vessie a la force d'expulser l'urine, aboutissant à sa vidange pratiquement complète. En début de décompensation, apparaît un résidu après miction. Celui-ci est le signe que la vessie commence à s'épuiser et qu'il est temps d'intervenir chirurgicalement. Si les choses évoluent, survient la phase décompensée avec apparition d'une distension vésicale et de mictions par regorgements, aboutissant à une pseudo-incontinence (vidange du trop-plein vésical goutte-à-goutte).

À ce stade, des signes généraux : insuffisance cardiaque, insuffisance rénale, peuvent être associés.

Étiologies

Adénome de prostate

Il s'agit d'une affection très fréquente chez l'homme après 55 ans. C'est une tumeur bénigne qui se développe aux dépens des glandes péri-urétérales. Cette hypertrophie prostatique évolue sur le plan clinique en trois phases.

LA PHASE DE PROSTATISME SIMPLE avec une pollakiurie et dysurie, mais les différents examens (urographie intraveineuse, échographie après miction) montrent qu'il n'existe pas de résidu après miction.

ENSUITE VIENT LA PHASE DE RÉTENTION CHRONIQUE, sans distension, qui correspond au début de décompensation de la vessie. Dans ces conditions, apparaît un résidu après miction.

PUIS, AU STADE DE RÉTENTION CHRONIQUE AVEC DISTENSION, il existe une dilatation vésicale et urétéro-pyélo-calicielle aboutissant à une insuffisance rénale.

Clinique

Le toucher rectal constitue un élément très important de l'appréciation de la prostate. Dans l'adénome prostatique, le toucher rectal montre une prostate lisse, souple, élastique et non douloureuse. Le toucher rectal évolue avec la taille de l'adénome. Les examens complémentaires — échographie endorectale de la prostate, échographie abdominale, urographie intraveineuse —, peuvent apprécier la morphologie des reins, de la voie excrétrice, de la vessie et de l'urètre. Ils peuvent renseigner sur l'apparition

DÉMARCHE INFIRMIÈRE

POSE D'UNE SONDE À DEMEURE

C'est un acte de pratique courante pour l'infirmier(e) en urologie. Il est réalisé le plus souvent par celui(celle)-ci après une prescription médicale. Les principales étapes sont les suivantes.

Préparation locale

Une mauvaise préparation locale peut être responsable d'infection.

Toilette minutieuse avec eau, savon et solution antiseptique. Chez l'homme, nettoyage du gland, du sillon balano-préputial et de la verge; chez la femme, nettoyage de la vulve de haut en bas, écarter les grandes et petites lèvres et nettoyer avec délicatesse la région du méat.

Ensuite, installer un champ de petite taille, fendu au niveau de la verge, ou de la vulve, et préparer les éléments nécessaires au sondage :

- gants stériles;
- sonde (de diamètre adapté);
- gel en quantité pour assurer le bon glissement de la sonde.

Placement du cathéter

• ***Chez l'homme***

Le patient est en décubitus dorsal. Il faut tenir la verge au zénith et introduire l'extrémité de la sonde dans le méat. Il est indispensable que la sonde soit très abondamment lubrifiée; un grand nombre d'échecs de sondage provenant en effet d'une mauvaise lubrification. Après avoir introduit la sonde sur une quinzaine de centimètres, il est possible que celle-ci butte, car l'urètre bulbaire change de direction, pour remonter au niveau de la prostate. Il faut alors, tout en tenant la verge tendue, l'abaisser en bas, puis continuer à introduire la sonde. Ce moment est désagréable, il correspond au passage du sphincter strié et des muscles du périnée. Il est indispensable de demander au patient de se décontracter. Il faut enfoncer la sonde jusqu'à la garde pour bien s'assurer que l'extrémité est libre dans la vessie. L'urine s'écoule alors. Le ballonnet est gonflé avec 10 cc d'eau stérile. Puis, la sonde est légèrement retirée; on sent très bien le ballonnet qui vient buter au niveau du col et qui « bloque » la sonde. Pour s'assurer du bon fonctionnement de la sonde, on peut injecter du liquide : celui-ci doit être injecté facilement, et également aspiré sans difficulté. En fin de sondage, il est indispensable de recalotter le gland pour éviter un paraphimosis.

• ***Chez la femme***

La pose de la sonde à demeure est plus facile. Après repérage du méat, la sonde lubrifiée est introduite, l'urètre féminin étant très court, il est nécessaire d'introduire la sonde sur quelques centimètres pour obtenir de l'urine. Le ballonnet est gonflé.

Dans les deux cas, la sonde doit préalablement être raccordée à la tubulure stérile du sac à urine avec le sondage, cela évite les manipulations souvent peu propres des raccords et tubulures, dans un champ souillé par l'urine.

Incidents, accidents

– La sonde ne progresse pas chez l'homme : ne pas forcer. Peut-être est-elle mal lubrifiée, de trop gros calibre, ou au contraire, de trop petit calibre, elle s'enroule alors dans l'urètre. Recommencer avec une autre sonde, sur un malade réconforté et décontracté.

Ne jamais forcer, surtout si les sondes sont rigides, au risque de réaliser une perforation.

– En cas d'hémorragie, il faut appeler le médecin, il peut s'agir d'une fausse route.

– Si aucune urine ne s'écoule dans la sonde qui a été enfoncée sur toute sa longueur :
  - peut-être n'y a-t-il pas d'urine dans la vessie ?
  - peut-être la sonde est-elle bouchée par un caillot ?
  - peut-être la sonde est dans une fausse route ?

Dans tous les cas, injecter quelques centimètres cubes d'eau dans la sonde, celle-ci doit revenir sans difficulté. Dans le cas contraire, cela veut dire que la sonde n'est pas en place. Dans ce cas, prévenir le médecin.

d'un résidu après miction et l'existence d'une urétéro-hydronéphrose.

DES COMPLICATIONS peuvent survenir au cours de l'évolution de l'adénome de prostate ou constituer un épisode inaugural. Ces complications sont :

▸ **La rétention aiguë** qui se manifeste par un globe vésical. Il s'agit d'une distension aiguë très douloureuse de la vessie, qui impose en urgence un geste d'évacuation vésicale, soit par voie transurétrale, soit par mise en place d'un cathéter sus-pubien.

- **L'hématurie** peut émailler l'évolution de l'adénome prostatique ainsi que l'infection urinaire.

LES COMPLICATIONS CHRONIQUES sont constituées par l'apparition de lithiase vésicale pouvant favoriser certaines infections et entraînant des signes cliniques spécifiques : l'apparition d'une insuffisance rénale ou d'une insuffisance cardiaque peut être observée dans les cas les plus graves.

Traitement

Le traitement de l'adénome prostatique peut être divisé en trois catégories :

Traitement médical

Il fait appel à certains extraits de plantes ou à des inhibiteurs de la 5-α-réductase[1]. Ces traitements médicaux s'adressent au stade initial de l'évolution de l'adénome prostatique et certains de ces traitements apportent une amélioration des symptômes.

Traitements instrumentaux

Plusieurs traitements consistant à réaliser une hyperthermie au niveau de la glande prostatique sont actuellement en cours d'évaluation. L'ensemble de ces traitements qui ne vise pas à enlever le tissu prostatique a démontré une certaine efficacité, cependant moindre que celle du traitement classique avec ablation de la glande prostatique.

Ces traitements consistent à réaliser une hyperthermie au niveau du tissu prostatique, soit par voie transurétrale, soit par voie interstitielle.

Traitements chirurgicaux

LA RÉSECTION ENDO-URÉTRALE. Celle-ci consiste, par voie endoscopique, à réséquer des copeaux de prostate grâce à une anse diathermique. Cette intervention est très simple et la durée de l'hospitalisation nécessaire est limitée à quelques jours. En fin d'intervention, une sonde urinaire à double courant est mise en place. Elle sera enlevée lorsque l'urine sera devenue claire. Tant qu'il persiste une hématurie, le lavage est laissé en place.

L'ABLATION DE L'ADÉNOME PAR CHIRURGIE OUVERTE. Dans ce cas, on accède à l'adénome, soit par voie vésicale (opération de Freyer), soit par voie rétropubienne (opération de Millin). Dans les deux cas, le doigt permet au chirurgien de trouver l'espace de clivage entre l'adénome et la coque prostatique pour réaliser l'ablation de celui-ci. Les interventions chirurgicales ouvertes s'adressent aux adénomes de taille supérieure à 50 ou 60 g, en pratique, la chirurgie ouverte ne s'adresse qu'à 10 ou 15 % des patients.

HÉMORRAGIE DE LA LOGE : il s'agit d'une complication qui est relativement fréquente. Une hémorragie importante peut aboutir à un caillotage provoquant l'obstruction de la sonde à demeure. Pour éviter celui-ci, une sonde à double courant est placée en fin d'intervention et, par celle-ci, du sérum physiologique est injecté dans la vessie pour faire un lavage permanent et pour éviter le caillotage. Lorsque l'hémorragie est importante et que le lavage ne suffit pas, il faut faire régulièrement toutes les deux heures des lavages à la seringue. Lorsqu'il n'est pas possible d'éviter le caillotage, il est souvent nécessaire de retourner au bloc opératoire et de décailloter la vessie sous anesthésie.

Cette hémorragie d'origine prostatique peut également entraîner un syndrome anémique aigu qui impose un traitement rapide à base de réanimation.

PERFORATION : elle peut survenir au cours de l'intervention. Elle intéresse le plus souvent l'espace sous-péritonéal et peut être traitée par simple drainage. Elle peut s'accompagner de douleurs pelviennes, de baisse de la tension artérielle et de chocs qui peuvent survenir dans les premières heures postopératoires.

D'AUTRES COMPLICATIONS (phlébite, embolie pulmonaire) peuvent également être observées, mais elles ne sont pas spécifiques de cette chirurgie prostatique.

PLUS À DISTANCE, l'incontinence de l'urine peut être observée dans 1 à 2 % des cas. À l'inverse, une récidive de la dysurie peut être observée en cas de sclérose de la loge.

Cancer prostatique

Le chapitre a été traité avec les tumeurs de l'appareil urinaire.

1. Enzyme transformant la testostérone en di-hydro-testostérone, hormone influençant le développement glandulaire de la prostate et par conséquent de l'adénome.

PROTOCOLE DE SOINS

SURVEILLANCE D'UN PATIENT APRÈS RÉSECTION ENDO-URÉTRALE

• ***La résection endo-urétrale de prostate*** permet d'évider par l'intérieur la prostate à l'aide d'un instrument introduit par les voies naturelles, et muni d'une anse diathermique permettant la réalisation de copeaux.

Au cours de l'intervention, une perforation, en général sous-péritonéale, peut survenir; les signes sont souvent brutaux (baisse de la tension, choc, marbrures cutanées), mais parfois différés et survenant après le retour du patient en salle de soins.

La complication la plus fréquente est néanmoins l'hémorragie, en fait toujours observée. Pour éviter un caillotage vésical, une sonde à demeure à double courant est placée, permettant un lavage vésical continu.

Au retour du bloc opératoire, l'infirmier(e) doit veiller :

– À éviter un caillotage vésical. Il/elle doit notamment surveiller que le liquide de lavage coule assez vite ou n'est pas terminé, ou n'a pas été clampé temporairement pendant les manipulations du patient. L'arrêt du lavage goutte-à-goutte pendant seulement quelques minutes est suffisant pour instaurer un caillotage.

– Si le saignement est important, il est nécessaire, en plus de l'irrigation constante, de procéder à des lavages à la seringue en injectant du sérum physiologique et en retirant liquide et caillots. Cette manœuvre doit être réalisée plusieurs fois.

– En cas de caillotage, malgré tous ces soins, il faudra appeler le médecin pour que soit réalisé un décaillotage au bloc opératoire, sous anesthésie, en utilisant la gaine du résecteur, très large, donc très efficace pour évacuer les gros caillots.

– Surveiller les constantes habituelles : pouls, tension artérielle, prévoir d'appeler l'anesthésiste dans l'optique d'une transfusion avant que le choc ne soit installé.

– Surveiller l'état abdominal du patient (douleurs) pouvant être le témoin d'une perforation.

• ***Lorsqu'une résection endo-urétrale de la vessie a été réalisée,*** pour ablation de polypes vésicaux, la surveillance est similaire, l'hémorragie est souvent moins importante que lors d'une résection endo-urétrale de prostate. En contrepartie, le risque de perforation vésicale est supérieur. Cette complication est possible lorsque les polypes sont situés sur le dôme vésical. Dans ce cas, la perforation est intra-péritonéale. L'infirmier(e) peut reconnaître cette complication si elle n'a pas été diagnostiquée à l'intervention, par l'existence d'un choc non hémorragique, l'absence d'écoulement d'urine par la sonde (l'urine s'échappe dans le péritoine par la brèche), alors que celle-ci n'est pas bouchée, et la présence de douleurs abdominales. Dans ce cas, le médecin doit être appelé en urgence pour une réintervention, qui comprendra une toilette péritonéale et une suture de la brèche vésicale.

Maladie du col chez l'homme

Il s'agit d'une hypertrophie des fibres musculaires du col. Cette maladie atteint l'homme jeune. Elle aboutit souvent à des signes fonctionnels importants. Elle peut être très invalidante et aboutir à une destruction de la vessie dans les cas les plus graves.

LE TRAITEMENT de cette affection consiste à réaliser une section du col vésical. Cette intervention endoscopique, d'importance mineure, doit être indiquée dans des cas très particuliers. En effet, celle-ci entraîne, dans une grande proportion de cas, une éjaculation rétrograde qui représente un inconvénient chez l'homme jeune.

Conclusion

Les obstacles cervico-prostatiques représentent un nombre important d'hospitalisations de l'homme au-delà de 60 ans.

Dans la majorité des cas, il s'agit de causes bénignes (adénome prostatique). Celles-ci peuvent coexister avec le cancer prostatique qu'il faut savoir reconnaître tôt pour lui offrir un traitement optimal.

Le rôle de l'infirmier(e) est majeur dans la surveillance postopératoire après chirurgie prostatique. En effet, cette chirurgie est en général relativement hémorragique et la surveillance des premières heures après l'intervention est **cruciale** et peut éviter de nombreuses reprises chirurgicales par caillotage.

Incontinence

On définit l'incontinence urinaire comme la perte involontaire d'urine par l'urètre due à l'incompétence du système sphinctérien vis-à-vis des pressions engendrées ou transmises par la vessie. Il faut éliminer d'emblée les fausses incontinences urinaires que sont :
– les fuites urinaires par fistule uro-génitale chez la femme ;
– l'incontinence urinaire par regorgement.

Diagnostic clinique

Interrogatoire

RECHERCHE DES ANTÉCÉDENTS DU MALADE :
– antécédent de traumatisme vertébro-médullaire ;
– antécédent d'intervention sur le pelvis.

DATE DU DÉBUT DES TROUBLES :
– depuis la naissance ;
– après un traumatisme ;
– après un accouchement ;
– après une intervention chirurgicale.

LES CARACTÈRES DE L'INCONTINENCE :
– permanente ;
– à la suite d'un effort ;
– par impériosité.

Examen

Il permet de mettre en évidence l'incontinence : issue d'urine par l'urètre, parfois uniquement après effort ou passage à la station debout. On retrouve parfois des signes d'irritation cutanée par l'urine.

Il recherche des signes neurologiques à type d'hypoesthésie ou d'anesthésie au niveau des différents territoires notamment au niveau du périnée (anesthésie en selle), de paralysie motrice, d'hypo- ou hyperréflexie ostéo-tendineuse.

CHEZ L'ENFANT : il faut rechercher une malformation des organes génitaux externes (épispadias, hypospadias, extrophie vésicale...) ; une malformation vertébro-médullaire (myélo-méningocèle) ; une malformation des membres associée.

Chez la femme : examen en position gynécologique vessie pleine, en demandant à la patiente de faire un effort de toux pour rechercher une incontinence urinaire à l'effort. La même manœuvre sera répétée avec deux doigts dans le vagin essayant de remonter le col vésical (manœuvre de Bonney).

Examens complémentaires

Examens radiologiques

L'ASP recherche une anomalie osseuse à type de spina bifida, des séquelles de traumatisme vertébro-médullaire, un globe vésical.

L'UROGRAPHIE INTRAVEINEUSE recherche une malformation du haut ou du bas appareil, une implantation ectopique de l'uretère, une vessie de capacité réduite, de paroi irrégulière.

Bilan urodynamique

On recherche :
– une vessie hyperactive signant l'incontinence par impériosité ;
– un profil urétral bas en cas d'insuffisance sphinctérienne ;
– une dyssynergie vésico-sphinctérienne en cas de vessie neurologique.

Étiologies

Vessies neurologiques

On regroupe sous cette dénomination toutes les manifestations vésicales d'origine neurologique.

L'ATTEINTE NEUROLOGIQUE :
– peut intéresser les nerfs sensitifs, les nerfs moteurs ou les deux ;
– est de niveau variable, intéressant le motoneurone supérieur ou inférieur ;
– est complète ou incomplète.

L'INCONTINENCE URINAIRE se voit dans les lésions médullaires siégeant au-dessus de l'arc réflexe de la miction (voir Chapitre 3, *Physiologie*). Aussi, l'arc réflexe sacré reste intact mais la perte de la conscience de la sensation et du contrôle moteur inhibiteur cérébral conduit à l'incontinence car c'est une vessie hyperirritable.

Étiologies

L'IU par atteinte neurologique se voit dans 2 circonstances.

Après une section complète ou partielle de la moelle au-dessus du rachis lombaire. Elle se voit dans :
- les traumatismes vertébro-médullaires;
- les tumeurs vertébro-médullaires;
- la sclérose en plaque.

À la suite d'une lésion dissociée des centres parasympathique et somatique sacrés. La destruction du centre somatique avec préservation du centre parasympathique entraîne une incontinence urinaire. Elle s'observe surtout en cas de myélo-méningocèle.

Signes cliniques

Les symptômes urologiques sont une miction involontaire, souvent fréquente et peu abondante. La véritable sensation de réplétion manque.

Une stimulation sur la peau de l'abdomen ou des cuisses peut déclencher la miction. C'est une miction réflexe.

Les symptômes non urologiques sont une paralysie spastique et des troubles de la sensibilité en dessous du niveau de la lésion.

À l'examen, le tonus anal est conservé ou augmenté de même que le réflexe bulbo-caverneux.

Signes radiologiques

L'UIV et la cystographie rétrograde sont essentielles. L'aspect typique est celui d'une vessie trabéculée de petite capacité réalisant une image caractéristique en sapin de Noël.

Test à l'eau glacée

90 mL de sérum glacé à 4 °C seront introduits dans la vessie avec force par l'intermédiaire d'une sonde. L'eau et la sonde seront rejetées avec force signant un test positif dans ce type de neurovessie.

Bilan urodynamique

Il comporte cystomanométrie, profil urétral et électromyographie; il va montrer :
- une hyperactivité vésicale : avec l'introduction de liquide, on note des contractions fortes, désinhibées;
- une capacité vésicale réduite;
- un résidu postmictionnel important.

Traitement

Différentes méthodes palliatives tentent d'améliorer le confort du malade incontinent et aussi d'éviter les complications (reflux vésico-urétéral, lithiase, infection urinaire, rétention) :

- **La rééducation vésicale** : le patient tente de déclencher la miction par une stimulation manuelle ou un pincement de l'abdomen.
- **La sonde à demeure** permet de pallier l'incontinence mais se surajoutent les problèmes du sondage : lithiase, infection urinaire…
- **L'étui pénien** ne comporte pas les risques de la sonde à demeure.
- **Les médicaments** : ce sont les parasympatholytiques qui permettent de diminuer le tonus vésical et l'hypercontractilité.
- **La dérivation vésicale** : ce sont des dérivations supravésicales qui court-circuitent la vessie malade. La dérivation peut être continente ou non. Les dérivations non continentes sont plus faciles à exécuter mais nécessitent une prise en charge de la stomie cutanée par un dispositif collecteur constamment en place. Elles sont directes — urétérostomie cutanée — ou indirectes — urétérostomie cutanée transiléale (intervention de Bricker).
- **La chirurgie** par une intervention de dénervation vésicale permettant de réduire la spasticité vésicale : la rhizotomie sacrée.
- **Le sphincter artificiel.**

Énurésie de l'enfant

Il s'agit d'une perte involontaire d'urine, d'origine fonctionnelle, survenant plus volontiers la nuit.

Il faut donc exclure d'emblée toute perte d'urine liée à des causes organiques ou neuro-urologiques dans lesquelles l'énurésie n'est que le symptôme d'appel.

L'énurésie n'est pas une maladie, c'est une prolongation d'un fonctionnement vésico-sphinctérien qui d'ordinaire se modifie entre 2 et 4 ans. Elle ne doit donc être traitée qu'au-delà de l'âge de 5 ans.

On différencie énurésie primaire lorsque le trouble évolue sans la moindre période de sécheresse et énurésie secondaire quand il existe une période de contrôle mictionnel et de sécheresse de quelques mois.

Épidémiologie

On estime le pourcentage des énurétiques à 8 à 12 % chez les enfants de plus de cinq ans, et à 1 à 3 % après l'âge de 20 ans. Les garçons sont prédominants : 61 %.

Étiologies

Causes vésicales. Elles sont représentées par l'hyperactivité vésicale. Cette hyperactivité est physiologique dans les premières années de la vie. Sa persistance induit une vessie de type infantile qui se remplit et se vide de manière automatique, réalisant le syndrome d'immaturité vésicale.

Ce syndrome se manifeste par :

– des troubles mictionnels diurnes : impériosité, pollakiurie, petites fuites d'urines à l'origine de la culotte mouillée ;

– des troubles mictionnels nocturnes : l'énurésie ;

– un tracé urodynamique témoignant d'une hyperactivité, une hypersensibilité et parfois une hypertonie du détrusor.

Facteur hormonal. Il semble que, chez les enfants énurétiques, il y ait un défaut de sécrétion nocturne de l'hormone antidiurétique (ADH). Ce qui peut entraîner une élévation de la production nocturne d'urine et dépasser la capacité fonctionnelle de la vessie.

Sommeil. Les études électroencéphalographiques semblent montrer chez les énurétiques une augmentation nocturne de l'hyperactivité vésicale avec des pressions vésicales pouvant atteindre des valeurs très élevées, surtout au cours du sommeil lent.

Causes psychologiques. La responsabilité de facteurs déclenchants est surtout reconnue dans les énurésies secondaires. Ils sont de nature affective ou sociale : naissance d'un petit frère ou d'une petite sœur, angoisse scolaire, séparation, deuils, conflits familiaux…

L'énurésie est également responsable de conséquences psychologiques : sentiment de honte, repli sur soi…

Autres facteurs. De nombreux facteurs sont susceptibles de favoriser l'énurésie par différents mécanismes. Il s'agit de la constipation, des mauvaises conditions d'habitat ou d'éducation…

Traitement

Il existe des traitements spécifiques en cas d'identification d'une cause, et des traitements non spécifiques s'adressant à tous les malades.

En cas d'immaturité vésicale : les anticholinergiques sont indiqués avec pour chef de file l'oxybutinine. Si l'enfant est assez grand, il peut bénéficier de la rééducation vésico-sphinctérienne.

En cas de diminution de sécrétion nocturne de l'ADH, responsable d'une polyurie, un traitement par desmopressine (*Minirin*) peut être prescrit.

Un allégement du sommeil permet d'agir sur le seuil d'éveil pour que la stimulation vésicale permette à l'enfant de se réveiller. On utilise pour cela des antidépresseurs tricycliques (*Tofranil* ou *Anafranil*) ou des alarmes type « Stop-pipi » qui permettent un conditionnement de l'enfant.

Les facteurs psychologiques seront confiés au psychologue.

Incontinence d'urine chez la femme

Physiopathologie

La continence est assurée grâce à l'équilibre entre les forces d'expulsion et les forces de retenue.

Les forces de retenue sont précaires chez la femme, car elle a un urètre court et son périnée est exposé aux traumatismes obstétricaux : le tonus urétral est maintenu par l'activité du dispositif sphinctérien. Il se renforce lors de la retenue volontaire mais s'altère progressivement avec l'âge.

Les forces d'expulsion sont représentées par la contraction vésicale et par l'hyperpression abdominale.

- **L'hyperpression abdominale** est créée par des efforts comme la toux, l'éternuement, le rire qui élèvent brutalement la pression vésicale. Cette hyperpression se transmet également à la portion initiale de l'urètre qui est située dans la même enceinte abdominale que la vessie. Ce qui n'entraîne donc pas d'incontinence. Cependant lorsqu'il y a une ptose de la base vésicale, la transmission se fait uniquement sur la vessie et le surcroît de pression n'est pas compensé, ce qui engendre une incontinence.
- **La contraction vésicale** est un phénomène normal qui se produit chaque fois que la vessie a atteint un certain volume de remplissage. Dans certains cas cependant, la vessie se contracte de manière réflexe, même pour des volumes faibles, ce qui caractérise les états d'hyperréflectivité

vésicale ou d'instabilité vésicale. Chaque contraction vésicale entraîne une ouverture réflexe du sphincter lisse, laissant la continence aux dépens uniquement du sphincter strié. En cas de fatigabilité de ce dernier, une incontinence urinaire par instabilité vésicale va apparaître.

Au total, la fuite d'urine peut être secondaire à :
- une perte du contrôle volontaire du sphincter strié par atteinte de la commande nerveuse;
- une inefficacité du sphincter strié à contenir la contraction vésicale.

Examen clinique

L'INTERROGATOIRE demande les antécédents médico-chirurgicaux, ainsi que les antécédents gynéco-obstétricaux et urologiques. Il doit préciser un certain nombre de paramètres essentiels.

L'abondance des fuites obligeant la patiente à porter constamment ou non une protection, et parfois à la changer plusieurs fois par jour.

Les circonstances provoquant la fuite :
- l'effort : il faudra alors préciser quel type d'effort : intense, modéré ou efforts de la vie quotidienne;
- l'impériosité : c'est l'impossibilité de retenir les urines lors d'un besoin urgent malgré la contraction volontaire du sphincter strié, « la patiente se précipite aux toilettes » ;
- les mictions réflexes qui caractérisent l'urination, c'est une véritable miction active et complète à laquelle assiste le patient impuissant.

Les signes associés : une pollakiurie oriente vers une instabilité vésicale. Une dysurie est plutôt évocatrice d'un prolapsus, des brûlures mictionnelles sont observées en cas de cystites.

EXAMEN CLINIQUE

Il commence d'abord par l'observation des fuites. La patiente est en position gynécologique, vessie pleine, on lui demande de faire des efforts de toux :
- la même manœuvre est répétée après repositionnement du col vésical dans l'enceinte abdominale, en remontant le cul-de-sac vaginal antérieur au moyen de 2 doigts vaginaux sans comprimer l'urètre ni le col, c'est la manœuvre de Bonney;
- l'exploration de la vulve note l'aspect et la trophicité de celle-ci : fermée ou spontanément béante;
- le périnée est observé au cours des efforts de poussée à la recherche d'un prolapsus;
- un testing musculaire est fait avec des doigts intravaginaux recourbés en crochets en demandant à la patiente de faire des efforts de retenue. Il explore la tonicité des muscles releveurs de l'anus, il sera coté de 0 à 5.

Examens complémentaires

LA RADIOLOGIE n'a que très peu d'intérêt.

L'urétrographie mictionnelle montre parfois des aspects évocateurs : effacement de l'angle urétro-vésical postérieur au-delà de 110°, vésicalisation de l'urètre proximal au repos et à la toux, abaissement de la jonction cervico-urétrale au-dessous de la symphyse pubienne.

Le colpocystogramme distingue la cervicocystoptose sans ouverture du col, la béance cervicale sans abaissement du col.

LES EXPLORATIONS URODYNAMIQUES permettent l'expertise de l'équilibre vésico-sphinctérien.

L'instabilité vésicale est caractérisée par des contractions vésicales désinhibées d'une amplitude supérieure à 15 cm d'eau, survenant spontanément ou lors de stimulation.

L'incontinence urinaire d'effort se manifeste par le défaut de transmission de l'effort au niveau de l'urètre.

L'équilibre vésico-sphinctérien est le résultat de 4 paramètres : la compliance vésicale, la contractilité vésicale, le tonus urétral, la résistance urétrale.

Traitement

Il dépend de l'origine de l'incontinence :

DANS LES INCONTINENCES PAR INSTABILITÉ VÉSICALE les anticholinergiques permettent de freiner l'hyperactivité vésicale. Le chlorure d'oxybutinine *(Ditropan)* paraît actuellement être l'anticholinergique le plus efficace.

DANS LES INCONTINENCES URINAIRES D'EFFORT : de nombreuses méthodes thérapeutiques sont proposées.

Les traitements médicamenteux à base d'alpha-stimulants dans le but d'augmenter le tonus urétral, associés aux œstrogènes dans le but d'améliorer la trophicité de la muqueuse urétrale ce qui potentialise les effets des alpha-stimulants.

La rééducation périnéo-sphinctérienne a pour but de développer la musculature périnéale et surtout d'apprendre à la patiente de l'utiliser. Elle repose sur trois techniques : le *biofeedback* ou rétroaction sensorielle, la stimulation électrique endovaginale, et la kinésithérapie. Elle doit toujours être tentée en première intention.

▸ **La chirurgie** a pour but de repositionner le col vésical dans l'enceinte manométrique de l'abdomen. Les résultats de la chirurgie sont de l'ordre de 80 à 90 % de succès selon les auteurs. Le taux de récidive est maximal la première année.

Incontinence urinaire chez l'homme

Chez l'homme, l'incontinence a deux origines : incontinence par atteinte neurologique ou l'incontinence post-opératoire.

L'incontinence post-opératoire est une complication redoutable de la chirurgie urologique. Elle est secondaire à la lésion des deux sphincters vésicaux.

Deux interventions sont en cause : l'adénomectomie prostatique chirurgicale ou endoscopique, et la prostatectomie radicale.

L'examen clinique essaiera d'évaluer les caractères de l'incontinence : minime, moyenne ou totale ; survenant à l'effort, par impériosité ou mixte ; associée ou non à une dysurie. Le toucher rectal apprécie la loge prostatique et la région anastomotique.

Bilan paraclinique

Il comporte :

– des prélèvements bactériologiques : ECBU, recueil des sécrétions prostatiques ;

– l'urétro-cystographie mictionnelle donne des indications sur l'urètre antérieur, le sphincter strié, l'aspect du détrusor et la capacité vésicale, le résidu postmictionnel ;

– l'urétro-cystoscopie permet d'observer directement la perméabilité de l'urètre, le sphincter strié et sa contraction volontaire, la loge d'adénomectomie, la vessie ;

– l'exploration urodynamique comporte une débitmétrie, cystométrie, le profil urétral statique et dynamique et l'enregistrement électromyographique.

Le traitement a pour but d'assécher le patient en améliorant la continence. Les moyens médicaux comprennent l'antibiothérapie en cas d'infection, les anticholinergiques en cas d'instabilité vésicale. Les différentes techniques chirurgicales tentent d'améliorer la continence en exerçant une pression sur l'urètre périnéal juste en aval de la prostate par apposition des muscles ischio-caverneux ou d'aponévrose. Ces techniques donnent des résultats aléatoires. L'utilisation de sphincter artificiel donne des résultats meilleurs. Celui-ci est constitué d'un réservoir de liquide en matière plastique qui est placé profondément dans la paroi abdominale, un manchon en plastique cravate l'urètre, une pompe en plastique est implantée d'un côté du scrotum. Ces structures sont reliées par des tubes de telle façon que l'activation de la pompe force le liquide à entrer dans le manchon obturant ainsi l'urètre.

Traumatismes

Les traumatismes du rein et des voies urinaires représentent environ 10 % de l'ensemble des traumatismes vus en urgence. Ils nécessitent dans tous les cas un diagnostic de gravité, un diagnostic lésionnel puis une prise en charge thérapeutique urgente concomitante.

Diagnostic d'urgence et conduite thérapeutique

Il s'agit d'un traumatisé, les fonctions vitales seront évaluées en premier puis le patient sera conditionné avant de faire le bilan des lésions.

Les premières mesures comprennent

– évaluation de l'état de conscience ;

– évaluation de l'état hémodynamique : évaluation de la perte sanguine, mesure de la TA, prise du pouls, prise de la pression veineuse centrale (PVC) ;

– évaluation de l'état respiratoire.

Réanimation du patient

– un abord veineux : périphérique ou central en cas de choc ;

– remplissage vasculaire et injection de drogues vasotropes ;

– selon le degré de conscience, une assistance respiratoire sera parfois nécessaire.

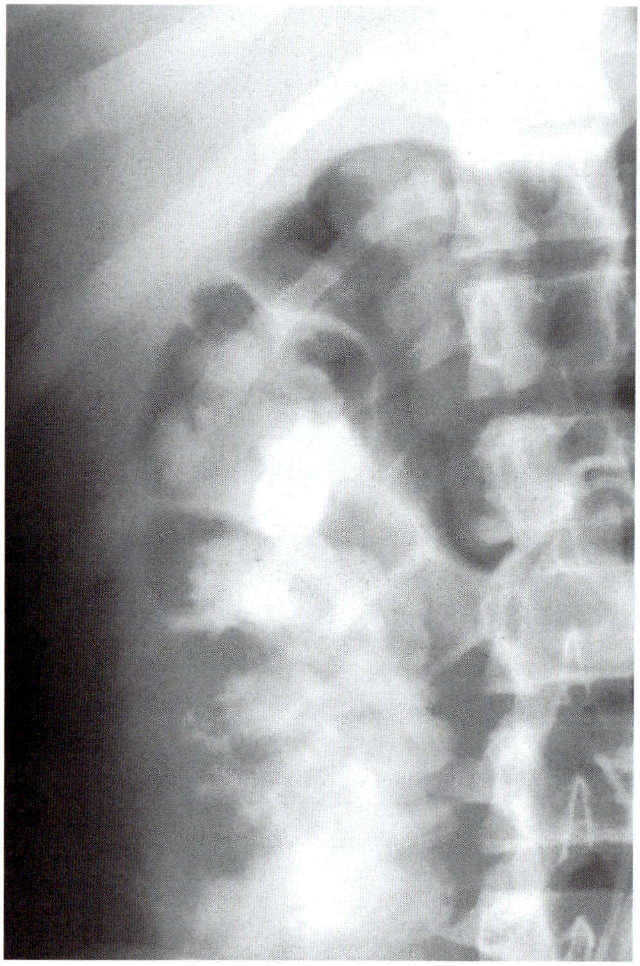

Fig. 13.1 Urographie intraveineuse chez un patient ayant présenté un traumatisme rénal droit avec hématurie et empâtement lombaire. Il existe une extravasation du produit de contraste dans la fosse lombaire, signant une brèche de la voie excrétrice.

Bilan des lésions

L'INTERROGATOIRE DU PATIENT OU DE LA FAMILLE si celui-ci est inconscient comprendra les antécédents pathologiques du patient (notamment une uropathie), la notion de prise médicamenteuse au long cours (prise d'anticoagulants).

L'EXAMEN des membres recherchera une fracture, notamment une fracture du bassin (association fréquente avec une rupture traumatique de l'urètre) ou des dernières côtes (associées à un traumatisme du rein), examen de l'abdomen souple ou contracturé devant faire suspecter une rupture d'un organe en intrapéritonéal (vessie), examen des organes génitaux externes.

LE BILAN RADIOLOGIQUE

- **Un arbre urinaire sans préparation** montre les fractures des dernières vertèbres, des côtes, du bassin.
- **L'urographie intraveineuse,** si l'état hémodynamique du patient le permet, évalue les lésions rénales et de la voie excrétrice. En cas de rupture de celle-ci, elle montre une extravasation du produit de contraste (figure 13.1).
- **L'échographie** renseigne sur la présence de liquide intrapéritonéal : épanchement sanguin ou urineux. Elle renseigne également sur l'état des reins : sains ou traumatisés, et sur l'existence de deux reins.
- **La TDM** évalue l'hématome rétropéritonéal et les lésions du parenchyme rénal.

Lésions traumatiques du rein

Étiologies

Le traumatisme direct fermé de l'abdomen est le plus fréquent (85 % des cas) : accident de sport, bagarre, chute, AVP. Les blessures par balle et arme blanche donnent des lésions pénétrantes. Elles s'associent alors dans la majorité des cas à une lésion intra-abdominale.

Anatomie pathologique

LE TRAUMATISME RÉNAL MINEUR est le plus fréquent (85 % des cas). Il y a une simple contusion du rein aboutissant à un hématome sous-capsulaire. Ces lésions ne nécessitent aucune prise en charge particulière.

LE TRAUMATISME RÉNAL MAJEUR (15 % des cas) : il y a une rupture profonde du parenchyme rénal qui peut atteindre la voie excrétrice. La lésion peut guérir spontanément. Dans d'autres cas, la rupture de la voie excrétrice va persister, imposant une intervention pour décaillotage et réparation.

LES LÉSIONS VASCULAIRES (1 % des cas) sont rares, et se produisent surtout après traumatisme fermé. Il peut y avoir arrachement total de l'artère ou de la veine, une rupture partielle ou un simple étirement de l'artère entraînant sa thrombose.

LES FISTULES ARTÉRIO-VEINEUSES représentent des cas particuliers. Elles sont observées le plus souvent après ponctions-biopsies rénales. Elles sont parfois silencieuses, et parfois responsables d'hématuries massives.

Clinique

SIGNES D'EXAMEN :

– L'ecchymose au niveau du flanc.

– Une rupture des dernières côtes.

– L'hématurie est le plus souvent franche.

LES SIGNES RADIOLOGIQUES

L'évaluation des lésions rénales comporte une UIV, une échographie, et une TDM (figure 13.2). Ces différents examens permettent de poser le diagnostic de la gravité de la lésion et la démarche thérapeutique qui s'ensuit.

Traitement

LES MESURES D'URGENCE : traitement rapide du choc hémorragique et réanimation adaptée (voir plus haut).

POUR LES LÉSIONS MINEURES une simple surveillance en milieu médical est conseillée. Le saignement s'arrête spontanément par simple repos et réhydratation.

POUR LES LÉSIONS MAJEURES quand il y a un saignement rétropéritonéal important, une extravasation urinaire persistante, des signes de nécrose du parenchyme rénal, une intervention chirurgicale devient nécessaire. De même, lorsqu'il s'agit d'une rupture du pédicule, l'intervention d'urgence est nécessaire pour sauver le rein.

POUR LES LÉSIONS PÉNÉTRANTES, l'exploration chirurgicale est le plus souvent obligatoire étant donné la fréquence des lésions associées intra-abdominales.

Pronostic

Grâce au ramassage rapide sur les lieux de l'accident, à la prise en charge rapide des traumatisés, et à un meilleur diagnostic lésionnel, les traumatismes du rein ont un bon pronostic.

DES COMPLICATIONS à long terme peuvent cependant survenir :

- **L'hypertension artérielle** par ischémie d'un petit territoire rénal. D'où la nécessité de contrôler la TA de manière régulière.
- **L'hydronéphrose** par engainement de la voie excrétrice dans une fibrose secondaire à l'uro-hématome.

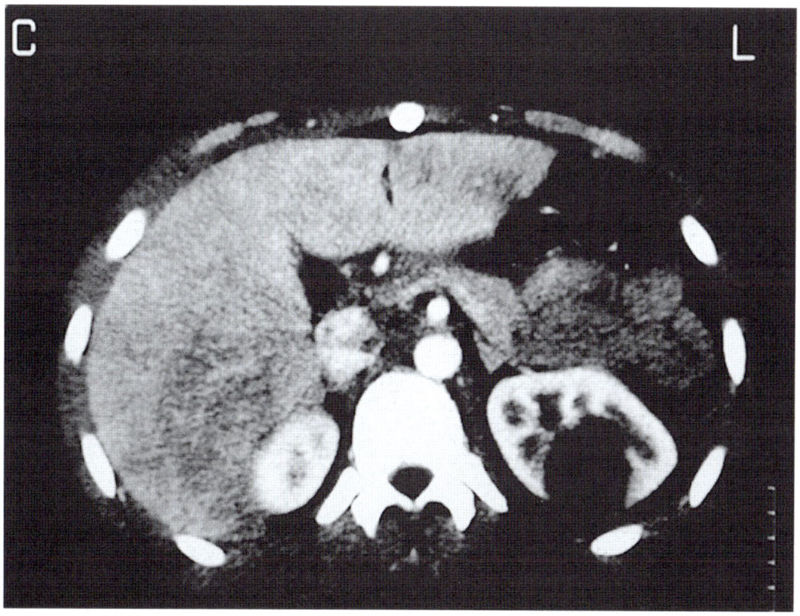

Fig. 13.2 TDM : hématome intrarénal gauche post-traumatique.

Lésions traumatiques de la vessie

Étiologies

Elles sont fréquemment associées à un traumatisme du bassin. Le mécanisme est direct par enfoncement de fragments osseux ou indirects par arrachement des ligaments pubo-vésicaux. La vessie dans ces cas-là est généralement perforée en sous-péritonéal.

Quand la vessie est remplie, un coup direct sur le bas de l'abdomen peut entraîner une rupture du dôme vésical en intrapéritonéal.

Clinique

– Le patient se plaint de douleurs hypogastriques.

– La palpation de l'hypogastre retrouve un empâtement de celui-ci dans les ruptures sous-péritonéales. Alors que dans les ruptures de vessie intrapéritonéales, il y a une défense abdominale traduisant une irritation péritonéale.

– L'ASP objective la fracture du bassin.

– L'UIV montre l'extravasion du produit de contraste en dehors de la vessie.

Traitement

LA RUPTURE INTRAPÉRITONÉALE doit être opérée en urgence : suture vésicale et drainage.

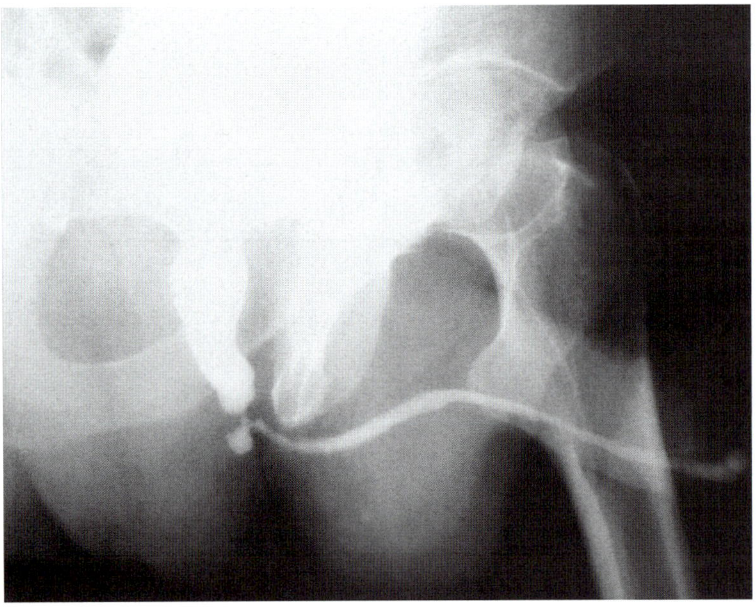

Fig. 13.3 Contusion de l'urètre membraneux ayant laissé une cicatrice fibreuse responsable d'un rétrécissement.

LES RUPTURES SOUS-PÉRITONÉALES peuvent être traitées le plus souvent par simple drainage vésical.

Lésions traumatiques de l'urètre

Elles se produisent le plus souvent chez l'homme, rarement chez la femme.

CHEZ L'HOMME, le traumatisme est souvent observé au niveau de l'urètre membraneux au cours de traumatisme du bassin avec déplacement. Dans ce cas, l'urètre se rompt dans sa portion fixe, au moment où il traverse l'aponévrose périnéale.

UNE URÉTRORRAGIE EST SOUVENT OBSERVÉE. Si la rupture est complète, le patient ne peut plus émettre d'urines. La tentative de sondage urétral, prudente, ne permet pas d'enfoncer la sonde jusque dans la vessie. En l'absence de cathétérisme de l'urètre, la vessie doit être drainée par voie sus-pubienne. Beaucoup d'auteurs préconisent une intervention chirurgicale pour remettre bout à bout les deux extrémités d'urètre avant la constatation de lésions fibreuses.

AU NIVEAU DE L'URÈTRE BULBAIRE ET PÉNIEN, les traumatismes observés sont souvent des contusions par choc direct (chute à califourchon, coup de pied). La rupture est le plus souvent partielle et se traduit par une urétrorragie. En l'absence de traitement approprié (cathétérisme urétral), un rétrécissement peut s'observer (figure 13.3).

PROTOCOLE DE SOINS

SURVEILLANCE NON SPÉCIFIQUE DES OPÉRÉS DU REIN

- ***État général et hémodynamique***: pouls, pression artérielle, température. Adapter les perfusions de base.
- ***Administration d'antalgiques et/ou d'antipyrétiques*** selon les prescriptions médicales.
- ***Drainages :***

– Sonde naso-gastrique : vérifier la qualité et la quantité. Vider le sac collecteur. Surveiller la présence de sang. Demander si la reprise du transit a eu lieu et le consigner.
– Drainage du site opératoire :
Si drain : veiller à la quantité et à la qualité de l'écoulement. Changement du flacon en gardant le vide.
Si lame : changement des pansements ou poches collées.
Si sonde de néphrostomie : répondre aux appels algiques ou aux alertes hyperthermiques (température > 38,5 °C) ou frissons en s'assurant de la PERMÉABILITÉ DU DRAINAGE (lavage à la seringue doux et prudent, décaillotage).
Si sonde urétérale ou sonde urétrale : bien vérifier leur perméabilité et noter la diurèse.

- ***Bien rassurer le patient, l'informer des événements observés.*** Discuter avec lui sur l'apparition des douleurs ou toute autre anomalie.
- ***Cicatrice opératoire***: en général, un pansement a été placé au bloc opératoire. On note le contour d'une tache de sang si un saignement est extériorisé.
- ***Le malade est laissé à jeun*** après la majorité des interventions chirurgicales ouvertes. Pour les interventions endoscopiques, une alimentation légère peut être donnée le soir, selon prescription.

Pathologie génitale

14

Pathologie du testicule

Examen clinique

IL COMMENCE PAR UN INTERROGATOIRE à la recherche de symptômes :

- **Douleurs d'origine funiculo-testiculaire,** elles sont unilatérales, siègent dans la région inguino-scrotale. L'intensité, le type et le mode de début sont variables.
- **Troubles mictionnels en cas de pathologie infectieuse.**
- **Fièvre.**
- **Écoulement urétral.**

L'EXAMEN CLINIQUE se fait sur un malade couché et debout. L'inspection de l'aspect général des bourses montre à l'état normal qu'elles sont symétriques, leur pigmentation est brune avec aspect plissé.

À l'état pathologique, on peut noter :

– une augmentation du volume des bourses, symétrique ou non ;

– une dilatation variqueuse des veines du scrotum correspondant à une varicocèle ;

– un état inflammatoire avec œdème faisant disparaître les plis.

La palpation renseigne sur l'état des tuniques des bourses qui normalement sont souples, fines et mobiles. Le testicule est une masse ovoïde ferme, régulière, élastique, homogène et sensible. Cette sensibilité est caractéristique. L'épididyme est séparé du testicule par un sillon. On perçoit nettement la tête, sous forme d'une tuméfaction arrondie, par rapport à la queue. À la fin, les différents éléments du cordon sont identifiés : canal déférent, veines, l'artère spermatique est beaucoup plus difficilement perçue.

UN EXAMEN GÉNÉRAL terminera cet examen régional.

Explorations paracliniques

Échographie

Cet examen a pour but de préciser la topographie des lésions testiculaires, extratesticulaires ou combinées. L'appareillage en temps réel, avec une sonde de bonne définition (5 mégahertz), permet une étude rapide et aisée du scrotum.

À L'ÉTAT NORMAL, le testicule a une structure homogène. L'épididyme peut être mis en évidence : la tête est visible sous forme d'un amas hyperéchogène visible en regard du pôle supérieur du testicule.

L'ÉCHOGRAPHIE est très performante dans le diagnostic des collections liquidiennes.

- **L'hydrocèle** est mise en évidence par une collection anéchogène entourant le testicule.
- **La spermatocèle** se voit sous forme d'une collection liquidienne proche de la tête de l'épididyme. Elle pose le problème du diagnostic différentiel avec le kyste de l'épididyme qui est une collection liquidienne sur le trajet de l'épididyme.
- **La varicocèle** est une formation liquidienne faite de tortuosités veineuses.

LA PATHOLOGIE TUMORALE EST ÉGALEMENT BIEN ÉTUDIÉE PAR L'ÉCHOGRAPHIE qui montre, en cas de tumeur du testicule, un aspect hétérogène localisé ou diffus de l'échostructure du testicule.

LES INFLAMMATIONS DE L'ÉPIDIDYME se traduisent par une augmentation du volume de celui-ci avec une échostructure moins intense que la normale. Les orchites réalisent une zone peu échogène localisée ou diffuse dont la différence avec une tumeur testiculaire est très difficile.

Écho-Doppler

Il est utile dans le diagnostic des varicocèles.

Phlébographie

A également un intérêt dans le diagnostic de la varicocèle.

Biopsie testiculaire

Elle a un intérêt pour confirmer l'origine excrétoire d'une azoospermie à volume testiculaire normal, sans élévation de FSH.

Déférentographie

Par ponction directe du déférent, permet de visualiser la liberté du canal déférent grâce à la prise de clichés.

Différentes situations cliniques

Pathologie des enveloppes des bourses

LES TUMEURS. Il peut s'agir de tumeurs bénignes (kystes sébacés, angiomes, fibrome) ; ou de tumeur maligne exceptionnelle.

L'ATTEINTE INFECTIEUSE peut réaliser dans certains cas une gangrène du scrotum qui s'étend très rapidement, étant donné la richesse du tissu cellulaire sous-cutané à ce niveau. Cette gangrène, appelée encore maladie de Fournier, est actuellement rare dans les pays développés. Son pronostic est sombre malgré l'amélioration de la prise en charge par des mesures de réanimation adaptée et une chirurgie mutilante et rapide.

Pathologie du cordon

LES VARICOCÈLES correspondent à un reflux du sang dans la veine spermatique. Celui-ci se manifeste par des douleurs inguino-scrotales avec, à l'examen clinique, des varicosités veineuses palpables au niveau du scrotum de manière uni- ou bilatérale et parfois visibles à l'inspection. La taille de la varicocèle s'exagère à la toux et lors de toute manifestation augmentant la pression intra-abdominale. Elle peut être responsable de stérilité secondaire. Le traitement est chirurgical par ligature de la veine spermatique. Parfois, on tente de réaliser une embolisation de la veine spermatique au cours d'une phlébographie.

LES KYSTES DU CORDON représentent une collection liquidienne suspendue en plein cordon correspondant à une partie dilatée du canal péritonéo-vaginal normalement oblitéré. Quand ils sont de gros volume, ils deviennent gênants.

LES TORSIONS DU CORDON représentent une urgence chirurgicale. C'est l'enroulement du cordon sur lui-même. Il peut mener à la nécrose du testicule par ischémie secondaire à l'oblitération vasculaire. Cliniquement, il s'agit d'un enfant qui présente de manière brutale une douleur très intense au niveau de la bourse à irradiation ascendante. La palpation est douloureuse et l'œdème gêne l'examen clinique. Une telle symptomatologie impose l'exploration chirurgicale immédiate et la détorsion du testicule.

Pathologie de la vaginale

L'hydrocèle de la vaginale est un épanchement de liquide entre les deux feuillets de la vaginale. À l'examen, elle réalise une grosse bourse, indolore, rénitente, le testicule n'est plus palpable. Elle se constitue très progressivement et ne devient gênante que lorsqu'elle prend des volumes importants. Son traitement chez l'adulte est alors une résection chirurgicale de la vaginale pour empêcher les récidives.
Chez l'enfant, l'hydrocèle est associée à une perméabilité anormale du canal péritonéo-vaginal, ce qui explique les hernies inguinales associées. Le traitement dans ce cas est l'oblitération chirurgicale de ce canal par voie inguinale.

Pathologie du testicule

L'ANORCHIE : c'est l'absence de testicule. Cliniquement, on constate une vacuité d'une bourse. L'exploration chirurgicale va retrouver un épididyme rudimentaire sans testicule.

LES ANOMALIES DE SIÈGE. Chez le fœtus, le testicule est en position lombaire. Il va migrer au fur et à mesure du développement de celui-ci pour atteindre sa position normale à la fin de la grossesse. Ainsi, chez les grands prématurés, on peut constater la vacuité des bourses car la migration est inachevée. Deux situations pathologiques peuvent altérer cette migration :

- **La cryptorchidie** (testicule caché) : c'est un testicule qui n'a pas achevé sa descente normale. Il peut être en situation intrascrotale haute, intracanalaire et alors palpable sous forme d'une masse allongée au niveau du canal inguinal, il peut également être en position intra-abdominale non palpable nécessitant une exploration chirurgicale. Le testicule oscillant n'est pas pathologique, il traduit en fait une hyperactivité du crémaster. Dans ce cas, la position du testicule varie d'un examen à l'autre, allant du fond du scrotum à l'orifice inguinal superficiel.
- **L'ectopie testiculaire** est caractérisée par une position anormale du testicule. Il peut être en

position périnéale, à la racine de la verge, au niveau fémoral…

Les tumeurs du testicule (voir Chapitre 12) se manifestent par une grosse bourse. À la palpation, cette tumeur fait corps avec le testicule, il n'y a pas de sillon de séparation, et elle est mal limitée. L'examen général peut être strictement normal ou révéler une gynécomastie traduisant l'existence d'une tumeur choriocarcinomateuse, ou des adénopathies lombo-aortiques traduisant un envahissement lymphatique.

- **Le bilan biologique** comporte le dosage des marqueurs : alpha-fœto-protéine, bêta-hCG (pour le choriocarcinome). Le bilan radiologique comporte une échographie du contenu scrotal qui montre une tumeur solide. Un bilan d'extension est fait par une radiographie pulmonaire à la recherche de métastases pulmonaires, une échographie hépatique, un scanner thoraco-abdominal pour voir s'il y a un envahissement ganglionnaire au niveau abdominal ou thoracique, et une scintigraphie osseuse. D'autres examens radiologiques seront demandés s'il y a un signe d'appel.
- **Le diagnostic** est anatomopathologique sur la pièce d'orchidectomie qui va montrer le type histologique. On classe les tumeurs testiculaires en tumeurs germinales et tumeurs non germinales. Les tumeurs germinales comprennent les séminomes, les choriocarcinomes, les tératomes matures ou immatures, et les carcinomes embryonnaires. Les tumeurs non germinales sont les formations prenant naissance à partir du stroma gonadique : cellules de Leydig ou cellules de Sertoli. Ils se manifestent cliniquement par des anomalies endocriniennes.

Les orchites. Il s'agit de l'inflammation du testicule, le plus souvent secondaire à une infection. L'orchite est rarement isolée, le plus souvent associée à une épididymite réalisant une orchiépididymite. Cette infection entre souvent dans le cadre d'une maladie sexuellement transmissible, les germes rencontrés sont alors : *Chlamydiae*, gonocoque, *Trichomonas vaginalis* et mycoplasmes. Parfois, l'infection est secondaire à une pathologie urogénitale ou à une manipulation endo-urétrale. Les germes en cause sont alors le plus souvent des entérobactéries. Dans d'autres cas, l'orchite est associée à une maladie virale (oreillons).

- **Cliniquement,** le début est aigu, parfois brutal. La fièvre est élevée. La bourse est augmentée de volume et la peau scrotale est épaissie et inflammatoire. La palpation est douloureuse, parfois impossible. Différents prélèvements seront effectués à la recherche de l'agent infectieux : hémocultures, ECBU, spermoculture, prélèvement urétral. L'échographie montre une échostructure hétérogène du testicule et de l'épididyme, avec un épaississement des enveloppes. Un traitement antibiotique adapté sera démarré, sa durée est de 4 semaines. Le traitement de la partenaire est obligatoire de même que la levée des facteurs favorisants : obstacle cervico-prostatique, diverticule de vessie ou de l'urètre… En l'absence de traitement, l'évolution se fera vers les complications à type d'abcès ou de fonte purulente du testicule.

Les traumatismes des bourses : c'est une urgence urologique. Le traumatisme est le plus souvent fermé, c'est-à-dire avec conservation de la couverture cutanée. Il est alors secondaire à un accident de ski, de football ou à une rixe par coup de pied au niveau des bourses. Les plaies du scrotum sont plus rares. Le patient se présente en urgence dans un état de choc, avec une douleur scrotale constante parfois syncopale. La bourse est augmentée de volume, bleutée. L'échographie est d'un grand apport, permettant de visualiser une fracture du testicule. Lorsque le testicule est respecté, un repos au lit, avec suspensoir, glace et anti-inflammatoires est justifié. Dans les autres cas, une exploration chirurgicale est nécessaire, permettant l'évacuation de l'hématome et la réfection du testicule et/ou de l'épididyme.

PROTOCOLE DE SOINS

SURVEILLANCE D'UN PATIENT OPÉRÉ DU SCROTUM OU DE LA VERGE

Les interventions sur les régions génitales chez l'homme sont le plus souvent simples. Néanmoins, certaines complications peuvent être observées et leur apparition reconnue par l'infirmier(e).

– Le saignement, extériorisé après une circoncision, doit être arrêté soit par un pansement légèrement compressif, soit par une reprise chirurgicale. Si l'on met un pansement compressif, il doit être doux et desserré après quelques heures pour éviter l'ischémie de la verge.

– Le saignement non extériorisé provoque des hématomes bien visibles. Cette hémorragie, en général bénigne sur le plan général, impose souvent une reprise pour drainage, en raison du risque de non-cicatrisation ou d'infection de ces zones exposées aux germes.

– L'œdème postopératoire est classique dans les chirurgies scrotales. Il peut être combattu par des anti-inflammatoires et le port d'un suspensoir.

– L'infection locale provoque souvent un lâchage des points. Un prélèvement bactériologique doit être réalisé.

– Lorsqu'une sonde à demeure est nécessaire, des soins de sonde, destinés à nettoyer les sérosités et le sang s'écoulant de l'urètre, sont nécessaires.

Infertilité masculine

Elle est responsable de la moitié des infertilités du couple.

Étiologies

On distingue des causes prétesticulaires, testiculaires et post-testiculaires.

LES CAUSES PRÉTESTICULAIRES comprennent l'insuffisance hypothalamo-hypophysaire et l'hyperprolactinémie. Ces deux causes sont exceptionnelles. La varicocèle par contre est beaucoup plus fréquente. Elle est responsable d'infertilité par augmentation de la chaleur locale, et par reflux de substances toxiques pour le testicule (les métabolites surrénaliens). Ceci entraîne un défaut de maturation des cellules germinales et leur blocage au stade de spermatide. Le traitement consiste en une ligature de la veine spermatique, permettant d'obtenir une grossesse dans 30 à 40 % des cas après un an.

LES CAUSES TESTICULAIRES englobent toutes les séquelles d'atteinte testiculaire infectieuse (oreillons, orchite bactérienne), traumatique, ou secondaires à une cryptorchidie non traitée.

LES CAUSES POST-TESTICULAIRES sont représentées par les infections spermatiques ou des voies génitales (prostato-vésiculite); les anomalies de l'éjaculation par hypospadias, ou par hypospermie; et les obstacles canalaires au niveau de l'épididyme ou du déférent.

Bilan

L'INTERROGATOIRE précise :

- **La durée de l'infertilité.**
- **L'existence de grossesses antérieures** chez la partenaire.
- **Les antécédents médico-chirurgicaux** : infection des voies génitales, oreillons. Prises médicamenteuses au long cours : corticoïdes, neuroleptiques, barbituriques. Traitements nocifs pour la spermatogenèse : radiothérapie, chimiothérapie, cure chirurgicale de hernie inguinale.
- **L'exposition professionnelle** à la chaleur, à des produits toxiques.

L'EXAMEN PHYSIQUE évalue la consistance du testicule et son volume. L'épididyme peut être dur et nodulaire traduisant une séquelle d'épididymite ou tendu et évoquant une sténose canalaire. Il faudra également rechercher une varicocèle. Le toucher rectal vérifie l'état de la prostate et des vésicules séminales. Les déférents sont palpés depuis la queue de l'épididyme jusqu'au canal inguinal.

LE SPERMOGRAMME offre des renseignements quantitatifs :

- **Le volume** est compris entre 2 et 6 mL.
- **Le pH** est compris entre 7,2 et 7,8. Il est abaissé dans les agénésies vésiculaires, augmenté dans les infections spermatiques.
- **La viscosité** dépend du délai écoulé entre l'émission et l'examen du sperme. Les hyperviscosités peuvent être cause d'infertilité.
- **La numération** est normalement de 20 à 200 millions de spermatozoïdes par mL. Il peut s'agir d'une azoospermie quand cette concentration est nulle, d'oligozoospermie quand elle est abaissée ou polyzoospermie quand elle est augmentée.
- **La mobilité** est normalement de 50 à 60 % après une heure. L'asthénospermie est un pourcentage de spermatozoïdes à mobilité normale inférieure à 50 % une heure après l'éjaculation.
- **La vitalité :** normalement 90 % des spermatozoïdes sont vivants après une heure.
- **La morphologie** est étudiée par le spermocytogramme. Elle établit le pourcentage des formes typiques et décèle les anomalies des différentes parties du spermatozoïde. Ainsi on distingue les anomalies de la tête (allongée, amincie, microcéphale, macrocéphale, irrégulière, en lyse), de la pièce intermédiaire (angulation, restes cytoplasmiques), ou du flagelle (double, court, absent, enroulé).

LE DOSAGE DU FRUCTOSE renseigne sur l'état des vésicules séminales : atteinte de celles-ci quand le fructose est diminué ou agénésie quand le fructose est absent.

LE TEST POSTCOÏTAL se fait 12 heures après un rapport sexuel. Il évalue la capacité de pénétration, de migration et de survie du spermatozoïde dans la glaire cervicale.

LE BILAN HORMONAL : le dosage de testostérone plasmatique et de FSH renseigne sur l'état des testicules. Un taux de FSH supérieur au double de la normale est le signe d'une atteinte germinale sévère. Le test au LH-RH est utilisé dans les azoospermies et oligospermies inférieures à 10 millions par mL. Quand il est normal, il évoque une origine excrétoire de l'azoospermie. Les testicules sont normaux. L'absence de réaction est en faveur d'une insuffisance hypothalamo-hypophysaire. Les testicules sont petits et mous. Quand le test est très réactif, il signe un hypogonadisme périphérique par atteinte testiculaire.

L'ÉTUDE CYTOGÉNÉTIQUE permet d'avoir un caryotype. Celui-ci peut comporter des anomalies dans les azoospermies ou oligospermies sévères.

LA BIOPSIE TESTICULAIRE est indiquée dans les azoospermies à FSH normale pour différencier une cause excrétoire d'une cause sécrétoire.

Traitement

Il découle de la recherche étiologique.

Pathologie de la verge

Phimosis

C'est le rétrécissement de l'anneau préputial, qui empêche ou gêne la découverte du gland. Chez le nourrisson et le jeune enfant, c'est le plus souvent une affection congénitale. Elle se manifeste par des difficultés d'émission de l'urine, la formation d'une poche préputiale à l'émission de l'urine, l'impossibilité pour la mère de nettoyer la cavité préputiale. Le paraphimosis est un accident aigu entraîné par la rétraction forcée du prépuce sténosé en arrière du gland, ce qui entraîne rapidement un œdème et interdit alors toute réduction. Chez l'enfant plus grand et l'adulte, il s'agit de phimosis acquis par suite d'inflammations répétées. Le traitement relève de la circoncision chirurgicale.

Coudure de la verge

La coudure de la verge ou maladie de Lapeyronie est une induration plastique de la verge. Elle concerne les hommes d'âge moyen et âgés. Les malades consultent pour des érections douloureuses, une incurvation de la verge, absence d'érection en aval de la zone concernée. La déformation peut être si sévère qu'elle empêche une pénétration vaginale satisfaisante. À l'examen, on retrouve une plaque fibreuse dense palpable de taille variable intéressant l'albuginée. Elle peut être unique ou multiple. La cause reste obscure. Le traitement médical par vitamine E pendant de longues périodes a des résultats limités. L'exérèse de la plaque ne donne pas de meilleurs résultats. La correction de la coudure par intervention de Nesbit est palliative. La régression spontanée est parfois observée.

Priapisme

C'est une érection prolongée, douloureuse, ne s'accompagnant d'aucune excitation ni désir sexuel. Elle est le plus souvent idiopathique, parfois secondaire à une affection hématologique (leucémie, drépanocytose), à un traumatisme pénien ou à une prise médicamenteuse (héparine). Elle est parfois la complication prévue des injections intracaverneuses prescrites pour dysfonction érectile. À l'examen, gland et corps spongieux sont mous alors que le corps caverneux est tendu, congestif.

LE TRAITEMENT consiste à réaliser dans un premier temps une irrigation des corps caverneux à l'aide d'une solution contenant de l'adrénaline à très petites doses. En cas d'échec, la création d'une fistule caverno-spongieux au niveau du gland ou de la verge est tentée. En cas de nouvel échec, on réalise un pontage entre le corps caverneux et la veine saphène. Les priapismes observés après injections intracaverneuses sont de très bon pronostic. Dans les autres cas, la chance de détumescence est d'autant plus grande que le traitement est précoce. En l'absence de détumescence, la thrombose des corps caverneux va évoluer vers une fibrose irréversible.

Tumeurs de la verge

Leur incidence varie en fonction des localisations géographiques. Elles sont favorisées par le phimosis, la mauvaise hygiène locale, les infections. La circoncision paraît avoir un rôle protecteur. Elle se manifeste par une lésion nodulaire ou ulcérée qui augmente progressivement de volume. Le diagnostic est confirmé par la biopsie.

Le traitement comporte l'exérèse de la lésion associée ou non à la radiothérapie locale selon la nature histologique.

Impuissance sexuelle

Elle se définit par l'impossibilité de développer ou de maintenir une érection assez rigide pour assurer la copulation pendant une durée suffisante et nécessaire.

Elle est d'origine organique quand elle résulte d'un dysfonctionnement dans les mécanismes vasculaires, neurologiques ou hormonaux, qui représentent 26 à 50 % des étiologies. L'autre moitié est due aux causes psychogènes.

Interrogatoire

L'interrogatoire du patient commence par la recherche des facteurs de risque connus : prise médicamenteuse, intervention chirurgicale sur la verge, chirurgie vasculaire, traumatisme pelvien, diabète, maladie neurologique, tabagisme.

Examens complémentaires

Ils ont un double but : évaluer la qualité de l'érection et rechercher la cause de l'insuffisance.

Les examens évaluant la fonction érectile :

- **La rigidométrie** évalue, grâce à un appareil d'enregistrement, la rigidité et la tumescence. Cet appareil est composé de capteurs placés à la base et à la racine de la verge et d'un appareil d'enregistrement autonome qui est placé dans une poche autour de la paroi abdominale.
- **Le test de stimulation visuelle** par projection de films érotiques, avec des capteurs sur la verge permet d'enregistrer les réponses positives qui signent l'intégrité de la fonction érectile.
- **L'évaluation des érections nocturnes** est basée sur la survenue physiologique d'érections au cours du sommeil.

Enquête étiologique

- **Examens sanguins :** glycémie, bilan lipidique.
- **Bilan vasculaire, artériel et veineux :** Doppler, artériographie, cavernographie.
- **Explorations neurophysiologiques,** électromyographie.
- **Explorations psychologiques.**

Traitement

- **Les impuissances psychogènes** seront confiées aux psychothérapeutes.
- **Les impuissances organiques** répondent à diverses étiologies.

Traitement spécifique à chaque étiologie :

- **Étiologie endocrinienne**

– La déficience de l'axe hypothalamo-hypophysaire peut se corriger par l'administration de l'hormone gonadotrophine chorionique (βhCG).

– La déficience testiculaire sera traitée par administration d'androgènes par voie intramusculaire, orale ou transcutanée. Un dosage régulier de la testostéronémie permettra d'ajuster les doses.

– Les hyperprolactinémies nécessitent l'ablation chirurgicale de l'adénome à prolactine.

Dans les autres cas, les traitements médicamenteux et les interventions chirurgicales de revascularisation donnent des résultats souvent peu satisfaisants, car incomplets. Les injections intracaverneuses sont de plus en plus utilisées. Elles consistent en l'injection à l'aide d'une seringue à insuline d'un produit vasodilatateur dans le corps caverneux. Lorsque ce traitement est efficace, une érection est observée pendant environ 30 minutes.

Lorsque les injections sont inefficaces, en cas de dysérection totale, des implants péniens peuvent être placés chirurgicalement. Certains sont statiques, malléables, d'autres sont gonflables et permettent de retrouver une pseudo-flacidité en dehors des périodes d'utilisation.

Fiches diététiques

15

CONSEILS GÉNÉRAUX

Les divers régimes proposés sont des régimes types.

Chaque régime conseillé à un patient est adapté par la diététicienne à ses goûts, ses habitudes alimentaires.

Pour qu'un patient accepte, collabore, suive son régime, il faut qu'il lui convienne, et certains aliments dits déconseillés peuvent ne plus l'être dans certains cas.

Formule utilisée pour le calcul du poids idéal (formule de Lorentz)

Poids idéal (PI) :

- *pour un homme* :

$$\text{taille} - 100 - \left(\frac{\text{taille} - 150}{4}\right);$$

- *pour une femme* :

$$\text{taille} - 100 - \left(\frac{\text{taille} - 150}{2}\right).$$

(Poids en kg, taille en cm.)

BMI *(Body Mass Index)*

Cette formule a été remplacée par le calcul de la masse corporelle (BMI, *Body Mass Index*) ou indice de Quételet :

$$\text{BMI} = \frac{\text{P (en kg)}}{\text{T}^2\text{(en m)}}$$

Valeurs normales :

de 19 à 34 ans : 19 à 25 — à partir de 35 ans : 21 à 27

ALIMENTS RICHES EN SODIUM

Charcuterie.
Conserves de viande et poisson.
Coquillages.
Aliments cuisinés : conserves, plats surgelés, traiteur.
Biscuits salés, amandes, cacahuètes salées.
Pain*.
Eaux minérales bicarbonatées : Vals, Vichy, Badoit...
Levure en poudre, bicarbonate.
Médicaments effervescents.
Fromages secs*.
Condiments salés : moutarde, cornichons, câpres...

* *Aliments dont la ration est variable suivant la prescription médicale mais jamais écartés d'emblée.*

ALIMENTS TRÈS RICHES EN POTASSIUM

Tous les légumes secs : lentilles, pois chiches, fèves, haricots blancs.
Tous les fruits secs : dattes, figues, pruneaux, raisins secs, châtaignes, abricots secs, bananes séchées.
Tous les fruits oléagineux : noix, noisettes, amandes, cacahuètes, pistaches, avocats.
Cacao, chocolat et leurs dérivés.
Banane, abricot, kiwi, raisins.
Pomme de terre, frites, chips, purée en flocons.
Fenouil, choux, champignons, épinards, soja.
Produits diététiques de remplacement hyposodés.
Tomato Ketchup, condiments.
Potage et bouillon de légumes.
Pain complet, céréales complètes.
Jus de fruits.

ÉQUIVALENCES RELATIVES EN POTASSIUM

200 g	Myrtille, pastèque.
120 g	Pomme, poire, pêche, litchi.
100 g	Framboise, ananas, orange, pamplemousse, mandarine, mangue.
80 g	Cerise (10), raisin, prune (3).
70 g	Brugnon, melon, abricot (2 petits), groseille.
30 g	Raisins secs, noisettes, noix de cajou.
50 g	Noix de coco.
25 g	Amandes, avocat, figues sèches, olives.
	1 datte farcie à la pâte d'amande.
	1 kiwi (= 50 g de potassium).
	1/2 banane (= 40 g de potassium).

ALIMENTS RICHES EN PHOSPHORE

Crustacés : crabe, crevette, langouste, homard.
Mollusques : moules, huîtres, coquilles Saint-Jacques.
Sardine, saumon, truite.
Foie, cervelle.
Pigeon, faisan, dinde.
Toutes les viandes, jaune d'œuf.
Fromages à pâte molle ou dure.
Fruits oléagineux : amandes, noix, noisettes.
Légumes secs.

RÉGIMES A TENEUR CONTRÔLÉE EN PROTÉINES

L'alimentation de la plupart des patients suivis en néphrologie nécessite un contrôle précis de l'apport en **protéines** (appelées aussi protides). Les groupes d'aliments sources principales de protéines sont :

1. Groupe « viandes-poissons-œufs »

Viandes rouges et blanches, volailles, charcuteries, poissons, crustacés, coquillages, œufs.

- ***Équivalences protidiques :***

10 g de protéines sont apportées par :
50 g de viande dégraissée;
ou 60 g de poisson;
ou 1 gros œuf.

2. Groupe « lait et dérivés »

Lait, yaourts, fromages frais, produits à base de lait, tous les fromages.

- ***Équivalences protidiques :***

5 g de protéines sont apportées par :
150 mL de lait;
ou 1 yaourt;
ou 60 g de petits suisses (1 gros ou 2 petits);
ou 80 g de fromage blanc;
ou 25 g de fromage à pâte molle;
ou 20 g de fromage à pâte dure.

Les protéines d'origine animale (PA), de ces groupes (1) et (2) ont une haute valeur biologique car elles apportent dans un équilibre optimal les acides aminés indispensables à l'organisme.
Elles doivent toujours constituer au minimum 50 % de la ration protidique.
Les aliments des groupes suivants apportent des protéines végétales (PV) de valeur biologique moindre, dont l'absorption est plus ou moins limitée par la présence de fibres :
- légumes secs (lentilles, fèves, pois secs...);
- céréales et dérivés (riz, soja, pâtes, semoule, pain, farine, pâtisserie...);
- fruits oléagineux (amandes, noix, noisettes, cacahuètes...).

Pommes de terre, légumes frais et fruits frais n'apportent que de petites quantités de protéines.
Les sucres simples et les matières grasses en sont dépourvus.

ALIMENTS RICHES EN GRAISSES

Riches en acides gras saturés :

Charcuterie, viande, abats, jaune d'œuf, lait entier, fromage, crème fraîche, beurre.

Riches en cholestérol :

Abats, jaune d'œuf, beurre, fromage, fruits oléagineux, avocat.

Riches en acides gras polyinsaturés :

Huiles végétales : maïs, tournesol, soja.
Pépins de raisin, noix.
Foie, viande, œufs, poisson.
Margarines au tournesol.

Riches en acides gras monosaturés :

Huiles : olives, colza, arachide, oléagineux.

À privilégier :

Aliments riches en w^3 (huile de colza, noix, poissons gras).

EXEMPLE DE RÉGIME NORMOPROTIDIQUE

Alimentation apportant 60 g de protéines
Soit 1 g protéines/kg poids pour 1 patient de 60 kg

- **Protéines : 60 g** dont 38 g PA
12 % AET (Apport énergétique total)
- ***Lipides : 70 g,*** 33 % AET
- ***Glucides : 260 g,*** 55 % AET
- ***Énergie : 1 950 kilocalories***

Petit déjeuner :

150 mL lait 1/2 écrémé (+ thé ou café)
50 g pain ou 4 biscottes
10 g beurre
30 g confiture

Déjeuner :

Légumes frais en salade
100 g viande ou équivalent
pommes de terre (ou riz, pâtes, semoule) ≈ 200 g
1 yaourt ou équivalent fromage frais
1 fruit frais
50 g pain

Dîner :

Potage de légumes ou crudités
pommes de terre ou équivalent ≈ 200 g
légumes frais : à volonté
30 g fromage
1 fruit frais
50 g pain

EXEMPLE DE RÉGIME HYPOPROTIDIQUE

Caractéristiques

L'apport de protéines doit être < 1 g/kg PI/jour.
Le taux préconisé est 0,8 g/kg PI/j.
Tout taux inférieur sans supplémentation d'acides aminés et sans surveillance médicale comporte un risque de dénutrition.

Exemple d'une ration journalière pour une personne de 60 kg de PI :

0,8 g P/kg/j = 48 g protéines/jour :
Protéines : 48 g, 11 % AET
Lipides : 68 g, 34 % AET
Glucides : 250 g, 55 % AET
AET = 30 kcal/kg = 1 800 kcal.

Petit déjeuner :

lait : 150 mL = 1/2 bol
café ou thé : sucré
50 g pain ou 4 biscottes

Déjeuner :

crudités + sauce
viande : 80 g (3/4 d'un steak haché surgelé)
légumes verts : 200 g
1 fruit
50 g pain

Dîner :

crudités + sauce
féculents : 250 g cuits (riz, pâtes...) + matière grasse
légumes verts : 200 g
fromage frais : 1 de 100 g + sucre
ou 1 yaourt + sucre
ou 1 flan
1 fruit
50 g pain

EXEMPLE DE RÉGIME HYPERPROTIDIQUE

Alimentation apportant 90 g de protéines
Soit 1,5 g protéines/kg pour 1 patient de 60 kg

- ***Protéines : 90 g,*** dont 65 g PA 18 % AET
- ***Lipides : 75 g,*** 34 % AET
- ***Glucides : 235 g,*** 48 % AET
- ***Énergie : 1 970 kilocalories***

Petit déjeuner :

150 mL lait 1/2 écrémé (+ thé ou café)
50 g pain ou 4 biscottes
10 g beurre
30 g confiture
1 yaourt

Déjeuner et dîner :

Légumes frais en salade
100 g viande ou équivalent
pommes de terre ou équivalent ≈ 150 g
légumes frais : à volonté
1 fois 1 yaourt ou équivalent fromage
1 fois 30 g fromage
1 fruit frais
50 g pain

RÉGIME SANS RÉSIDUS

Régime sans résidus signifie globalement sans fibres d'origine végétale, donc d'emblée tous les fruits et tous les légumes sont à éliminer.

Aliments à supprimer :

- Tous les légumes, les légumes secs et toutes les préparations à base de légumes.
- Tous les fruits, les préparations à base de fruits (ex. : pâtisseries, laitages aux fruits...), les jus de fruits avec pulpe.
- Tous les aliments à base de céréales complètes : pain complet, riz complet, pains spéciaux, farine complète, blé dur précuit (*Ebly*).

Aliments autorisés :

- Toutes les viandes; poissons, œufs, jambon blanc.
- Riz, pâtes, quenelles, semoule, tapioca, pommes de terre, Maïzena, farine blanche.
- Lait et laitages : fromages blancs, yaourts nature, petit suisses, flans, entremets, préparations à base de lait (purée, gnocchis...).
- Fromages à pâte dure type : gruyère, St-Paulin, Pyrénées, tomme, Bonbel, crème de gruyère.
- Gelée de fruits, miel.
- Biscottes, pain grillé, pain de mie, brioche, pain blanc.
- Biscuits secs (sablés, boudoirs, petit beurre, biscuits à la cuillère).
- Beurre, huile, margarine

RÉGIMES A TENEUR CONTRÔLÉE EN SODIUM

Aliments riches en sel à éviter pour une alimentation à 8-10 g de sel

La charcuterie (sauf le jambon), viandes salées, fumées, séchées, en conserves.

Les plats préparés cuisinés du commerce : raviolis, quenelles, choucroute…

Les poissons en conserves, fumés, séchés, surgelés, panés.

Les coquillages, crustacés, haddock, hareng, œufs et laitances de poissons, quenelles de poisson, beurre d'anchois, beurre de crevette.

Les potages en sachets, en briques, viandox, Kub, court-bouillon.

Les conserves de légumes : possible si rinçage abondant sous l'eau courante.

Les chips, les biscuits salés apéritifs, cacahuètes salées.

Fromage sec, selon la quantité préconisée.

Beurre demi-sel.

Olives, câpres, oignons au vinaigre, gelée instantanée du commerce.

Le sel ordinaire.

La levure chimique.

Le jus de tomate, les eaux minérales gazeuses, limonade, sodas, lithinés.

Pain et biscottes ordinaires : selon la quantité préconisée.

Bonbons « Vichy ».

Régime à 4 g de sel

Éviter les aliments riches en sel déjà cités.

Éviter tous les fromages secs, préférer les laitages.

Éviter les viennoiseries (brioches, croissants…).

La quantité de sel à utiliser pour la cuisson et l'assaisonnement est à adapter selon la quantité et le type de pain (salé ou sans sel) consommé.

Régime à 2 g de sel (appelé communément : « régime sans sel »)

Éviter tous les aliments déjà cités.

Éviter le pain salé, choisir du pain sans sel.

Ne pas saler à la cuisson ni à table.

RÉGIME PAUVRE EN CALCIUM

Aliments à éviter

- ***Fromages :***

Comté, emmenthal, gruyère, crème de gruyère, édam, cantal, parmesan, hollande, livarot, bleus, vacherin, rouy, st-nectaire, st-paulin, pont-l'évêque, beaufort, reblochon.

- ***Boissons***

Vittel, Hépar, Contrexeville, Vittel Grande Source, Badoit, Perrier, Vichy St-Yorre, Vichy Célestins,

Eau du robinet selon teneur Ca^{++}, jus de fruits, boissons sucrées.

- ***Légumes secs, épinard, fenouil, cresson.***
- ***Fruits secs, fruits oléagineux.***

Préparation des légumes

Si une béchamel ou si du fromage râpé accompagnent un gratin, faire l'équivalence avec la ration de lait ou de fromage conseillée.

Exemple d'une ration à 1 000 mg :

Petit déjeuner :

1 boisson chaude + 1 tasse lait (ou 1 yaourt) + sucre.

50 g pain (1/4 baguette).

Beurre, miel ou confiture.

Déjeuner et dîner :

Crudité.

Viande ou équivalent : 1 part (le soir, éviter ce type d'aliment)

Légumes verts ou féculents : 1 part

Laitage ou fromage :

2 petits suisses

ou 70 g fromage blanc

ou 1 yaourt

ou 30 g fromage : brie, fromage de chèvre, saint-marcellin, carré de l'est, coulommiers, neufchâtel, poligny, saint-pierre.

Si : cheddar, morbier, munster, camembert, pyrénées, tomme : 30 g (1 part/jour) en remplacement du fromage ou laitage *des deux repas*

1 fruit

50 g pain

Boisson conseillée :

Eau peu minéralisée (*Volvic* ou *Évian*)

Glossaire

amylose. — Lésion glomérulaire caractérisée par le dépôt de substances amyloïdes, composées de protéines fibrillaires, et qui aboutit progressivement à la destruction des structures glomérulaires fonctionnelles.

angioplastie (ou dilatation endoluminale). — Technique de radiologie interventionnelle consistant à dilater une artère à l'aide d'un ballonnet gonflable. Cette méthode est notamment utilisée pour le traitement des sténoses de l'artère rénale.

angiotensine II. — Hormone composée de 8 acides aminés, résultat du clivage de l'angiotensine I par l'enzyme de conversion. L'angiotensine I est elle-même le résultat du clivage de l'angiotensinogène par la rénine, produite notamment par l'appareil juxta-glomérulaire.

anticorps monoclonaux. — Immunoglobulines à activité anticorps spécifique, produites chez l'animal, et généralement dirigées contre des cellules du système immunitaire dans le cadre d'une utilisation thérapeutique en transplantation.

calcul coralliforme. — Lithiase volumineuse, moulant les cavités pyélocalicielles, composée de phosphate ammoniacomagnésien et secondaire à une infection urinaire à germes possédant une enzyme uréase : essentiellement proteus.

capital veineux. — Description quantitative des sites de ponction veineuse utilisables pour la dialyse. Le capital veineux périphérique doit être préservé chez l'insuffisant rénal chronique, afin de permettre la réalisation d'une fistule artério-veineuse.

clairance. — Paramètre défini comme le volume théorique de plasma complètement épuré d'une substance par unité de temps. Ce paramètre peut être calculé à partir de l'excrétion urinaire et de la concentration sanguine, par exemple la créatinine. Elle est exprimée en mL/min.

convection. — Phénomène de transfert de substances dissoutes, à travers une membrane, accompagnant le transfert d'eau à travers cette membrane, généré par une différence de gradient hydrostatique. L'autre principe de la dialyse, exclusivement utilisée dans le cadre de l'hémodialyse.

créatinine. — Produit du métabolisme musculaire, éliminé essentiellement par filtration glomérulaire, et dont le taux sanguin représente un bon indicateur de la fonction rénale.

cross-match. — Test mettant en présence des cellules lymphocytaires du donneur, avec du sérum du receveur, destiné à dépister la présence d'anticorps anti-HLA. Un cross-match positif contre-indique la réalisation de la transplantation.

débit de filtration glomérulaire. — Débit de formation de l'urine primitive dans les glomérules rénaux. Ce paramètre peut être calculé par la clairance de substances éliminées exclusivement par filtration glomérulaire, comme l'inuline. Sa valeur normale est de 120 mL/min/1,73 m^2.

détrusor. — Structure musculaire lisse de la vessie, disposée anatomiquement en 3 couches.

diabète insipide. — Anomalie caractérisée par l'absence d'hormone antidiurétique, ou l'absence de réponse rénale à l'hormone antidiurétique, conduisant à une polyurie et à une déshydratation.

dialyse à domicile. — Modalité de traitement assurant une grande autonomie, du fait de l'installation à domicile du générateur de dialyse, utilisé par le patient avec l'aide de son entourage au terme d'un apprentissage de plusieurs semaines.

dialyseur (ou hémodialyseur). — Dispositif constitué d'une membrane séparant un compartiment sanguin et un compartiment de liquide de dialyse, dans lesquels les deux fluides circulent à contre-courant. Ce dispositif utilisé pour l'hémodialyse peut contenir des membranes planes ou en fibres capillaires, il est stérile et à usage unique.

diffusion. — Phénomène de transfert de substances dissoutes à travers une membrane, du compartiment le plus concentré vers le compartiment le moins concentré. Un des principes de la dialyse.

érythropoïétine. — Hormone produite par les cellules interstitielles rénales, qui a pour effet de stimuler la différenciation des précurseurs médullaires de l'érythropoïèse.

facteur atrial natriurétique. — Hormone d'origine cardiaque, dont l'effet rénal est caractérisé par une augmentation de l'excrétion sodée.

fistule artério-veineuse. — Anastomose entre une artère et une veine, le plus souvent au niveau de l'avant-bras. Cette anastomose permet le développement d'un réseau veineux superficiel à haut débit, permettant de réaliser la circulation sanguine extracorporelle nécessaire pour l'hémodialyse.

flocculus. — Bouquet de capillaires glomérulaires, soutenu par un axe mésangial.

générateur de dialyse. — Appareil permettant de fabriquer en continu un liquide de dialyse de composition connue. Le générateur réalise le mélange entre un concentré de dialyse et de l'eau pure, réchauffe le liquide et contrôle son débit et sa pression dans le dialyseur.

glomérule. — Structure anatomique constituée d'un peloton de capillaires, le flocculus, inséré dans une cavité virtuelle délimitée par la capsule de Bowmann. L'espace situé entre la paroi externe des capillaires et la capsule de Bowman constitue la chambre urinaire, lieu où se forme l'urine primitive filtrée à travers les capillaires.

glomérulonéphrite. — Terme générique désignant l'ensemble des pathologies inflammatoires de l'appareil glomérulaire, que l'on distingue en glomérulonéphrites prolifératives, avec augmentation du nombre de cellules dans le glomérule, ou non prolifératives, avec dépôts d'immunoglobulines.

glomérulosclérose. — Lésions glomérulaires caractérisées initialement par une augmentation de la matrice mésangiale, puis par une fibrose extensive qui détruit progressivement le flocculus.

groupe HLA (ou système majeur d'histocompatibilité). — Ensemble d'antigènes exprimé sur les cellules de l'organisme, et caractéristiques d'un individu. Ces antigènes sont à l'origine d'une réaction immunologique conduisant au rejet de l'organe greffé, en l'absence de traitement immunosuppresseur.

hormone antidiurétique. — Hormone d'origine hypophysaire, dont l'effet sur le rein est caractérisé par une réduction de l'excrétion d'eau et une concentration des urines.

hydronéphrose. — Dilatation du bassinet et des calices secondaire à un obstacle acquis, ou congénital dans le cadre du syndrome de la jonction pyélo-urétérale.

hyperfiltration. — Un des aspects du syndrome de réduction néphronique. Les néphrons restant sains augmentent leur capacité de filtration individuelle pour compenser la diminution de la masse fonctionnelle rénale. Cette hyperfiltration favorise la glomérulosclérose. Elle peut être également observée dans le diabète, du simple fait de l'hyperglycémie.

immunofluorescence. — Technique utilisée en anatomie pathologique pour examiner notamment les biopsies rénales. Le traitement des lames par un anticorps marqué à la fluorescéine, spécifique par exemple des immunoglobulines G, permet ensuite de révéler les dépôts d'immunoglobulines G dans le rein au cours d'un examen en lumière UV.

levée d'obstacle. — La polyurie de levée d'obstacle suit l'ablation d'un calcul ou la mise en place d'une dérivation urinaire. Elle est la conséquence d'une perte transitoire du pouvoir de concentration du rein.

mésangium. — Tissu conjonctif de soutien des capillaires glomérulaires, élément du flocculus.

microalbuminurie. — Anomalie caractérisée par la présence d'albumine dans les urines à une concentration supérieure à 20 mg/L. On parle notamment de microalbuminurie dans le diabète ou dans l'hypertension artérielle, lorsque l'excrétion urinaire d'albumine est située entre 30 et 300 mg/24 h.

néphroangiosclérose. — Atteinte rénale secondaire à l'hypertension artérielle, et caractérisée par des lésions artériolaires, une ischémie puis une sclérose glomérulaire.

néphron. — Unité fonctionnelle du rein comportant le glomérule et l'ensemble de l'appareil tubulaire. Chaque rein contient environ un million de néphrons.

néphronophtisie. — Néphropathie congénitale caractérisée par l'apparition de multiples kystes de petite taille dans la médullaire rénale. Elle se traduit par une baisse du taux de concentration des urines et se complique d'insuffisance rénale terminale avant l'âge de 20 ans.

néphrotoxicité. — Ensemble de phénomènes liés à l'action toxique de médicaments ou de substances chimiques sur les structures rénales. Cette toxicité peut concerner le glomérule, les tubules rénaux ou les tissus interstitiels, et conduire à l'insuffisance rénale aiguë ou à l'insuffisance rénale chronique.

péritonite. — Complication de la dialyse péritonéale, secondaire à une contamination du liquide de dialyse lors des manipulations du cathéter. Le traitement en est effectué par administration locale d'antibiotiques.

petite vessie. — Rétraction vésicale secondaire à une tuberculose vésicale. Cette lésion nécessite une intervention chirurgicale de plastie vésicale, voire de dérivation urétérale.

polykystose (ou maladie polykystique rénale). — Maladie héréditaire, transmise dans 85 % des cas sur un mode autosomique dominant, et caractérisée par la destruction progressive du tissu rénal fonctionnel par d'innombrables kystes de toute taille. Cette affection se complique d'hypertension artérielle et conduit à l'insuffisance rénale chronique terminale généralement après 50 ans.

prééclampsie. — Hypertension artérielle associée à une protéinurie, apparaissant au cours du deuxième trimestre de la grossesse, et régressant spontanément après l'accouchement. La prééclampsie peut se compliquer d'éclampsie avec hypertension artérielle sévère, convulsions, et peut conduire à un arrêt prématuré de la grossesse.

pression oncotique. — Pression générée par la présence de protéines dans le plasma. Cette pression, qui tend à rappeler de l'eau du secteur extravasculaire vers le secteur vasculaire, s'oppose à la pression hydrostatique de filtration.

PTH ou parathormone. — Hormone produite par les glandes parathyroïdiennes, et dont l'effet rénal est de diminuer l'excrétion urinaire de calcium et d'augmenter l'excrétion de phosphore.

pyélonéphrite. — Infection inflammatoire des cavités et du tissu interstitiel rénal, secondaire à une infection (pyélonéphrite aiguë), ou à la répétition d'infections ou de lithiases (pyélonéphrite chronique).

réduction néphronique. — Le syndrome de réduction néphronique traduit les adaptations fonctionnelles du rein à la perte d'une partie des néphrons. Certaines de ces adaptations peuvent accélérer l'évolution vers l'insuffisance rénale terminale.

rein en fer à cheval. — Malformation rénale congénitale caractérisée par l'absence de séparation des deux reins qui restent unis par le pôle inférieur. Cette malformation n'a pas d'effet propre sur la fonction rénale qui est normale, mais augmente le risque d'infections ou de lithiases du fait des anomalies urétérales associées.

sonde en double-J. — Sonde comportant à chaque extrémité un segment enroulé en spirale, et percé de multiples orifices. Cette sonde est destinée à être mise en place dans l'uretère par voie endoscopique, les spirales inférieures et supérieures permettant respectivement le blocage dans la vessie et dans le bassinet.

syndrome d'Alport. — Néphropathie héréditaire, transmise dans la plupart des cas selon un mode dominant lié à l'X, caractérisée par l'association d'une hématurie et d'une surdité, et conduisant à l'insuffisance rénale terminale vers l'âge de 25 ans.

syndrome de Conn. — Hypertension artérielle secondaire à une tumeur bénigne de la glande corticosurrénale, produisant un excès d'aldostérone.

syndrome néphritique. — Syndrome caractérisé par l'association d'une protéinurie, d'une hématurie, d'une hypertension artérielle et d'une insuffisance rénale plus ou moins sévère. Manifestation typique de la glomérulonéphrite aiguë post-infectieuse, ce syndrome traduit toujours l'existence d'une néphropathie glomérulaire.

syndrome néphrotique. — Syndrome caractérisé par l'existence d'une protéinurie supérieure à 3 g/24 h, associée à un abaissement de l'albumine et des protéines plasmatiques, et à une hypercholestérolémie. Ce syndrome est souvent révélé par des œdèmes et traduit l'existence d'une néphropathie glomérulaire.

vascularite (ou angéite nécrosante). — Groupe d'affections caractérisées par des lésions inflammatoires des vaisseaux, donnant lieu à des manifestations viscérales multiples et notamment à des glomérulonéphrites prolifératives et nécrosantes.

Cahier d'entraînement

SUJETS CORRIGÉS

- Tests de connaissances
- Mini-cas concrets
- Cas concrets types

Table des matières du cahier d'entraînement

TESTS DE CONNAISSANCES

MINI-CAS CONCRETS

CAS CONCRETS TYPES

Anatomie-physiologie

1. Annoter le schéma du haut appareil urinaire.

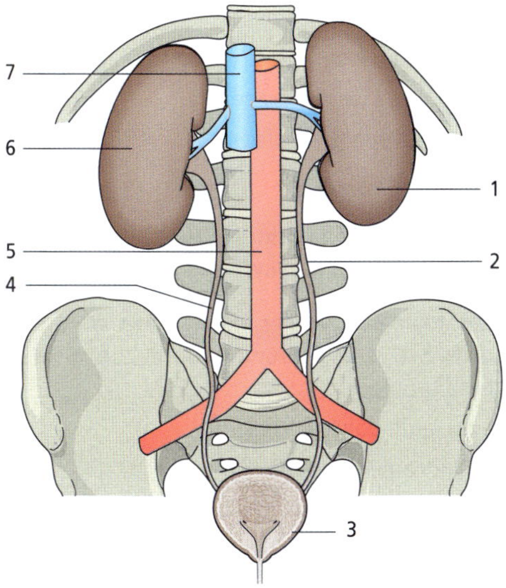

Schéma de l'appareil urinaire.

2. À propos du rein :

Les deux reins sont situés de part et d'autre de la colonne vertébrale .... Chaque rein a la forme d'un grain de haricot. Le bord interne présente en son milieu un orifice appelé......... C'est le point de pénétration ou de sortie des .... et des .... Chaque rein a une hauteur de .... cm, une largeur de .... cm et une épaisseur de .... cm. Le poids chez l'adulte est de .... à .... g. Les reins sont plaqués contre la paroi abdominale postérieure, en avant des .... Ils sont séparés des viscères digestifs par le péritoine ...., ce sont donc des organes ....

3. Annoter le schéma en coupe du rein.

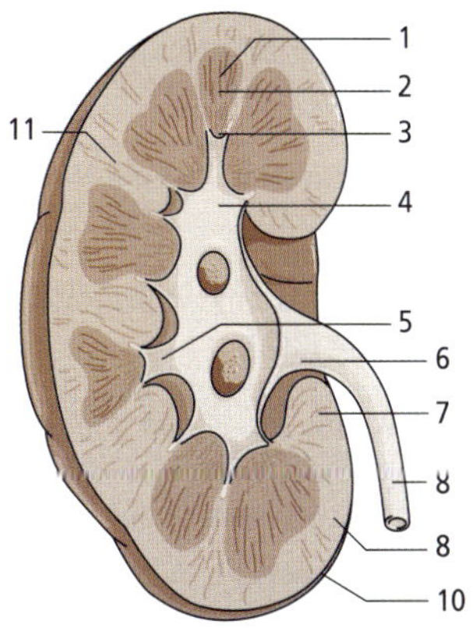

Schéma en coupe du rein.

4. Quelle est l'unité fonctionnelle du rein ?

5. Annoter le schéma du néphron.

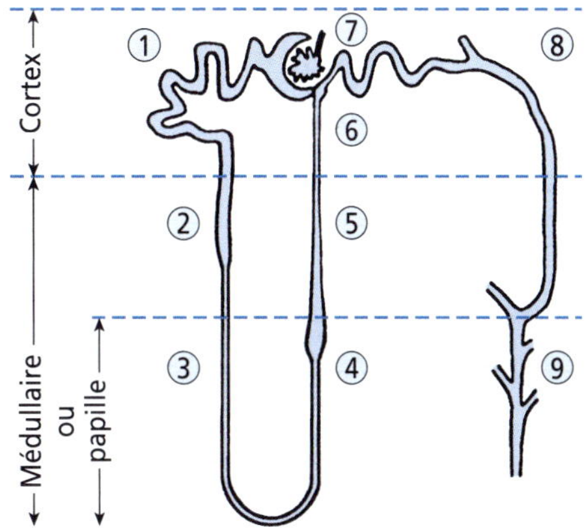

Schéma en coupe du néphron.

6. Quelle est la particularité anatomique de l'abouchement de l'uretère dans la vessie ?

7. Quelle est la proportion du débit cardiaque destinée aux reins ? Donner une estimation de la quantité totale de sang qui traverse les reins chaque jour.

8. Indiquer la fonction du glomérule rénal.

9. Quelle est la quantité d'urine primitive (= débit de filtration glomérulaire) formée par minute et par jour ?

10. Indiquer la fonction du tubule rénal.

11. Quelles sont les autres fonctions des reins, non directement en relation avec la formation de l'urine (cocher la ou les bonnes réponses) **?**

a. La synthèse de dérivés actifs de la vitamine D. ❒

b. La production d'aldostérone. ❒

c. La production de rénine. ❒

d. La synthèse d'érythropoïétine. ❒

CORRIGÉS p. 226

Physiopathologie clinique

1. Citer les signes révélateurs des maladies rénales en les classant sous trois types.

2. La douleur de la colique néphrétique est caractérisée par (cocher la ou les bonnes réponses) :

a. Son siège lombaire. ❒

b. L'irradiation pelvienne et génitale. ❒

c. Le fait d'être continue avec des paroxysmes. ❒

Sujets

d. Le fait d'être toujours accompagnée de troubles de la miction. ❒

e. Une grande agitation du malade. ❒

3. Comment caractériser une hématurie macroscopique ?

4. Qu'est-ce qu'une pyurie ?

5. Citer et définir les cinq principales anomalies de la miction.

6. Les œdèmes d'origine rénale ont pour caractéristiques d'être (cocher la ou les bonnes réponses) :

a. Diffus et bilatéraux sur les membres inférieurs. ❒

b. Accompagnés de prise de poids. ❒

c. Inflammatoires et douloureux. ❒

d. Mous et gardant le godet. ❒

7. Les éléments caractéristiques du syndrome néphritique aigu sont (cocher la ou les bonnes réponses) :

a. Une hématurie macroscopique. ❒

b. Une protéinurie. ❒

c. Des douleurs lombaires. ❒

d. Une hypertension artérielle. ❒

e. Une insuffisance rénale. ❒

8. Les éléments caractéristiques du syndrome néphrotique sont (cocher la ou les bonnes réponses) :

a. Une protéinurie > 3 g/24 heures. ❒

b. Une hypoprotidémie et une hypoalbuminémie. ❒

c. Des œdèmes diffus. ❒

d. Une hypercholestérolémie. ❒

e. Une insuffisance rénale. ❒

9. Citer trois complications du syndrome néphrotique.

10. Les glomérulonéphrites chroniques peuvent donner lieu à tous les symptômes suivants, sauf un. Lequel (cocher la bonne réponse) ?

a. Une protéinurie. ❒

b. Une hématurie. ❒

c. Une colique néphrétique. ❒

d. Une hypertension artérielle. ❒

e. Une insuffisance rénale. ❒

11. Quelle est actuellement la cause la plus fréquente des glomérulonéphrites primitives ?

12. Quelle est actuellement la cause la plus fréquente des glomérulonéphrites secondaires ?

13. Quelle est la limite supérieure de la normale pour les chiffres de pression artérielle ?

14. Quelle est la cause la plus fréquente d'hypertension artérielle secondaire (cocher la bonne réponse) ?

a. Un phéochromocytome. ❒

b. Un hyperaldostéronisme primaire. ❒

c. Une sténose de l'artère rénale. ❒

d. Une insuffisance rénale. ❒

e. Une acromégalie. ❒

15. Quel est le mode principal de transmission génétique de la maladie polykystique ?

16. Les maladies rénales héréditaires conduisant à l'insuffisance rénale chronique sont (cocher la ou les bonnes réponses) :

a. La maladie polykystique. ❒

b. Le syndrome d'Alport. ❒

c. La maladie de Cacchi et Ricci. ❒

d. La néphronophtise. ❒

e. La cystinose. ❒

f. L'oxalose. ❒

17. Quelles sont les deux malformations des voies urinaires supérieures les plus fréquentes ?

18. Les néphrites interstitielles chroniques peuvent être accompagnées de tous les symptômes suivants, sauf un. Lequel (cocher la bonne réponse) ?

a. Une déshydratation. ❒

b. Une infection urinaire. ❒

c. Une colique néphrétique ❒

d. Un syndrome néphrotique. ❒

e. Une insuffisance rénale. ❒

19. Citer les trois principaux types de lithiase rénale et leur caractéristique radiologique.

20. Quel est le germe à l'origine de 80 % des infections urinaires basses (cystites) ?

21. Quelle est la principale complication d'une cystite non traitée ?

22. Citer les trois types physiopathologiques d'insuffisance rénale aiguë (IRA).

23. Les complications les plus à craindre — car mettant en jeu le pronostic vital — dans l'insuffisance rénale aiguë, sont (cocher la ou les bonnes réponses) :

a. Une hyperhydratation. ❒

b. Une hypocalcémie. ❒

c. Une acidose métabolique. ❒

d. Une hyperkaliémie. ❐

e. Une anémie. ❐

24. Quels sont les deux facteurs principaux de progression de l'insuffisance rénale chronique vers le stade terminal ?

25. Citer les trois phénomènes responsables de l'atteinte osseuse au cours de l'insuffisance rénale chronique.

CORRIGÉS p. 226-227

Examens complémentaires

1. Quelles sont les anomalies qui peuvent être détectées par un simple examen des urines à la bandelette réactive ?

2. Quels sont les risques de l'injection de produit de contraste iodé pour une urographie intraveineuse (UIV) (cocher la ou les bonnes réponses) ?

a. Une réaction allergique à l'iode. ❐

b. Un choc anaphylactique. ❐

c. L'aggravation d'une insuffisance rénale. ❐

d. L'apparition de douleurs musculaires. ❐

3. Citer les principales précautions à prendre lors de la préparation à un examen radiologique des voies urinaires avec injection de produit de contraste.

4. Les informations fournies par une UIV renseignent sur (cocher la ou les bonnes réponses) :

a. L'état osseux du bassin et du rachis lombaire. ❐

b. La taille et la forme des reins. ❐

c. La fonction des reins. ❐

d. La morphologie des voies excrétrices. ❐

e. La présence éventuelle de calculs urinaires. ❐

f. La nature d'éventuels kystes rénaux. ❐

5. Donner la définition et la formule de calcul d'une clairance rénale.

6. Quel est le principal déchet du métabolisme protéique ?

7. Quelle est la source de la créatinine ?

8. Quel est le nom de l'examen qui permet de quantifier une hématurie ou une leucocyturie ?

9. À partir de quelle quantité de protéines dans les urines parle-t-on de syndrome néphrotique ?

10. L'examen urodynamique (ou cystomanométrie) renseigne sur (cocher la ou les bonnes réponses) :

a. La capacité vésicale. ❐

b. La compliance vésicale (élasticité). ❐

c. La sensibilité vésicale. ❐

d. La fonction urétérale. ❐

e. L'activité vésicale (contraction). ❐

f. La coordination vésico-sphinctérienne. ❐

11. Quelles conditions de prélèvement urinaire sont nécessaires à l'interprétation correcte d'un examen cytobactériologique des urines (ECBU) ?

12. Quel est le nombre de germes minimal à l'ECBU pour faire le diagnostic d'infection urinaire ?

CORRIGÉS p. 227-228

Thérapeutique

1. Quelle est la première précaution diététique à mettre en œuvre devant un syndrome néphrotique avec œdèmes ?

2. Citer les trois grandes classes de diurétiques.

3. Quelles sont les deux grandes classes de médicaments utilisés pour le traitement à visée étiologique des glomérulonéphrites chroniques ?

4. Quelles sont les chances (en pourcentage) d'obtenir une rémission complète par le traitement corticoïde d'une première poussée de syndrome néphrotique chez l'enfant ?

5. Citer trois grandes classes de médicaments de l'hypertension artérielle.

6. L'anémie est une complication habituelle de l'insuffisance rénale chronique. Par quel médicament peut-elle maintenant être traitée ?

7. Citer les deux grandes méthodes de dialyse et indiquer leur principe.

CORRIGÉS p. 228-229

Soins infirmiers

1. Quelle est la technique de prélèvement que doit utiliser l'infirmier(e) pour un recueil urinaire en vue d'un ECBU chez un patient porteur d'une sonde urinaire à demeure ?

2. Quels sont les éléments essentiels que doit surveiller l'infirmier(e) qui suit un patient insuffisant rénal ?

CORRIGÉS p. 229

Tests de connaissances

Corrigés

Anatomie-physiologie

1. Annoter le schéma du haut appareil urinaire.

1. Rein gauche. **2.** Uretère gauche. **3.** Vessie. **4.** Uretère droit. **5.** Aorte. **6.** Rein droit. **7.** Veine cave inférieure.

2. À propos du rein :

Les deux reins sont situés de part et d'autre de la colonne vertébrale **thoraco-lombaire**. Chaque rein a la forme d'un grain de haricot. Le bord interne présente en son milieu un orifice appelé **hile**. C'est le point de pénétration ou de sortie des **vaisseaux** et des **canaux excréteurs intrarénaux.** Chaque rein a une hauteur de **12** cm, une largeur de **6** cm et une épaisseur de **3** cm. Le poids chez l'adulte est de **110** à **160** g. Les reins sont plaqués contre la paroi abdominale postérieure, en avant des **dernières côtes.** Ils sont séparés des viscères digestifs par le péritoine **pariétal postérieur,** ce sont donc des organes **rétropéritonéaux.**

3. Annoter le schéma en coupe du rein.

À droite, de haut en bas : **1.** Rayons médullaires. **2.** Pyramide. **3.** Papille. **4.** Grand calice. **5.** Petit calice. **6.** Bassinet. **7.** Médullaire. **8.** Uretère. **9.** Cortex. **10.** Capsule. À gauche : **11.** Colonne de Bertin.

4. Quelle est l'unité fonctionnelle du rein ?

Réponse : le néphron, composé du glomérule et des différents segments du tubule rénal.

5. Annoter le schéma du néphron.

1. Tube proximal, segment contourné cortical. **2.** Tube proximal, segment droit. **3.** Anse de Henle, partie descendante. **4.** Anse de Henle, partie ascendante. **5.** Segment large de la branche ascendante. **6.** *Macula densa*. **7.** Tube contourné distal. **8.** Segment connecteur. **9.** Tube collecteur.

6. Quelle est la particularité anatomique de l'abouchement de l'uretère dans la vessie ?

Réponse : l'existence d'un trajet sous-muqueux réalisant un dispositif antireflux.

7. Quelle est la proportion du débit cardiaque destinée aux reins ? Donner une estimation de la quantité totale de sang qui traverse les reins chaque jour.

Réponse : un quart du débit cardiaque, soit environ 1 700 litres de sang par jour.

8. Indiquer la fonction du glomérule rénal.

Le glomérule rénal est une chambre de filtration où se forme l'urine primitive, ultrafiltrat du plasma filtré à travers les capillaires glomérulaires.

9. Quelle est la quantité d'urine primitive (= débit de filtration glomérulaire) formée par minute et par jour ?

Réponse : 120 millilitres par minute, soit environ 180 litres par jour.

10. Indiquer la fonction du tubule rénal.

Le tubule rénal réabsorbe l'eau et différents solutés et électrolytes (urée, NaCl, potassium, bicarbonates, calcium,...) et sécrète également certains de ces solutés (acide urique, potassium, ions H^+, ...), afin d'adapter la composition de l'urine émise aux apports et aux pertes pour maintenir constante la composition des liquides de l'organisme.

11. Quelles sont les autres fonctions des reins, non directement en relation avec la formation de l'urine ?

Réponses : a, c, d.

Physiopathologie clinique

1. Citer les signes révélateurs des maladies rénales en les classant sous trois types.

Réponses : **signes cliniques** (œdèmes, asthénie, hypertension), **signes urinaires** (hématurie, douleurs, troubles de la miction), **signes biologiques** (protéinurie, élévation de l'urée, de la créatinine, anomalies électrolytiques).

2. La douleur de la colique néphrétique est caractérisée par :

Réponses : a, b, c, e.

3. Comment caractériser une hématurie macroscopique ?

Elle se caractérise par :

- le fait d'être isolée ou associée (douleurs, fièvre,...) ;
- sa chronologie : initiale (en début de miction), terminale (en fin de miction) ou totale.

4. Qu'est-ce qu'une pyurie ?

Il s'agit de l'émission d'urines troubles, contenant des leucocytes et habituellement des germes bactériens.

5. Citer et définir les cinq principales anomalies de la miction.

Réponses : **pollakiurie** (augmentation de la fréquence des mictions), **dysurie** (difficulté à uriner), **incontinence** (émission d'urines non accompagnée de besoin ou involontaire), **polyurie** (augmentation du volume des urines), **oligurie** (diminution du volume des urines).

Corrigés

6. Les œdèmes d'origine rénale ont pour caractéristiques d'être :

Réponses : a, b, d.

7. Les éléments caractéristiques du syndrome néphritique aigu sont :

Réponses : a, b, d, e.

8. Les éléments caractéristiques du syndrome néphrotique sont :

Réponses : a, b, c, d.

9. Citer trois complications du syndrome néphrotique.

Réponses possibles : thromboses veineuses (plus rarement artérielles), crises douloureuses abdominales, dénutrition par fuite protéique, infections, œdèmes généralisés et anasarque.

10. Les glomérulonéphrites chroniques peuvent donner lieu aux symptômes suivants, sauf un. Lequel ?

Réponse : c.

11. Quelle est actuellement la cause la plus fréquente des glomérulonéphrites primitives ?

Réponse : la glomérulonéphrite (mésangiale) à dépôts d'IgA (maladie de Berger).

12. Quelle est actuellement la cause la plus fréquente des glomérulonéphrites secondaires ?

Réponse : la néphropathie diabétique.

13. Quelle est la limite supérieure de la normale pour les chiffres de pression artérielle ?

Réponse : 140/90 mmHg.

14. Quelle est la cause la plus fréquente d'hypertension artérielle secondaire ?

Réponse : c.

15. Quel est le mode principal de transmission génétique de la maladie polykystique ?

Réponse : la dominante autosomique (chromosome 16).

16. Les maladies rénales héréditaires conduisant à l'insuffisance rénale chronique sont :

Réponses : a, b, d, e, f.

17. Quelles sont les deux malformations des voies urinaires supérieures les plus fréquentes ?

Réponse : l'hydronéphrose congénitale (syndrome de la jonction pyélo-urétérale) et le reflux vésico-urétéral.

18. Les néphrites interstitielles chroniques peuvent être accompagnées de tous les symptômes suivants, sauf un. Lequel ?

Réponse : d.

19. Citer les trois principaux types de lithiase rénale et leur caractéristique radiologique.

Réponses : la lithiase oxalo-calcique (radio-opaque), la lithiase de phosphate ammoniaco-magnésien (ou struvite, radio-opaque), la lithiase urique (radio-transparente).

20. Quel est le germe à l'origine de 80 % des infections urinaires basses (cystites) ?

Réponse : l'*Escherichia coli*.

21. Quelle est la principale complication d'une cystite non traitée ?

Réponse : l'infection urinaire ascendante (ou pyélonéphrite aiguë).

22. Citer les trois types physiopathologiques d'insuffisance rénale aiguë (IRA).

Réponses : fonctionnelle ou prérénale, organique ou rénale, obstructive ou postrénale.

23. Les complications les plus à craindre — car mettant en jeu le pronostic vital — dans l'insuffisance rénale aiguë, sont :

Réponses : a, d.

24. Quels sont les deux facteurs principaux de progression de l'insuffisance rénale chronique vers le stade terminal ?

Réponse : l'hypertension artérielle et des apports alimentaires excessifs en protéines.

25. Citer les trois phénomènes responsables de l'atteinte osseuse au cours de l'insuffisance rénale chronique.

Réponses : la carence en dérivés actifs de la vitamine D, la rétention de phosphore, l'hyperparathyroïdie secondaire.

Examens complémentaires

1. Quelles sont les anomalies qui peuvent être détectées par un simple examen des urines à la bandelette réactive ?

Réponses : protéinurie, hématurie microscopique, pyurie, bactériurie, glycosurie, cétonurie.

Corrigés

2. Quels sont les risques de l'injection de produit de contraste iodé pour une urographie intraveineuse (UIV) ?

Réponses : a, b, c.

3. Citer les principales précautions à prendre lors de la préparation à un examen radiologique des voies urinaires avec injection de produit de contraste.

Vérifier la fonction rénale (dosage de la créatinine), vérifier l'absence de grossesse (contraception ou 10 premiers jours du cycle), hydrater le malade, régime sans résidus pendant les 3 jours précédant l'examen (gaz intestinaux).

4. Les informations fournies par une UIV renseignent sur :

Réponses : a, b, c, d, e.

5. Donner la définition et la formule de calcul d'une clairance rénale.

La clairance rénale d'une substance est le volume virtuel de plasma totalement épuré de cette substance par unité de temps. Elle se calcule par la formule $C = (U \times V)/P$, où U est la concentration urinaire de la substance, P sa concentration plasmatique et V le volume des urines émises par unité de temps.

6. Quel est le principal déchet du métabolisme protéique ?

Réponse : l'urée.

7. Quelle est la source de la créatinine ?

Réponse : la masse musculaire.

8. Quel est le nom de l'examen qui permet de quantifier une hématurie ou une leucocyturie ?

Réponse : la cytologie urinaire quantitative.

9. À partir de quelle quantité de protéines dans les urines parle-t-on de syndrome néphrotique ?

Réponse : au-delà de 3 g par 24 heures.

10. L'examen urodynamique (ou cystomanométrie) renseigne sur :

Réponses : a, b, c, e, f.

11. Quelles conditions de prélèvement urinaire sont nécessaires à l'interprétation correcte d'un examen cytobactériologique des urines (ECBU) ?

Prélèvement sur la première miction de la journée, à mi-jet, après toilette locale, avec compresses stériles et savon, suivie de rinçage. Ne pas toucher l'intérieur du poudrier ou du bouchon. Conservation des urines à 4 °C, moins de 6 heures ou, au mieux, ensemencement immédiat.

12. Quel est le nombre de germes minimal à l'ECBU pour faire le diagnostic d'infection urinaire ?

Réponse : 100 000 germes par millilitre.

Thérapeutique

1. Quelle est la première précaution diététique à mettre en œuvre devant un syndrome néphrotique avec œdèmes ?

Réponse : un régime sans sel.

2. Citer les trois grandes classes de diurétiques.

Réponse : diurétiques thiazidiques, diurétiques de l'anse, diurétiques épargneurs de potassium.

3. Quelles sont les deux grandes classes de médicaments utilisés pour le traitement à visée étiologique des glomérulonéphrites chroniques ?

Réponse : corticoïdes et immunosuppresseurs.

4. Quelles sont les chances (en pourcentage) d'obtenir une rémission complète par le traitement corticoïde d'une première poussée de syndrome néphrotique chez l'enfant ?

Réponse : plus de 90 %.

5. Citer trois grandes classes de médicaments de l'hypertension artérielle.

Réponses possibles : diurétiques, bêtabloquants, inhibiteurs de l'enzyme de conversion (de l'angiotensine), inhibiteurs calciques, antihypertenseurs centraux, alphabloquants, vasodilatateurs, antagonistes des récepteurs de l'angiotensine.

6. L'anémie est une complication habituelle de l'insuffisance rénale chronique. Par quel médicament peut-elle maintenant être traitée ?

Réponse : l'érythropoïétine humaine recombinante ou époétine (*Eprex, NeoRecormon*).

7. Citer les deux grandes méthodes de dialyse et indiquer leur principe.

Les deux grandes méthodes sont l'hémodialyse et la dialyse péritonéale.

a. Principe de l'hémodialyse :

Il s'agit de créer des échanges d'eau et de solutés entre le sang dans un circuit extracorporel et un liquide de dialyse de composition connue, à travers une membrane synthé-

Corrigés

tique imperméable aux cellules sanguines et aux protéines plasmatiques.

b. Principe de la dialyse péritonéale :

Il s'agit de créer des échanges d'eau et de solutés entre le sang et un liquide de dialyse de composition connue, introduit dans la cavité péritonéale abdominale, à travers la membrane péritonéale dans laquelle circule le sang.

Soins infirmiers

1. Quelle est la technique de prélèvement que doit utiliser l'infirmier(e) pour un recueil urinaire en vue d'un ECBU chez un patient porteur d'une sonde urinaire à demeure ?

L'infirmier(e) doit expliquer le déroulement du recueil urinaire au patient puis procéder à un lavage des mains minutieux. Il/elle doit toujours veiller à travailler en système clos pour une asepsie maximale. Ensuite, la technique se décompose en plusieurs temps avec utilisation d'un champ stérile :

- clamper la sonde à demeure avec une pince en insérant une compresse entre la pince et la sonde pour ne pas couper la sonde;
- attendre 10 à 15 minutes;
- se relaver les mains;
- préparer le matériel;
- mettre des gents à usage unique;
- désinfecter le site de prélèvement du raccord de la poche à urine avec de la *Bétadine*, le sécher et le ponctionner à l'aide d'une seringue de 10 mL;
- les urines ainsi prélevées sont mises dans le poudrier stérile identifié au nom du patient par une étiquette;
- désinfecter à nouveau le site de prélèvement et vérifier l'absence de fuite à son niveau;
- selon le protocole en cours, faire un dépistage rapide de l'infection urinaire à la bandelette;
- porter le prélèvement au laboratoire.

Pour plus de précisions, voir page 63.

2. Quels sont les éléments essentiels que doit surveiller l'infirmier(e) qui suit un patient insuffisant rénal ?

L'infirmier(e) doit surveiller la taille (à l'année), le poids (tous les jours) et la tension artérielle (sur un patient au repos depuis 15 minutes assis ou couché, puis debout après 1 minute : recherche d'hypotension orthostatique).

Il/elle doit aussi surveiller la diurèse du patient, la prise de son traitement médicamenteux et suivre son régime diététique. Il/elle contrôle les urines à la recherche d'une protéinurie ou de sang dans les urines.

Pour plus de précisions, voir page 134.

Mini-cas concrets

Sujets

Mini-cas concret 1

M. A., âgé de 65 ans, consulte pour des œdèmes des paupières puis des membres inférieurs apparus depuis une quinzaine de jours. Il est commerçant retraité, a dans ses antécédents une lithiase rénale droite compliquée de pyélonéphrite aiguë et prend de façon intermittente du diclofénac (*Voltarène*) pour une gonarthrose douloureuse. À l'examen, les œdèmes sont mous, non inflammatoires, gardant le godet. Le poids est à 75 kg contre 71 kg habituellement pour une taille de 1,68 m, la TA est à 155/95, la température à 37 °C. L'auscultation cardio-pulmonaire et la palpation abdominale ne montrent pas d'anomalies. L'examen des urines à la bandelette montre la présence d'albumine +++ mais pas de sang.

Prescription

Les examens complémentaires demandés donnent les résultats suivants :

– ***dans le sang*** : créatinine 125 µmol/L (normale < 115), sodium 130 mmol/L (normale 136-144), potassium 3,4 mmol/L (normale 3,8-5), bicarbonates 29 mmol/L (normale 24-28), protéines 52 g/L (normale 70-75), albumine 20 g/L (normale 38-46), alpha 2-globulines 14 % (normale 9 %), gammaglobulines 12 % (normale 16 %), cholestérol 8,5 mmol/L (normale 5,8-6,5), triglycérides 4 mmol/L (normale 1-1,5), fibrinogène 6 g/L (normale 2-4), hémoglobine 13 g/100 mL (normale 13-17), plaquettes 480 000/mm^3 (normale 150 000-250 000) ;

– ***dans les urines de 24 heures :*** protéines 12 g, sodium 20 mmol, potassium 70 mmol, créatinine 20,5 mmol, pour une diurèse de 0,8 L. Le compte d'Addis est à 15 hématies et 10 leucocytes par seconde.

Il s'agit donc d'un syndrome néphrotique.

Questions

1. Quels sont les risques principaux encourus à court terme par M. A. lors de l'évolution spontanée d'un tel syndrome néphrotique et comment les prévenir ?

2. Quel examen est indispensable pour préciser l'étiologie de ce syndrome néphrotique et sous quelles conditions doit-il être réalisé ?

3. Sur quels éléments cliniques et paracliniques allez-vous surveiller le traitement diurétique prescrit ?

CORRIGÉS p. 232

Mini-cas concret 2

Mlle D., 19 ans, se présente au service de porte pour des douleurs du flanc droit accompagnées de fièvre à 39,5 °C et de frissons. Mlle D. n'a aucun antécédent médical. Les douleurs sont apparues depuis 5 jours, irradiant à la fosse lombaire droite et à la fosse iliaque, sans troubles mictionnels. Elles sont mal calmées par paracétamol (*Doliprane*) à raison de 3 comp./j. À l'examen, la palpation lombaire réveille la douleur. Les urines sont troubles et la bandelette montre : protéines ++, sang ++, leucocytes +++, nitrites ++. Le diagnostic évoqué est une pyélonéphrite aiguë.

Prescription

Le médecin demande des examens qui donnent les résultats suivants : dans le sang, créatinine 95 µmol/L (normale < 115), leucocytes 15 000/mm^3 (normale 5 000-8 000).

Sont en outre prélevées des hémocultures et des urines pour un examen bactériologique.

Questions

1. Comment doit être organisée la prise en charge de cette pyélonéphrite aiguë ?

2. En dehors des examens adressés au laboratoire, quelles sont les démarches qui peuvent être utilement réalisées par l'infirmière avant la mise en route d'un traitement antibiotique ?

3. Quelles sont les informations à donner à la patiente, relatives à la conduite de son traitement ?

CORRIGÉS p. 232-233

Mini-cas concret 3

M.M., 44 ans, est hospitalisé pour des douleurs lombaires droites à irradiations descendantes, à paroxysmes intolérables, accompagnées de nausées. Il exerce le métier de boucher. Il a une activité sportive très régulière. Il transpire beaucoup après chaque effort prolongé. C'est un gros mangeur de viande et il apprécie les alcools et le tabac. Très souvent après l'exercice (volley-ball, tennis ou course à pied), il souffre de douleurs lombaires droites rapidement régressives et a des urines foncées. Il s'agit donc d'une colique néphrétique.

Prescription

Le médecin demande des examens du sang qui donnent les résultats suivants : créatinine 122 µmol/L (normale < 115), leucocytes 7 000/mm^3 (normale 5 000-8 000).

Sont en outre prélevées des urines, pour un examen bactériologique. Une échographie rénale et un ASP sont demandés.

Questions

1. Comment doit être organisée la prise en charge de cette colique néphrétique ?

2. On met en évidence un calcul radio-opaque de 4 mm sur 3 mm siégeant au tiers inférieur de l'uretère droit, sans dilatation sus-jacente importante. Que doit-on faire pour faciliter la migration naturelle de cette lithiase ?

3. Le calcul a été éliminé. Quelle démarche éducative entreprendrez-vous auprès de M.M. pour prévenir les récidives ?

CORRIGÉS p. 233

Mini-cas concret 4

Mlle I. a 24 ans. Devant un épisode d'essoufflement et de céphalées, sa pression artérielle est chiffrée à 240/140 mm de mercure. Elle prend des œstroprogestatifs depuis six mois. Elle n'a pas d'antécédent pathologique personnel ou familial particulier. L'examen clinique confirme le caractère fixe de l'élévation tensionnelle, il est négatif par ailleurs.

Prescription

Les examens biologiques avant tout traitement montrent dans le sang : créatinine 72 µmol/L, sodium 141 mmol/L, potassium 3,3 mmol/L. Dans les urines de 24 heures : sodium 252 mmol, potassium 110 mmol/24 heures. L'activité rénine mesurée au niveau du sang veineux périphérique s'élève à 10 fois la normale.

Questions

1. Indiquer les éléments de l'énoncé qui orientent vers une HTA secondaire à une sténose de l'artère rénale ?

2. Pourquoi l'activité rénine est-elle élevée et quel est son lien avec l'HTA ?

3. Quels sont les facteurs, présents dans l'énoncé, pouvant aggraver l'hypertension et comment y remédier ?

4. Un traitement radical non médicamenteux a permis l'amélioration nette des chiffres manométriques qui sont en moyenne de 126/96. Quels sont, en cas de grossesse, les risques maternels et leur prévention possible ?

CORRIGÉS p. 233

Mini-cas concrets

Corrigés

Mini-cas concret 1

1. Quels sont les risques principaux encourus à court terme par M. A. lors de l'évolution spontanée d'un tel syndrome néphrotique et comment les prévenir ?

Un syndrome néphrotique fait courir à court terme les risques de thrombose veineuse profonde et d'aggravation de la surcharge hydrosodée qui peut se compliquer d'épanchement pleural et d'ascite. Les risques de dénutrition et d'infection sont à moyen terme. Le risque de thrombose veineuse est lié à la fuite urinaire de protéines plasmatiques inhibitrices de la coagulation (antithrombine III), à l'élévation fréquente du fibrinogène et des plaquettes et à la diminution du volume sanguin circulant.

Dans l'immédiat, la prévention de ces risques repose :

– **En ce qui concerne la surcharge :** sur la restriction hydrique et sodée, complétée par des diurétiques. Il faut veiller à ne pas induire de déshydratation trop rapide qui pourrait se compliquer d'hypotension artérielle, d'insuffisance rénale et aggraver le risque de thrombose par hémoconcentration.

– **En ce qui concerne les thromboses :** sur des antiagrégants plaquettaires (aspirine, 100 à 300 mg/j.) et, dès le moindre signe de thrombose (phlébite,...), sur l'héparine relayée par des anticoagulants oraux (antivitamine K). Le drainage veineux des membres inférieurs doit être facilité par une surélévation des pieds du lit et une kinésithérapie.

2. Quel examen est indispensable pour préciser l'étiologie de ce syndrome néphrotique et sous quelles conditions doit-il être réalisé ?

Le seul examen qui permette de faire avec précision le diagnostic du type de glomérulonéphrite, cause du syndrome néphrotique, est la **biopsie rénale.** Elle doit être effectuée après vérification soigneuse de la coagulation (TP, fibrinogène, TCA, plaquettes, TC, TS) et donc arrêt des antiagrégants depuis au moins une semaine, chez un patient prémédiqué. Il faut aussi s'être assuré de l'absence de contre-indication anatomique : rein unique, kystes,...

Après le geste, un repos de 24 heures en décubitus est indispensable. Des douleurs lombaires modérées sont possibles; si elles durent ou ont une intensité inhabituelle, il faut rechercher un hématome par une échographie. Une hématurie macroscopique brève dans les premières 24 heures n'est pas exceptionnelle.

3. Sur quels éléments cliniques et paracliniques allez-vous surveiller le traitement diurétique prescrit ?

Le principal élément de la surveillance clinique est le poids, qui doit rester stable après disparition des œdèmes. La pression artérielle doit être mesurée quand le patient est couché et debout, afin de dépister une hypotension orthostatique. Sur le plan biologique, il faut surveiller la protéinurie, les protéines et les lipides plasmatiques, la coagulation, la créatinine et le potassium sanguin si le traitement diurétique est poursuivi.

Mini-cas concret 2

1. Comment doit être organisée la prise en charge de cette pyélonéphrite aiguë ?

La pyélonéphrite aiguë est une affection bénigne lorsqu'elle est traitée sans retard et lorsqu'il n'y a pas de facteur de résistance au traitement antibiotique, comme par exemple un obstacle urinaire (calcul).

Il faut donc d'abord calmer la douleur en suivant la prescription médicale, surveiller la température, puis, en termes simples et faciles à comprendre, l'infirmier(e) explique au patient son état et le suivi dont il va faire l'objet : il/elle établit une relation de confiance tout en ayant un rôle éducatif. L'équipe médicale et infirmière va ensuite vérifier l'absence d'obstacle, assurer une diurèse suffisante et démarrer sans délai les antibiotiques, dans l'attente de l'identification du germe dans les urines et éventuellement dans les hémocultures.

2. En dehors des examens adressés au laboratoire, quelles sont les démarches qui peuvent être utilement réalisées par l'infirmière avant la mise en route d'un traitement antibiotique ?

Refaire un examen des urines à la bandelette avec un test spécifique d'infection type *Cytur-test* ou *LN-test.*

Appeler le service de radiologie pour réserver une place en échographie rénale et radiographie de l'arbre urinaire sans préparation. Ces examens seront en effet indispensables pour vérifier l'absence d'obstacle, qui donnerait lieu à une dilatation des voies urinaires (bassinet et uretère). Ils permettront de poser au mieux une éventuelle indication d'opacification directe des voies urinaires.

3. Quelles sont les informations à donner à la patiente, relatives à la conduite de son traitement ?

Un traitement antibiotique énergique est indispensable au début pour éviter la constitution de lésions infectieuses du rein, pouvant évoluer vers des abcès. Les antibiotiques doivent donc être administrés pendant 24 heures au minimum par voie injectable, puis relayés si la fièvre tombe, par un traitement oral. Le traitement initial pourra éventuellement être modifié si la fièvre ne tombe pas dans les 24 heures ou au plus 48 heures, ou si les examens bactério-

Corrigés

logiques montrent que le germe urinaire est résistant aux antibiotiques utilisés.

Il est important de poursuivre le traitement oral après la sortie de l'hôpital, pendant plusieurs semaines même si les problèmes urinaires ont complètement disparu. En effet, certains germes peuvent être peu accessibles aux antibiotiques au sein des voies urinaires et être à l'origine de récidives précoces ou de complications tardives. Il faudra aussi bien contrôler la stérilité des urines en cours de traitement, et quelques jours après son interruption.

Une UIV sera alors éventuellement utile pour s'assurer de la normalité morphologique des voies urinaires.

Mini-cas concret 3

1. Comment doit être organisée la prise en charge de cette colique néphrétique ?

Arrêt immédiat de tout apport liquidien par quelque voie que ce soit, en expliquant au patient que la diminution du débit urinaire permettra de réduire la tension des voies excrétrices. **Parallèlement, tamiser toutes les urines** dès la constatation de la crise, afin de récupérer un calcul éventuellement émis, ce qui en permettra l'analyse chimique. Calmer le patient, lui demander s'il a des antécédents d'intolérance aux AINS (ulcère, etc.). Sur prescription médicale, administration intraveineuse d'une dose unitaire d'un AINS. En cas de contre-indication aux AINS, le médecin prescrira par voie IV 2 g de **noramidopyrine.** Maintenir la restriction hydrique **jusqu'à sédation complète des douleurs** depuis plus de 6 heures. À ce moment, réintroduire les boissons après relais par AINS *per os*.

2. On met en évidence un calcul radio-opaque de 4 mm sur 3 mm siégeant au tiers inférieur de l'uretère droit, sans dilatation sus-jacente importante. Que doit-on faire pour faciliter la migration naturelle de cette lithiase ?

Les calculs d'acide urique sont radiotransparents mais peuvent se calcifier partiellement et devenir opaques. On peut aussi avoir des calculs mixtes dont le diamètre apparent sous-estime les dimensions réelles. Il convient de créer les conditions de la migration par une **hyperdiurèse** plutôt **alcaline** grâce à des boissons abondantes comportant des donneurs d'alcalins (eau de Vichy, jus d'agrumes). Il faut y ajouter l'administration d'AINS à faibles posologies jusqu'à élimination du caillou (à analyser).

3. Le calcul a été éliminé. Quelle démarche éducative entreprendrez-vous auprès de M. M. pour prévenir les récidives ?

L'infirmier(e) doit conseiller à M. M. de : maintenir une **activité physique** et sportive; modérer l'alimentation pour obtenir des apports caloriques permettant une **perte de poids lente et progressive**; **réduire** spécifiquement **la quantité de viandes, d'abats et d'apports sodés**; assurer une diurèse aqueuse par des **boissons abondantes** le jour et la nuit.

Mini-cas concret 4

1. Indiquer les éléments de l'énoncé qui orientent vers une HTA secondaire à une sténose de l'artère rénale ?

Jeune âge, sexe féminin, chiffres tensionnels très élevés d'emblée, hypokaliémie. L'hypokaliémie évoque une HTA endocrinienne ou réno-vasculaire; le jeune âge et le sexe féminin évoquent une dysplasie de l'artère rénale.

2. Pourquoi l'activité rénine est-elle élevée et quel est son lien avec l'HTA ?

La rénine s'élève car l'abaissement de la pression de perfusion rénale en aval de la sténose stimule sa sécrétion par l'appareil juxtaglomérulaire (voir les chapitres 1 et 2, pages 1 à 19). Cette élévation de la rénine s'accompagne d'une augmentation de la transformation de l'angiotensinogène en angiotensine, avec un effet hypertenseur direct, et une stimulation de la sécrétion d'aldostérone qui favorise l'HTA par le biais de la rétention de sodium.

3. Quels sont les facteurs, présents dans l'énoncé, pouvant aggraver l'hypertension et comment y remédier ?

La prise d'œstroprogestatifs et la natriurèse qui traduit une forte consommation de sel (252/17,5 = 14 g/j.) peuvent avoir un rôle aggravant, mais pas déterminant dans l'apparition de l'hypertension. Leur suppression est indispensable pour faciliter le contrôle de l'HTA, avant un traitement direct de la sténose artérielle.

4. Un traitement radical non médicamenteux a permis l'amélioration nette des chiffres manométriques qui sont en moyenne de 126/96. Quels sont, en cas de grossesse, les risques maternels et leur prévention possible ?

Il y a un risque d'aggravation de l'hypertension et de toxémie gravidique. Doivent être préconisés la surveillance, le repos, un régime peu salé, une petite dose de bêta-bloquant ou bêta-bloquant + hydralazine, ou alphaméthyldopa, ou aspirine.

Cas concrets

Sujets

Cas concret 1

M.P., 23 ans, paysagiste, consulte à la demande de son médecin traitant, pour une hypertension artérielle à 220/110 mmHg.

Histoire de la maladie

Des anomalies urinaires ont été découvertes il y a 3 ans lors de la visite d'incorporation. À l'époque, ce jeune homme n'avait d'autres antécédents qu'un asthme qui avait spontanément disparu à l'adolescence. Lors du premier bilan, il n'avait pas d'HTA, la protéinurie était à 1,25 g/24 h, la cytologie à 60 hématies/mm^3, la créatininémie à 106 µmol/L. Une ponction-biopsie rénale avait montré une glomérulonéphrite de Berger.

Par la suite, M.P. n'a pas consulté régulièrement l'équipe néphrologique qui avait fait le diagnostic, ni même son médecin traitant.

Examen à l'entrée

Le patient est pâle, facilement essoufflé à l'effort modéré. Il dit avoir peu d'appétit depuis quelques semaines et même quelques nausées matinales, mais il n'a pas perdu de poids. En effet, il présente des œdèmes des membres inférieurs bilatéraux gardant le godet. Il signale également des crampes musculaires nocturnes. La pression artérielle mesurée au repos est à 204/107 mmHg.

Examens complémentaires

Le bilan actuel montre, sur la biologie sanguine : urée 52,9 mmol/L, créatinine 1 240 µmol/L, sodium 140 mmol/L, potassium 4,6 mmol/L, bicarbonates 20 mmol/L, calcium 1,82 mmol/L (normale 2,1-2,5), phosphore 2,93 mmol/L (normale 0,9-1,4), protides totaux 60 g/L, acide urique 399 µmol/L (normale 180-360), cholestérol 5,09 mmol/L (normale 5,5-6,5). Dans les urines, il existe une protéinurie à 10 g/24 h et une hématurie. L'hémogramme montre une anémie normocytaire à 9,1 g/100 mL d'hémoglobine, sans leuco- ou thrombopénie. L'échographie rénale confirme l'insuffisance rénale chronique en montrant des reins de taille diminuée à 9 cm de diamètre bipolaire sans dilatation des cavités.

Devant ces résultats, le diagnostic d'insuffisance rénale terminal est patent et un traitement de suppléance est proposé, initialement sous la forme de séances d'hémodialyse.

Le patient est atterré par cette nouvelle et demande des informations sur les modalités du traitement. Il veut surtout savoir si la dialyse est définitive et s'il pourra reprendre son activité professionnelle.

Questions

1. En vous fondant sur les éléments contenus dans le texte et sur vos connaissances, dégager les problèmes réels et potentiels. Donner des hypothèses de diagnostics infirmiers et développer une de ces hypothèses.

2. Indiquer les grandes lignes de la prise en charge à court et à long terme, à partir de l'hospitalisation présente, telles que vous allez en informer le patient.

3. Que faut-il faire dans l'immédiat, en dehors du traitement par dialyse ?

4. Décrire les avantages et les inconvénients respectifs des différentes méthodes de dialyse tels que vous allez les expliquer au patient.

CORRIGÉS p. 236-238

Cas concret 2

M.H., 62 ans, consulte pour une hématurie totale, apparue depuis 8 jours.

Histoire de la maladie

Il a eu, il y a 18 mois, un infarctus myocardique. Il est depuis sous traitement anticoagulant par antivitamine K (acénocoumarol, *Sintrom*). Le dernier contrôle du taux de prothrombine était de 25 %. L'hématurie était d'abord isolée puis accompagnée de quelques vagues douleurs lombaires droites. L'interrogatoire ne trouve aucun antécédent urologique. Le patient ne fume pas et n'a pas de consommation exagérée de boissons alcooliques. En revanche, il a maigri de 5 kg en 3 mois.

Examen à l'entrée

L'examen clinique découvre :

- auscultations cardiaque et pulmonaire normales,
- pas de contact lombaire,
- varicocèle droite,
- hydrocèle bilatérale,
- toucher rectal : petit adénome prostatique.

Examens complémentaires

Les premiers éléments du bilan biologique sont les suivants :

- ECBU : hématurie +++, leucocyturie : pas de pus, pas de germe,
- VS à 20/40,
- bilan sanguin : créatinine normale ; urée normale ; TP 28 % et INR à 3 (normale : 2,0-3,5 lors d'un traitement aux antivitamines K) ; numération formule

sanguine : globules rouges à 5,7 millions par mm^3 et hémoglobine à 16 g/100 mL, globules blancs 7 500.

– abdomen sans préparation : présence d'une petite calcification dans l'aire rénale gauche se projetant sur le rachis, sur le cliché de profil.

Questions

1. En vous fondant sur les éléments contenus dans le texte et sur vos connaissances, dégager les problèmes réels et potentiels.

2. Relever les arguments en faveur de l'existence d'une tumeur rénale droite.

CORRIGÉS p. 238

Cas concrets

Corrigés

Cas concret 1

1. En vous fondant sur les éléments contenus dans ce texte et sur vos connaissances, dégager les problèmes réels et potentiels. Donner des hypothèses de diagnostics infirmiers et développer une de ces hypothèses.

Problèmes réels

M.P. présente une **insuffisance rénale** chronique très évoluée, responsable d'anomalies cliniques et biologiques: l'**hypertension artérielle** est en relation avec l'atrophie rénale et le défaut d'excrétion urinaire du sel qui contribue également aux œdèmes; la pâleur et l'essoufflement sont en relation avec l'**anémie** et les conséquences cardiaques de l'hypertension artérielle; l'**anorexie** et les **nausées** sont dues à l'élévation de l'urée sanguine; les **crampes musculaires** sont dues à la neuropathie urémique, à l'acidose métabolique (par défaut d'excrétion urinaire des ions H^+) et à l'hypocalcémie. Toutes les anomalies constatées sont donc en relation directe avec l'insuffisance rénale, sauf la protéinurie qui témoigne des lésions de la glomérulonéphrite initiale, qui a évolué vers l'insuffisance rénale.

La plupart de ces problèmes pourront être corrigés totalement ou partiellement par le traitement de suppléance rénale. En effet, la petite taille des reins et la durée de l'évolution de la glomérulonéphrite chronique ne permettent pas d'espérer une récupération de la fonction rénale.

Problèmes potentiels

Potentiellement, en l'absence de traitement de suppléance rénale, M.P. serait exposé rapidement au **risque d'aggravation de la surcharge hydrosodée avec défaillance cardiaque** (œdème pulmonaire aigu) et au risque d'**hyperkaliémie** par défaut d'excrétion urinaire des ions K^+ pouvant entraîner un arrêt cardiaque. À plus long terme, les risques sont les **complications cardio-vasculaires de l'hypertension artérielle, la dénutrition** qui prédispose aux **complications infectieuses** et l'apparition **de troubles de conscience** du fait des conséquences cérébrales de la surcharge hydrique et de l'HTA (œdème cérébral) et de l'accumulation de produits du métabolisme (urée et autres toxines urémiques).

Hypothèses de diagnostics infirmiers

Les diagnostics infirmiers qui s'appliquent à ce cas sont:

- **excès de volume liquidien;**
- **déficit nutritionnel;**
- **risque d'infection;**
- **fatigue;**
- **risque d'intolérance à l'activité;**
- manque de connaissance.

Excès de volume liquidien

Lié à une insuffisance rénale terminale.

Se manifestant par:

- les œdèmes des membres inférieurs;
- le patient est facilement essoufflé;
- hypertension artérielle à 204/107 mmHg.

Soins infirmiers liés à ce diagnostic:

- appréciation des paramètres vitaux (pouls, TA, ventilation, diurèse);
- appréciation de l'état cutané: surveiller l'augmentation ou la régression des œdèmes.

2. Indiquer les grandes lignes de la prise en charge à court et à long terme, à partir de l'hospitalisation présente, telles que vous allez en informer le patient.

Rôle relationnel de l'infirmier(e)

L'infirmier(e) doit exposer cette prise en charge dans le cadre d'une relation de confiance avec le patient. Il/elle informe clairement M. P. sur la façon dont va se dérouler la dialyse, en le rassurant, et s'assure auprès de lui qu'il a bien compris les explications.

Rôle éducatif de l'infirmier(e)

Il s'agit d'une insuffisance rénale chronique qui représente un handicap définitif, dans la mesure où la vie du patient va être dépendante des possibilités de traitement de suppléance. Ces traitements de suppléance (dialyse et transplantation) devront cependant être accompagnés de façon définitive par des traitements médicamenteux et des précautions diététiques, car ils ne peuvent corriger l'ensemble des anomalies liées à l'insuffisance rénale et, dans le cas de la transplantation, un traitement antirejet à vie est nécessaire.

La prise en charge doit donc gérer simultanément la correction des problèmes actuels et la préparation aux futurs traitements.

Les problèmes actuels sont représentés par la rétention hydrosodée et l'hypertension artérielle, l'anémie et les désordres phosphocalciques. Mais surtout il faudra commencer la dialyse sans attendre.

Corrigés

La préparation aux futurs traitements devra comporter une explication des différentes modalités de dialyse : l'hémodialyse peut être réalisée en centre ou à domicile, à raison de trois séances par semaine. La dialyse péritonéale est une méthode de traitement continu bien adaptée au domicile. Chez ce sujet jeune et actif, les deux méthodes sont possibles.

Si la **dialyse péritonéale** est choisie, il faudra mettre en place chirurgicalement un cathéter péritonéal et apprendre au patient à le manipuler sans risque infectieux.

Si l'**hémodialyse** est choisie, il faudra réaliser chirurgicalement une fistule artério-veineuse à l'avant-bras et attendre quelques semaines avant de pouvoir l'utiliser, le cathéter central restant en place. La fistule, lorsqu'elle est superficielle, n'a que très peu de conséquences sur l'usage du membre, mais il faut bien sûr éviter les traumatismes directs sur les veines superficielles dilatées. Une modalité de dialyse en centre ou à domicile sera ensuite définie, avec, dans le deuxième cas, une période d'apprentissage. Cette éventualité justifie, dès que le caractère chronique de l'insuffisance rénale est établi, de porter une attention toute particulière à la préservation du capital veineux superficiel des membres supérieurs, où sera implantée la fistule : des ponctions fréquentes, récentes, ou leurs complications locales, peuvent en effet compromettre définitivement la réalisation d'une fistule superficielle et donc altérer gravement la qualité de vie du malade dialysé.

Dans les deux cas, il est nécessaire de vacciner le patient contre l'hépatite B et de lui donner des conseils diététiques adaptés notamment sur les apports en protéines (qui pourront être élargis, surtout en dialyse péritonéale), en sodium, en potassium et en phosphore (toujours à limiter). Le traitement par érythropoïétine sera poursuivi pour assurer une hémoglobine d'au moins 10 g/100 mL et le traitement antihypertenseur sera adapté aux chiffres, souvent largement corrigés par la dialyse. Enfin, il faudra envisager la transplantation rénale chez ce sujet jeune : donneur vivant familial ou donneur cadavérique, selon les possibilités.

3. Que faut-il faire dans l'immédiat, en dehors du traitement par dialyse ?

La dialyse sera débutée par la méthode d'hémodialyse, afin de corriger rapidement l'urémie et la surcharge hydrosodée. Les premières séances seront réalisées sur un cathéter veineux central. Ensuite, le choix devra être fait entre hémodialyse chronique ou dialyse péritonéale, en fonction des préférences du patient et des possibilités locales de traitement.

Parallèlement, il faudra mettre en route une restriction hydrique, un régime désodé strict et traiter l'hypertension par des diurétiques et des vasodilatateurs. Une supplémentation en calcium et vitamine D, ainsi qu'une restriction diététique en phosphore et l'administration de carbonate de calcium, seront démarrées. Un traitement de l'anémie par recharge en fer et érythropoïétine sera probablement indispensable à terme. L'acidose métabolique sera corrigée par la dialyse et les précautions diététiques.

4. Décrire les avantages et les inconvénients respectifs des différentes méthodes de dialyse, tels que vous allez les expliquer au patient.

Hémodialyse

L'hémodialyse est une méthode extracorporelle : le sang circule contre une membrane semi-perméable qui le sépare d'un liquide (le dialysat) permettant les échanges, qui sont contrôlés par une machine. L'hémodialyse nécessite un accès au sang, habituellement fistule artério-veineuse (anastomose d'une artère et d'une veine, sous anesthésie locale) sur l'avant-bras, bras non dominant. Le débit sanguin va augmenter dans le réseau veineux et la fistule artério-veineuse va se développer en 2 à 4 semaines. C'est un traitement intermittent, trois fois par semaine à raison de 4 à 5 heures par séance.

Avantages

Le patient se rend à sa séance d'hémodialyse en s'organisant pour continuer à travailler. En dehors des séances d'hémodialyse, la personne n'est branchée à rien, donc elle peut maîtriser sa vie quotidienne...

Inconvénients

Les contraintes de l'hémodialyse sont psychosociales (dépendance, perturbation de la vie socioprofessionnelle), diététiques (restriction hydrique, restriction potassique et phosphorée), thérapeutiques (anticoagulation impérative avec un risque hémorragique) et cosmétiques (la dilatation des veines de l'avant-bras). Les complications sont l'intolérance lors de la séance (baisse de tension, nausées, crampes), les thromboses et les infections de l'abord vasculaire.

Dialyse péritonéale

La dialyse péritonéale est une méthode continue : la membrane péritonéale permet les échanges entre le sang et le liquide (dialysat) infusé dans la cavité abdominale et régulièrement renouvelé. La dialyse péritonéale nécessite un cathéter abdominal posé en milieu chirurgical, sous anesthésie. L'apprentissage rigoureux demande 8 à 15 jours, puis le patient effectue 3 à 4 échanges de dialysat par jour.

Avantages

Les avantages sont la simplicité technique de la méthode, l'autonomie, le maintien prolongé d'une fonction rénale

Corrigés

résiduelle (diurèse), la rareté de l'anémie et les moindres restrictions diététiques. La DP est devenue la principale technique de dialyse à domicile, où le patient peut être assisté par un infirmier(e).

INCONVÉNIENTS

Cette technique nécessite une hygiène rigoureuse, car la principale complication est la contamination du cathéter ou du liquide, avec pour conséquence une péritonite qui se traite habituellement de façon simple par des antibiotiques.

La répétition des épisodes d'infection peut diminuer l'efficacité de la dialyse, en créant des lésions chroniques du péritoine.

Cas concret 2

1. En vous fondant sur les éléments contenus dans ce texte et sur vos connaissances, dégager les problèmes réels et potentiels.

Problèmes réels

La survenue inopinée d'une hématurie macroscopique est toujours une source d'angoisse importante pour le patient. Dans la plupart des cas, elle n'est pas douloureuse, mais peut parfois se compliquer de **caillots obstructifs** ou de **coliques néphrétiques.** Une hématurie douloureuse évoque plutôt la responsabilité d'un **calcul des voies urinaires**; une hématurie fébrile évoque des **complications rénales** (nécrose papillaire) **d'une infection ascendante,** mais une simple cystite basse peut aussi se compliquer d'**hématurie.** Une hématurie macroscopique peut ainsi être due à une lésion sur l'ensemble de l'appareil urinaire, du glomérule (syndrome néphritique) à l'urètre. Un traitement anticoagulant ne provoque d'hématurie que lorsqu'il existe une cause urologique ou néphrologique et joue alors un rôle révélateur d'une pathologie **tumorale, infectieuse ou parasitaire acquise.** Il peut révéler une **néphropathie organique,** voire un **cancer du rein.** C'est d'autant plus vraisemblable dans le cas présent que le taux de prothrombine semble avoir été maintenu dans les limites thérapeutiques habituelles.

Problèmes potentiels

Les problèmes potentiels en relation avec cette hématurie sont à court terme l'aggravation des douleurs liées à la formation de caillots obstructifs, d'autant plus que le débit urinaire est faible. Il faut éventuellement arrêter le traitement anticoagulant, mais seulement après s'être assuré que cela ne fait pas courir de risque cardiaque au patient. À moyen terme, si l'hypothèse tumorale est confirmée, il faudra réaliser un **bilan d'extension** et préparer le patient à une intervention (néphrectomie élargie).

Dans l'immédiat, il faut donc calmer la douleur si elle devient gênante, assurer un bon débit urinaire afin d'éviter la formation de caillots et préparer le patient aux examens complémentaires qui permettront de préciser le niveau et la nature de la lésion responsable.

2. Relever les arguments en faveur de l'existence d'une tumeur rénale droite.

Dans le cas particulier de M.H., la notion d'un amaigrissement récent évoque bien sûr l'hypothèse d'une **tumeur des voies urinaires** et l'absence de troubles mictionnels est en faveur d'une **lésion du haut appareil.** La présence d'une **polyglobulie** relative et d'une **augmentation de la vitesse de sédimentation** évoque une tumeur du rein et la présence d'une varicocèle droit une extension à la veine rénale, qui entraîne une stase veineuse sous-jacente.

Les douleurs lombaires droites peuvent faire penser à un saignement coagulé dans les cavités collectrices de ce côté.

Index

401126-(10)-CSB-G90°-TYP

Préparation, mise en pages
et illustrations numériques :
TyPAO Sarl
75011 Paris

MASSON Éditeur
21, rue Camille Desmoulins
92789 Issy-les-Moulineaux Cedex 9
Dépôt légal : novembre 2003

Achevé d'imprimer
par Pollina 85400
Luçon - n° L91186

Imprimé en France